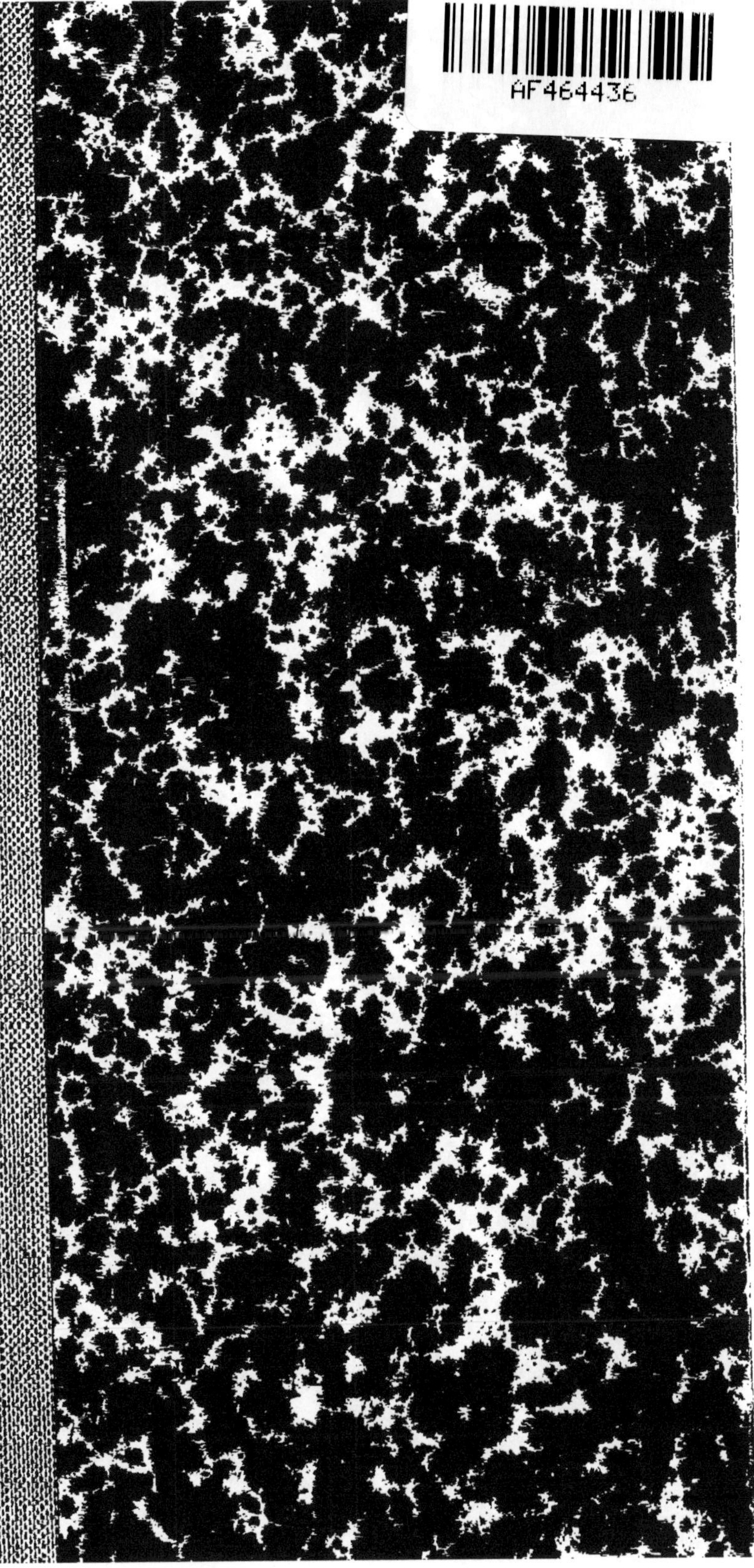

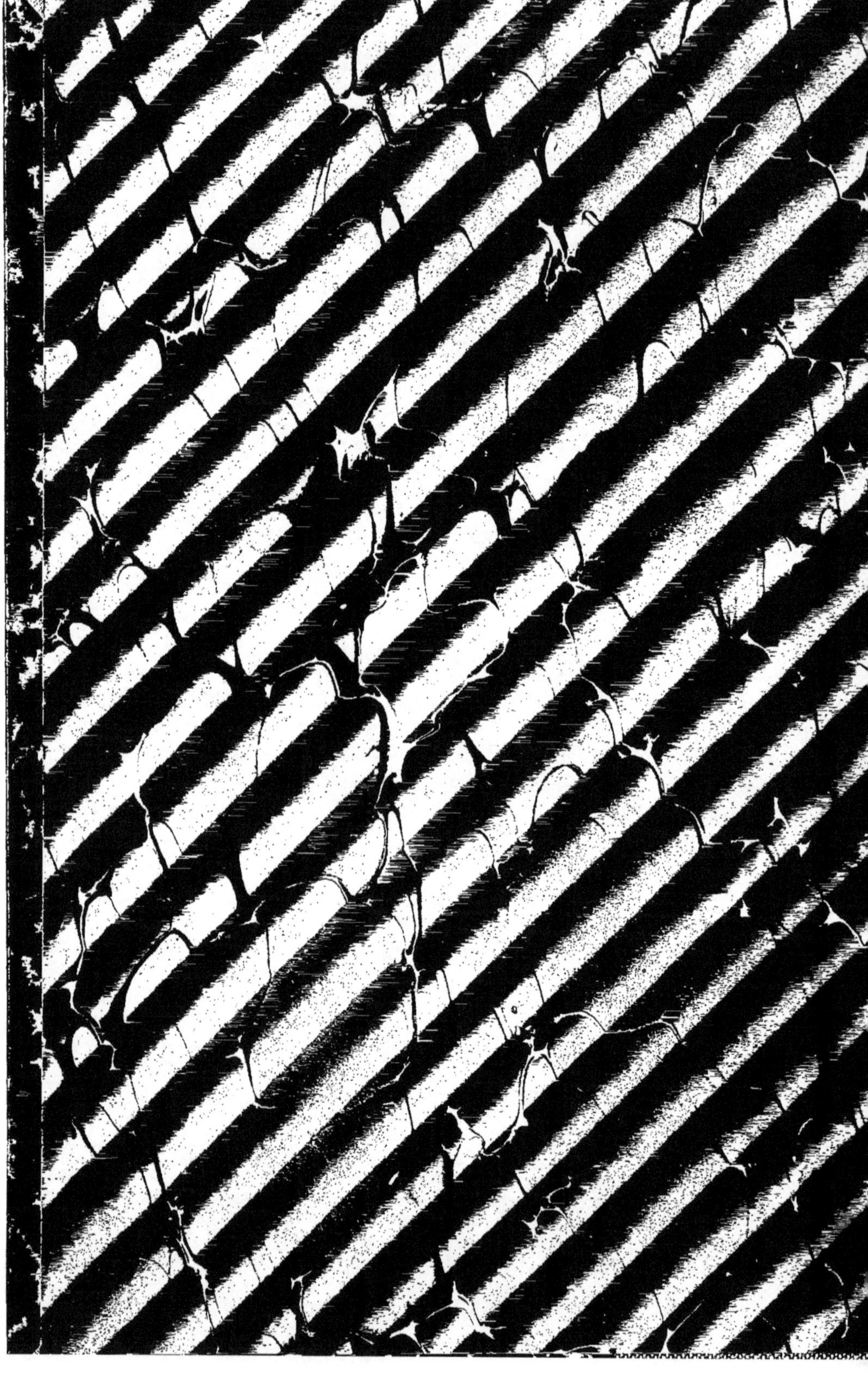

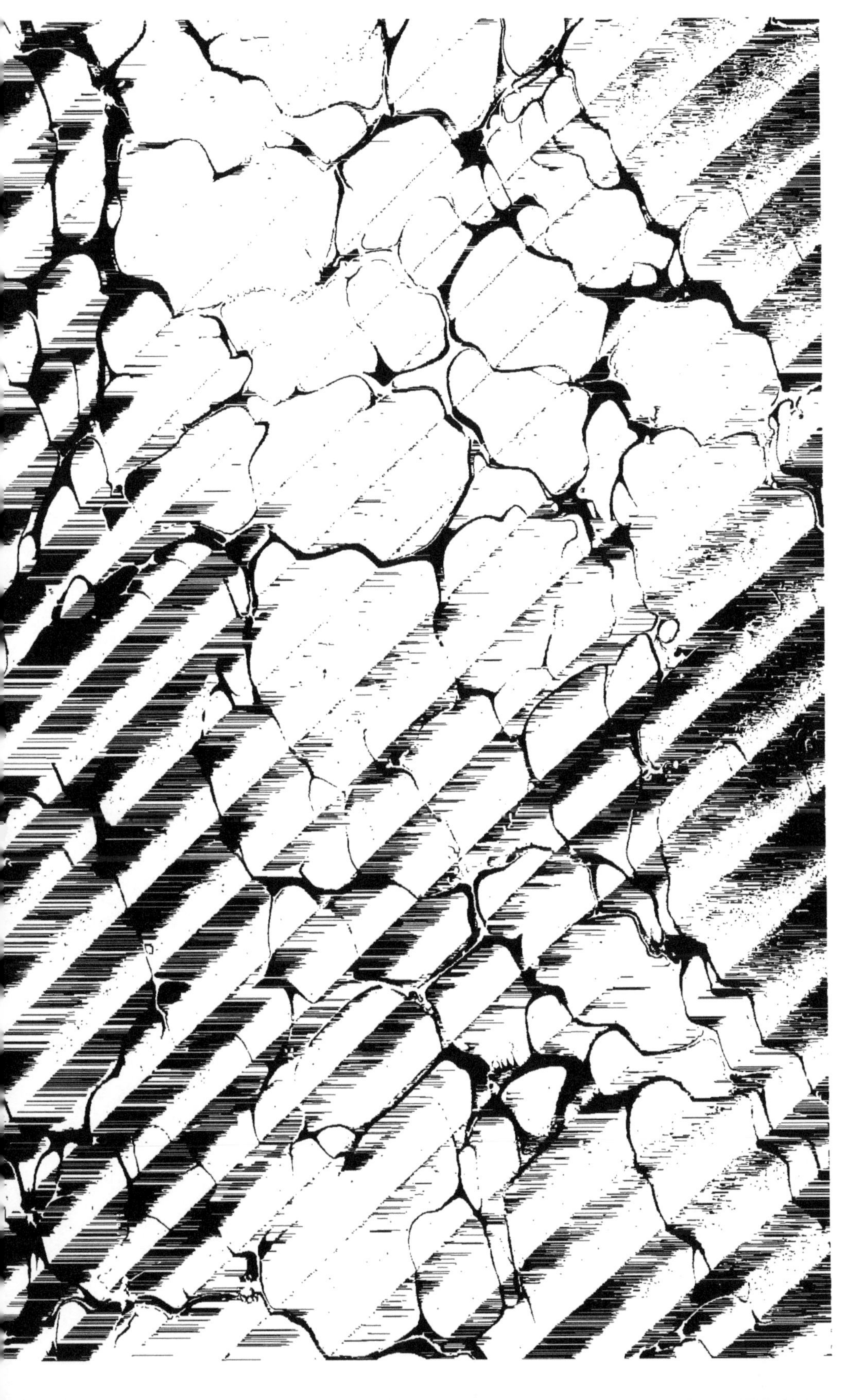

TOPOGRAPHIE MÉDICALE

ET

STATISTIQUE COMPARÉE

DE LODÈVE

(HÉRAULT)

Avec Plan de cette Ville divisée en dix Quartiers
et Carte de l'ancien Diocèse dont elle fut le Chef-Lieu

PAR

Le Dr Jean-Auguste CROUZET
Né a Lodève le 19 Septembre 1812

Ouvrage, publié après la mort de l'auteur, par

Le Dr E. HAMELIN
PROFESSEUR A LA FACULTÉ DE MÉDECINE DE MONTPELLIER

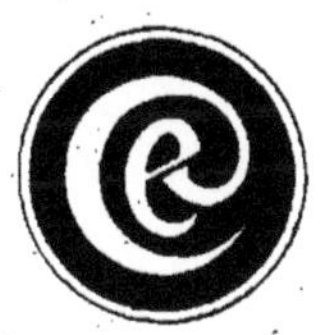

MONTPELLIER
COULET ET FILS, ÉDITEURS
5, Grand'Rue, 5

1912

TOPOGRAPHIE MÉDICALE

ET

STATISTIQUE COMPARÉE

DE LODÈVE

(HÉRAULT)

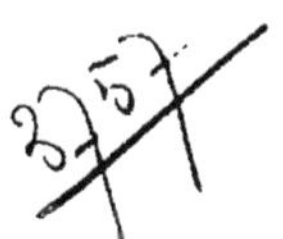

TOPOGRAPHIE MÉDICALE

ET

STATISTIQUE COMPARÉE

DE LODÈVE

(HÉRAULT)

Avec Plan de cette Ville divisée en dix Quartiers
et Carte de l'ancien Diocèse dont elle fut le Chef-Lieu

PAR

Le Dr Jean-Auguste CROUZET

NÉ A LODÈVE LE 19 SEPTEMBRE 1812

Ouvrage, publié après la mort de l'auteur, par

Le Dr E. HAMELIN

PROFESSEUR A LA FACULTÉ DE MÉDECINE DE MONTPELLIER

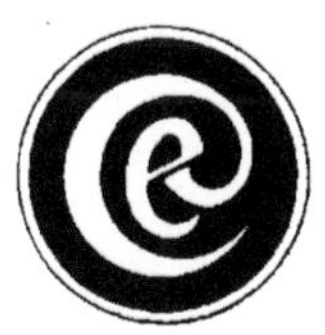

MONTPELLIER
COULET ET FILS, ÉDITEURS
5, GRAND'RUE, 5

1912

AVANT-PROPOS DE L'ÉDITEUR

Vivement intéressé, de longue date, par les questions d'hygiène et plus particulièrement d'hygiène publique : très sympathique au bel exemple de labeur donné, malgré la vieillesse et la perte de la vue, par M. le docteur Crouzet, l'éditeur avait consenti, sur les sollicitations réitérées de l'auteur, « à se charger de la révision complète, de la correction de l'ensemble d'un ouvrage sur la Topographie médicale de Lodève, *en y ajoutant, s'il y avait lieu, quelques compléments, et de surveiller l'impression dudit ouvrage, etc. ».*

Il comptait avoir à s'occuper d'une œuvre terminée, prête à remettre à l'imprimeur, après copie et mise au point. Les choses ne se sont pas ainsi présentées, et il doit quelques explications au « lecteur bénévole » sur la tâche qu'il a eu à remplir et sur la façon dont il l'a comprise et s'en est acquitté.

M. le docteur Crouzet, à sa mort, avait laissé les différentes parties de son œuvre dans un état d'avancement très inégal. Si la plupart des chapitres étaient entièrement achevés, sauf corrections, comme ceux de la topographie, des mouvements de la population, etc., d'autres étaient seulement ébauchés, quelques-uns même étaient restés à l'état de projet, comme celui des desiderata, ou n'étaient constitués que par une série de documents, d'origines et de dates diverses, non toujours concordants, par conséquent plus ou moins utilisables, le tout sans indication des choix à faire, sans commencement de rédaction, comme celui des maladies épidémiques.

En outre, les différents chapitres ayant été dictés à plusieurs années d'intervalle, parfois, sans que l'auteur se les eût jamais fait relire, il en était résulté de nombreuses redites.

ainsi l'histoire et la description des puits et fontaines de Lodève étaient faites, avec quelques variantes, dans trois chapitres différents : l'historique, la description générale de la ville et l'hydrologie ; ce qui les concernait dans les deux premiers a dû être reporté dans le dernier. De plus, les enveloppes qui renfermaient les matériaux de chaque chapitre en contenaient parfois de peu comparables, en même temps que s'y trouvaient des extraits plus ou moins étendus, non seulement d'auteurs de pathologie ou d'histoire, copiés et ajoutés sans doute après coup en vue d'une nouvelle rédaction, mais encore de travaux sans rapports avec le sujet de l'ouvrage, tels que des considérations sur le druidisme, qui ne semble pas avoir existé dans notre région.

D'autres fois, les matériaux d'un chapitre, par ailleurs achevé, n'avaient pas encore reçu leur classement définitif ; ainsi pour la flore, dont les listes comprenaient des végétaux énumérés sans aucun ordre, avec des attributions de famille parfois inexactes, et même des dénominations fautives. Malgré une première correction attentive, quelques erreurs ont échappé à l'éditeur ; elles seront mentionnées à l'errata.

La mort n'ayant pas permis à M. le docteur Crouzet d'achever la mise en œuvre des matériaux qu'il avait si patiemment accumulés, un premier travail de révision s'imposait à l'éditeur : c'était l'élimination des matériaux évidemment inutiles, le choix des plus complets, en cas de documents multiples, la mise en ordre des autres. Ce n'est qu'après cela que la copie définitive a pu être faite et des corrections de détail être effectuées.

Observateur scrupuleux des intentions de M. le docteur Crouzet, l'éditeur a respecté les idées et le style même de l'auteur, sous les réserves ci-dessus exprimées relativement à la suppression des redites, à la mise en ordre de certains documents et à la correction de quelques autres.

En dehors de ces modifications nécessaires, l'éditeur s'est surtout attaché à la vérification méticuleuse des chiffres des tableaux statistiques ; il ne s'est permis que quelques additions, dont les plus importantes sont : une note sur les nou-

velles adductions d'eau de la ville de Lodève, en 1901 ; la rectification et le complément — grâce à l'obligeance de M. E.-F. Corbière, alors vice-président du Bureau de bienfaisance — des renseignements insuffisants qu'avait dictés M. Crouzet, sur le litige longtemps en suspens entre le Bureau de bienfaisance et la congrégation des sœurs de Nevers : enfin quelques changements commandés par les théories pathologiques actuelles, sur la place nosologique du mal de Pott, sur la diphtérie, etc. Il a pu enfin réunir en un seul plan de Lodève les deux plans laissés par M. le docteur Crouzet, et dont un seul devait être reproduit, avec le plan de l'ancien diocèse de Lodève.

Encore quelques mots sur deux lacunes, plus apparentes que réelles, que l'éditeur s'est trouvé dans l'impossibilité de combler : l'absence d'un chapitre pour les maladies épidémiques et d'un autre résumant l'ouvrage et exposant les desiderata de l'hygiène publique à Lodève ainsi que les moyens préconisés par l'auteur pour leur donner satisfaction.

Pour le premier, d'assez nombreuses notes avaient été envoyées à M. le docteur Crouzet par plusieurs médecins de l'arrondissement ; elles étaient réparties, avec des interruptions de dix et quinze ans, entre 1854 et 1901, sans aucun rapport entre elles ; elles n'avaient encore été l'objet d'aucun examen d'ensemble de la part de M. Crouzet, ni d'aucun travail de mise en ordre. Les plus importants de ces documents, qui étaient les copies des Rapports statistiques annuels sur les épidémies de l'arrondissement de Lodève, établis de 1886 à 1890, par M. le docteur Rouquette, le distingué médecin chargé du service, à Lodève, n'avaient même pu être soumis à M. Crouzet.

Des matériaux fragmentaires, aussi disparates de date et d'origine, non seulement ne pouvaient pas être publiés tels quels, mais étaient inutilisables, même sous forme d'annexes complémentaires de l'œuvre personnelle de M. le docteur Crouzet. D'ailleurs, les considérations générales sur certaines maladies épidémiques (on dirait mieux endémiques, pour la plupart) figuraient déjà dans le chapitre Maladie. Quant aux chiffres se rapportent à différentes communes de l'arrondissement (laissées par l'auteur en dehors du plan de son ouvrage), leur résumé, à faire, n'aurait eu quelque valeur médicale que s'il avait été accompagné par une étude corrélative des conditions hygiéniques présentées par chacune des communes mentionnées.

Le chapitre : Résumé et Desiderata, dont l'éditeur n'aurait été en situation de rédiger que la première partie, a été remplacé par une table des matières détaillée. L'objet des desiderata ainsi que, partiellement, les moyens de les remplir, est, du reste, indiqué par les critiques et les propositions faites par l'auteur dans le courant de l'ouvrage.

En résumé, le travail de M. le docteur Jean-Auguste Crouzet, malgré des imperfections et quelques lacunes inévitables, dans les circonstances où s'est faite sa publication, est un recueil de documents précieux pour la connaissance des conditions hygiéniques de la ville de Lodève et réalise ainsi les intentions humanitaires et patriotiques de l'auteur.

En terminant, l'éditeur remplit un devoir de stricte justice en signalant le concours dévoué qu'il a trouvé chez M. Augustin Pierrejean, instituteur public à Lodève, ancien secrétaire de M. Crouzet, par suite très au courant des idées du regretté défunt, et qui a bien voulu copier et parfois même recopier, suivant les corrections de l'éditeur, tous les matériaux jugés utilisables par celui-ci, après examen fait en commun, et qui constituent le présent ouvrage.

Montpellier, le 28 décembre 1911.

Dr Elphége Hamelin.

PRÉFACE DE L'AUTEUR

L'exposé complet des conditions locales sous l'influence desquelles se forment et progressent les maladies endémiques observées dans une contrée,

La description succincte de chacune de ces maladies,

L'indication des moyens les plus propres à les prévenir ou à les combattre,

Voilà quelles doivent être, à mon avis, les trois principales divisions d'un livre consacré (comme celui-ci) à une Topographie médicale.

Ce sont là trois grandes lignes, qui, à mon grand regret, n'ont pu être suivies qu'imparfaitement, dans l'ouvrage publié aujourd'hui par moi. La recherche de bons matériaux et leur coordination a été si souvent interrompue, empêchée par des obstacles de nature diverse ; Affaiblissements et perte de ma vue, insuffisance de documents exacts, indifférence des hommes compétents, auxquels j'ai adressé en vain plus de mille questions, etc., etc., rien n'a été épargné pour me décourager.

Longtemps, je me suis demandé si, oui ou non, je publierais ; je ne me suis décidé pour l'affirmative que dans l'espoir de poser quelques jalons utiles et de fixer, sur mon commencement d'enquête, la précieuse attention de quelques-uns des membres de l'Académie nationale de médecine, du Comité consultatif d'Hygiène, des bonnes administrations municipales qui peuvent exister actuellement, ou qui pourront exister plus tard.

Parmi les personnes qui ont bien voulu m'aider beaucoup à surmonter mes difficultés de composition, je me plais à remercier vivement ici :

D'abord, M. le professeur Hamelin, de la Faculté de médecine de Montpellier;

Ensuite, d'autres confrères (amis ou parents), tels que MM. les médecins civils ou militaires Rouquette, Réfrégé, Kavalerski, Granier et Massoneaud (de Lodève), Bonzier-Joly (de Clermont-l'Hérault), Baumel (de Montpellier), Vedel (de Lunel), Roquefeuil (du Caylar), mon neveu Paul Crouzet (de Bolbec), Fabreguettes (de Saint-Chamond), M. le vétérinaire Maury (de Montpellier), M. Grad, pharmacien à Lodève ; enfin M. Pierrejean (Augustin), instituteur public à Lodève ; M. Peyre, notre bibliothécaire communal ; Mlles Belliol et Nègre ; Mlle Peyre, institutrice publique ; MM. Hébrard, notaire; Martin (Ernest), ex-officier de marine ; Pascal Hugounenq, maire de Lodève ; Cance, architecte communal ; Vernet, conducteur des ponts et chaussées ; Bouissac, agent voyer d'arrondissement ; Calbérac et Martin, fontainiers ; Cauvy, secrétaire en chef de la Mairie ; Pierrejean (Antonin), secrétaire en chef à la sous-préfecture ; mon cousin Alengry, Nougaret et Soutou, greffiers au Tribunal ; Teisserenc, préposé en chef de l'octroi ; Forestier, vérificateur des poids et mesures ; Arnaud et Aubouy, ex-professeurs du collège de Lodève ; Vitalis (Vincent) et Vitalis (Hubert) manufacturiers ; Hugounenq, caissier de l'usine Vitalis frères ; Pascal Vincent, ex-employé de préfecture ; Lagarde (de Lunas), mon neveu Le Bourdais des Touches ; les représentants du peuple Deandreis, Ménard-Dorian, Vigné (d'Octon) et Auguste Calvet, mon cousin.

Autant que possible, j'ai utilisé les travaux des Sociétés ou des individualités qui ont fait le plus progresser l'hygiène publique. Celles des publications que j'ai le plus consultées sont les suivantes :

Les derniers traités de médecine et d'hygiène, les revues d'hygiène et de salubrité publiques, les ouvrages tout à fait spéciaux de Léon Colin, sur Paris ; du docteur Rames, sur Lodève ; du docteur Murat, sur Montpellier ; les Annuaires de statistique publiés par le ministère de l'intérieur.

Dr A. CROUZET.

TOPOGRAPHIE MÉDICALE

ET

STATISTIQUE COMPARÉE

DE LODÈVE

(HÉRAULT)

CHAPITRE I

APERÇU GÉOGRAPHIQUE

SITUATION DE LODÈVE ET ENVIRONS DE CETTE VILLE

Un mot d'abord sur le département dont un des quatre arrondissements a pour chef-lieu Lodève. Le département de l'Hérault fait partie de la région méridionale et maritime de la France. Il est borné au sud par le littoral septentrional du golfe du Lion ; à l'ouest et au nord par des dépendances des Cévennes ; à l'est par un contre-fort cévenol et le petit fleuve Vidourle. Du nord au sud, dans le sens de sa largeur, il mesure une cinquantaine de kilomètres ; sa longueur, du levant au couchant, est au moins deux fois plus forte. Sa surface montagneuse (500 à 1100 mètres d'altitude) représente environ un tiers de sa superficie totale et s'étend du sud-ouest au nord-est ; c'est la partie la moins fertile, celle où dominent les bois et les dépaissances. Tout le reste, sauf la portion marécageuse ou lacustre du littoral (25,000 hectares) produit des récoltes abondantes et très variées, telles que céréales, fourrages, légumes, fruits, huile d'olive et surtout vins : l'Hérault est à la tête des départements vinicoles.

Lodève se trouve au nord de ce département, à 43°,43′,57″ de latitude septentrionale et à 0°,4′,48″ de longitude orientale. Fort ancienne, elle a été bâtie au pied des Cévennes (versant méditerranéen), au confluent de la Lergue et de la Soulondre, c'est-à-dire dans la partie terminale des deux charmants vallons arrosés par ces deux petites rivières. Elle est située à environ 50 kilomètres nord-ouest de Montpellier et de Cette, à 700 kilomètres sud de Paris. Les altitudes y varient de 152 à 189 mètres.

Les nouvelles limites de sa zone agglomérée ont été fixées le 25 janvier 1892, par un arrêté préfectoral. (Voir notre plan plus loin.) La zone ainsi délimitée a une surface qui dépasse 80 hectares et dont le périmètre, très irrégulier, est d'environ 4,000 mètres. Cette surface ressemble un peu à une sorte d'étoile, à trois branches tronquées et fort inégales, qui sont tournées : la première vers l'ouest, la deuxième vers le nord-est, la troisième vers le sud-est. La branche occidentale, de beaucoup la plus importante, à tous les points de vue, s'étend sur les deux rives de la Soulondre ; les deux autres sont coupées par le cours de la Lergue.

En passant par le centre de l'ensemble, on obtient une longueur nord-sud de 550 mètres et une longueur ouest-est de 880. En dehors du centre, ces directions ont des dimensions très variables.

A l'époque de la formation des départements français (février 1790), Lodève devint le chef-lieu d'un des quatre districts du département de l'Hérault (Bas-Languedoc). Ce district fut composé de treize cantons jusqu'à l'arrêté des Consuls du 3 brumaire an X, arrêté par lequel le district fut restreint et devint un arrondissement comprenant seulement les cinq cantons de Lodève, Le Caylar, Lunas, Clermont et Gignac. Le canton de Lodève est formé de seize communes, dont voici les noms : Lodève, Les Plans, Lauroux, Poujols, Soubès, Saint-Etienne-de-Gourgas, Parlatges et Saint-Pierre-de-la-Fage, La Vacquerie, Saint-Privat, Fozières, Soumont, Usclas-du-Bosc, Saint-Jean-de-la-Blaquière, Le Bosc, Le Puech, Olmet et Villecun. Le territoire de ces communes fait en entier partie du bassin de la Lergue ; il est constitué par des vallons et des collines, presque toutes cultivées jusqu'au sommet, et dont l'altitude varie de 100 à 600 mètres. La culture y est des plus variées (bois, fourrages, céréales, légumes, fruits divers et surtout olives et raisins).

La limite septentrionale du canton de Lodève fait partie du rebord méridionnal de l'aride plateau du Larzac, tandis que la limite sud avoisine la fertile plaine de l'Hérault. Aussi notre vieille cité est-elle depuis longtemps un lieu de transit naturel, permettant d'établir des relations commerciales importantes et suivies entre les populations du littoral méditerranéen et celles du Rouergue.

Pendant leurs cinq siècles de domination dans les Gaules (voir les tables de Peutinger), les Romains tracèrent dans le Lodévois des routes qui faisaient communiquer notre ville natale : vers le nord, avec Millau, Rodez, Saint-Flour, Clermont-Ferrand et même Lutèce (Paris) ; vers l'est, avec Sommières et Nîmes ; vers le sud-est, avec Murviel, Juvignac, Substantion (Montpellier) ; vers le sud, avec Pézénas, Saint-Thibéry et Béziers. Ces belles voies furent abandonnées pendant le moyen âge ; il n'en reste plus guère aujourd'hui que des traces.

Au commencement du dix-huitième siècle, Lodève était reliée à Saint-Affrique, à Bédarieux, à Clermont-l'Hérault et au Caylar, par quatre chemins à pentes rapides, ayant une largeur moyenne de trois mètres et dont un seul (celui de Clermont-l'Hérault) était accessible aux charrettes. Les routes superbes qui actuellement relient Lodève à Millau, à Bédarieux, à Clermont-l'Hérault et à Montpellier, ne datent que de la fin du siècle dernier (1752-1770-1780-1789). Les dépenses étaient votées, en partie par les Etats de Languedoc, en partie par le diocèse. En 1789, pour contribuer à ces dépenses, les habitants du diocèse furent imposés de 88,873 livres 18 sous 6 deniers. La route de Lodève-Millau a été, sous le second Empire, considérablement améliorée par des travaux d'art très coûteux, tels que le pont élégant de Pégayrolles (un million environ). La route de Lodève à Saint-Affrique a été construite en 1880 et 1881, grâce surtout au député Arrazat.

Dans la partie montagneuse du Lodévois, la propriété était encore plus morcelée autrefois qu'aujourd'hui; ce qui n'est pas peu dire. Aussi les chemins ruraux étaient-ils très nombreux. Malheureusement leur étroitesse, leurs pentes rapides, leur mauvais état, les rendaient souvent impraticables même pour l'homme allant à pied. De nos jours, les chemins de cette catégorie peuvent y être utilisés par les conducteurs de charrettes et autres véhicules analogues. Ils se confondent, d'ailleurs, en maints endroits, avec les beaux chemins qui unissent entre elles les seize communes de notre canton.

Grâce en partie aux pressantes démarches de l'ancien maire, Jules Teisserenc, Lodève fut, dès 1865, reliée à Agde (sur la ligne Cette-Bordeaux), par un tronçon de voie ferrée qui, malheureusement, n'a pas été continué ainsi qu'on l'avait promis, lors de la concession de l'embranchement Montpellier à Rodez dont le tracé devait passer *par* ou *près* Lodève.

La vallée de Lodève se présente sous des aspects multiples. En effet, d'une part, ses dimensions en largeur offrent des variations à la fois répétées et très considérables (50 à 1,000 mètres) ; d'autre part, les montagnes bordant cette vallée ont des hauteurs et des pentes très différentes les unes des autres.

Sa longueur, d'environ 20 kilomètres, se dirige du nord au sud dans la partie septentrionale et du nord-ouest au sud-est ensuite. Son sol a une altitude de 206 mètres au pont de Poujols (point extrême nord) et de 80 mètres environ vers Rabieux (point extrême sud et l'un des plus larges).

C'est une sorte de fer à cheval montagneux qui l'enserre, et ce fer à cheval est formé : au nord, par un escarpement quasi vertical de 800 mètres d'altitude, lequel constitue un des rebords méridionaux du vaste et perméable plateau du Larzac ; à l'ouest, par un chaînon des Cévennes, l'Escandolgue, et par plusieurs dépendances de ce chaînon : Grézac, Serbel, Causse, Gardies, Caïdous, etc. (700 à 300 mètres d'altitude) ; à l'est, par des contre-forts du Larzac : monts de Fozières, monts Brandous, monts de Soumont, Tuilières, collines du Bosc, etc. (400 à 200 mètres).

Cette dernière série de hauteurs est calcaire et perméable, comme le Larzac dont elle dépend ; l'autre, calcaire à la base, offre une surface partout basaltique.

Les pluies que toutes ces élévations reçoivent s'emmagasinent à différentes altitudes, dans des réservoirs souterrains superposés et plus ou moins vastes, d'où elles s'épanchent par une centaine de sources, qui forment la Lergue et les quatorze affluents permanents de cette rivière.

La Lergue, cours d'eau principal de la vallée Lodévoise, tributaire de l'Hérault, a ses sources dans une des parties les plus élevées (650 mètres) et les plus septentrionales de l'Escandolgue, dans les communes de Romiguières et des Rives, à 20 kilomètres nord-ouest de Lodève. Son embouchure se trouve à 45 mètres d'altitude, dans la commune de Brignac.

Elle a une longueur de 38,500 mètres, une pente moyenne de 15 millimètres par mètre, une largeur assez uniforme, une direction générale nord-ouest, sud-est, un débit excessivement irrégulier (1).

Elle reçoit, dans la ville même, une rivière appelée Soulondre et formée par la réunion de trois ruisseaux dont les sources sont situées dans l'Escandolgue (400 à 600 mètres d'altitude), à une distance de quatre à huit kilomètres ouest de Lodève.

Voici l'énumération des quatorze affluents de la Lergue, par ordre topographique et de haut en bas :

Rive gauche : la Source de Pégayrolles, La Brèze, les ruisseaux de Fozières, du Bosc, de la Marguerite, de Rabieux, de Cambous. Rive droite : le Bosquet, le Rials, le Laurounet, la Soulondre, le Ragoust, le Salagou, le Rhônel.

Le plus long, celui de Salagou, a 18 kilomètres ; le plus court, 2 kilomètres, est celui du Bosquet. L'altitude de leur lit varie de 400 à 95 mètres ; leur pente de 15 à 109 millimètres. Quant à leur débit, nous ne connaissons que celui de la Brèze, l'un des plus importants. Cette dernière rivière débitait 105 litres par seconde le 1er novembre 1887, c'est-à-dire quelques jours avant la fin d'une très longue sécheresse (2).

(1) Pendant une sécheresse, juin 1850, l'ingénieur Duponchel trouva 850 litres par minute dans son cours moyen, en face du cimetière actuel de notre ville. Au même point, et pendant la sécheresse de 1894, on ne trouva que 600 litres. Ce dernier débit fut constaté par des experts, à l'occasion d'un procès entre la ville, qui voulait un éclairage électrique, et la compagnie du gaz qui, naturellement, désirait conserver son monopole.

(2) Il est regrettable que des jaugeages n'aient pas été opérés en toute saison, pendant plusieurs années, dans chacun des cours d'eau énumérés. Un parallèle entre ces rivières et les sources qui les alimentent nous apprendrait, entre autres particularités, l'influence des pluies et des sécheresses, les pertes occasionnées par l'évaporation, les irrigations et les besoins idustriels.

CHAPITRE II

HISTOIRE NATURELLE

GÉOLOGIE

D'après la Société géologique de France (session de 1868), on trouve autour de Lodève à peu près toutes les formations et toutes les variétés de terrains.

Le sol de l'arrondissement de Lodève, dans sa partie septentrionale, est formé par deux couches de terrains bien distinctes : oolithe inférieure vers Roqueredonde et Romiguières, grande oolithe sur le plateau du Caylar, calcaires dolomitiques vers Sorbs, Saint-Maurice et la Vacquerie.

A l'ouest, le chaînon cévenol de l'Escandolgue est surtout constitué par du basalte et du tuffa basaltique.

Au sud-ouest, les porphyres et les granites sont mêlés aux calcaires et aux schistes paléozoïques.

La partie méridionale renferme des bancs très considérables d'argiles permiennes, les unes schisteuses, les autres gréseuses, rouges, dites ruffes, à la suite desquelles les calcaires, les poudingues et les marnes de formation lacustre se marient avec les grès bigarrés et les dépôts caillouteux, tels que ceux d'Aspiran et de Mourèze, dont on connaît, d'ailleurs, les curieuses roches dolomitiques.

Vers le sud-est et l'est, on rencontre d'abord les alluvions récentes de la vallée de l'Hérault et des vallées adjacentes, ensuite les poudingues et les marnes de Saint-Bauzile-de-la-Sylve et les calcaires dolomitiques d'Aumelas.

Dans la partie centrale de l'arrondissement, les grès bigarrés et les calcaires du lias inférieur alternent avec les schistes ardoisiers et les terrains oxfordiens.

Si l'on contourne les environs immédiats de la vallée de la Lergue, en partant du sud-est pour aboutir au sud, on trouve successivement : des argiles schisteuses ou gréseuses rouges (ou rufles), mêlées à des calcaires inférieurs, des schistes ardoisiers, des mamelons basaltiques, des calcaires paléozoïques, des bancs de tuf ou travertin, des grès blancs et bigarrés, des conglomérats rouges, du basalte et du tuffa basaltique.

A peu près partout, ces minéraux sont en contact avec un banc d'infra-lias, dont la largeur varie de 150 à 1,000 mètres, lequel est surmonté par une couche de lias moyen, interrompue seulement au Pas-de-l'Escalette.

Dans sa partie nord, le sol de la vallée repose presque en entier sur les grès bigarrés ; dans sa partie sud, il surmonte des calcaires de même formation et des marnes schisteuses rouges.

La rive gauche a des roches feldspathiques, des terrains primaires très intéressants à étudier, des schistes ardoisiers, des marnes schisteuses rouges et des calcaires ; la rive droite présente des alluvions récentes, des calcaires dévoniens, des conglomérats, des schistes, des calcaires grossiers, quelques schistes paléozoïques, du basalte. C'est de ce côté-là qu'on remarque deux grandes curiosités naturelles : la Roche-Percée et la grotte des Juifs, curiosités sur lesquelles il nous paraît utile de donner les quelques détails que voici :

La Roche-Percée se trouve dans le domaine de Montplaisir, près la rive droite de la Soulondre et à environ 1 kilomètre sud-ouest de notre hôtel de ville.

Ce dyke quartzeux, d'origine ignée, se dresse au milieu du calcaire dévonien ; il forme une sorte de muraille de 20 à 30 mètres de long sur 10 de hauteur et 2 d'épaisseur; il présente cette particularité d'être percé de trois trous irrégulièrement triangulaires. Plus de trente essais chimiques, d'échantillons pris sur tous les points, ont démontré que cette roche curieuse est formée par un quartzite plus ou moins imprégné de dolomie et de sulfate de baryte.

La grotte des Juifs, ou de Jidiôoussa, existe dans le même domaine, à 50 mètres d'un ruisseau portant le même nom et sortant du pied du mont Serbel. Elle est creusée dans le calcaire jurassique et à deux pas d'une carrière importante de plâtre et d'une mine de plomb argentifère abandonnée.

L'entrée, assez petite, est située au fond d'une dépression dont la forme a quelque analogie avec celle d'une coquille. La galerie principale commence à cette ouverture; la voûte, très basse d'abord, s'élève graduellement jusqu'à 45 mètres ; sa largeur varie de 2 à 15 mètres; sa longueur est de 60 mètres. On y voit, à droite, des galeries secondaires. Elle aboutit à deux nappes d'eau, dont la profondeur est de 7 à 10 mètres et la surface totale de 400 mètres carrés environ.

Les eaux, d'une immobilité presque absolue, reposent sur une vase résistante, épaisse de 2 mètres au moins et constituée par divers éléments (débris de calcaires jurassiques, de schiste, de gypse, sulfate de baryte, sulfure de plomb argentifère, etc.).

Le 11 août 1890, une jeune fille s'y noya involontairement. Le corps de cette malheureuse n'a pas encore été retrouvé, malgré de minutieuses recherches faites au moyen de la lumière électrique.

Cet éclairage a permis de mieux constater l'existence d'anfractuosités nombreuses, profondes, irrégulières, dans les parois de la haute voûte surmontant la surface liquide.

Les visiteurs ont fait disparaître peu à peu les nombreuses stalactites d'autrefois.

Sur divers points de la grotte, il est facile de reconnaître les traces d'un travail d'homme (galeries artificielles, etc.).

Les Juifs, si nombreux autrefois à Lodève (comme l'attestent les appellations de quartier des Juifs, de cimetière des Juifs, etc.), auraient-ils extrait des minerais dans cette excavation? S'y seraient-ils réfugiés pendant quelque persécution? Les documents nous manquent, pour les réponses à ces questions? La seconde supposition paraît la plus probable.

Sous le rapport géologique, le sol sur lequel la ville de Lodève est bâtie peut être divisé en cinq parties :

La première s'étend de l'extrémité inférieure du vieux chemin de Pertus jusqu'au pont de Celles ; elle est constituée par des alluvions récentes, qui surmontent une épaisse couche de schistes.

La deuxième se trouve dans l'intérieur de la ville, entre l'hôtel de ville et la halle au blé. Là, des couches de gravier (cailloux et sable de rivière) alternent avec le grès, le schiste et l'argile.

La troisième partie, à l'intérieur aussi, va de la place au Blé au confluent de nos deux rivières ; on y rencontre le grès et le calcaire.

La quatrième (faubourgs Montbrun et Montifort) consiste en une masse calcaire.

La cinquième (long faubourg des Carmes) est formée par le calcaire au sud et les schistes paléozoïques au nord.

Les eaux de la Lergue et de la Soulondre coulent sur un roc calcaire, dans leur partie intra-urbaine.

A cet aperçu géologique, ajoutons quelques détails sur les carrières et les mines qui se trouvent dans notre arrondissement.

Le grès à bâtir est extrait sur plusieurs points des communes de Ceilhes, de Lunas, de Saint-Martin-d'Orb, de Ceyras, du Pouget, de Pouzols, de Villeneuvette, de Clermont, de Villecun, des Plans, de Lodève, de Poujols, de Soubès, de Fozières, de Soumont, d'Usclas-du-Bosc, de Saint-Privat. Dans cette dernière commune, la pierre est fine, abondante; elle sert à la fabrication des objets d'art et des meules à aiguiser. Son exploitation donne lieu à un commerce considérable. On en exporte même en Italie.

Le tuf ou travertin est exploité en grand à Soubès et à Gourgas: on trouve du porphyre à Fozières.

Les ardoisières de la commune de Lodève sont très prospères et fort intéressantes à examiner. On y a découvert dix-neuf espèces de végétaux fossiles et le plus ancien des reptiles qu'on ait encore observés en France. A cet animal disparu, Paul Gervais a donné le nom d'*Aphelosaurus lutevensis*.

La pouzzolane, qui sert à la fabrication des mortiers hydrauliques, est exploitée régulièrement sur plusieurs points de notre commune ou de celles de Lunas, de Ceilhes et de Roquorodonde, sur l'Escandolgue.

A côté de ces carrières, on extrayait naguère le basalte, pour la construction des fours: c'était avant que les maçons eussent substitué au basalte les briques réfractaires.

L'argile à brique se trouve un peu partout dans notre pays; l'argile à poterie est surtout retirée des environs de Clermont et de Saint Jean-de-Fos; l'argile à foulon gît particulièrement dans les communes de Lodève et de Saint-André-de-Sangonis.

La pierre à chaux, très abondante (presque autant que le calcaire à bâtir), est utilisée sur un grand nombre de points pour les fours ou permanents ou provisoires.

La pierre à plâtre est exploitée à Gourgas, à Olmet, à Villecun, à Lavalette, à Lunas, à Clermont.

Des houillères très importantes et des mines de cuivre et de fer existent dans les communes de Ceilhes et du Bousquet-d'Orb.

De 1870 à 1880, on exploita , à Soubès, une mine de zinc et de calamine.

Au moyen âge, une grande quantité de plomb argentifère était extraite des mines de Soumont et du ruisseau des Juifs, près Lodève. Les évêques de cette ville ont longtemps retiré de grands profits de ces mines. Plusieurs seigneurs de la contrée constituaient en dot, à leurs filles, à leurs parentes, le droit d'extraire le minerai des mines spécifiées dans les actes de mariage.

Il serait intéressant de connaître, sous le rapport de la composition chimique, les relations qui existent entre les minerais du Lodévois et les eaux minérales de cette petite contrée. Les chimistes, les géologues, les ingénieurs éclaireraient le public à ce sujet, s'ils entreprenaient cette étude importante et attrayante et s'ils la menaient avec un esprit de suite.

FLORE

Le département de l'Hérault offre les trois types principaux des régions botaniques françaises : région maritime, région des plaines, région montagneuse.

Le pays lodévois est un des mieux partagés sous le rapport des productions végétales spontanées ; mais il est dépourvu de plantes maritimes. On y a compté plus de six cents espèces végétales différentes croissant spontanément, et sûrement de nouvelles recherches augmenteraient ce nombre. Beaucoup sont ou peuvent être utilisées en médecine.

Pour la rédaction de sa florule, j'ai utilisé largement,

d'abord les renseignements de l'ancien professeur Arnaud et du premier greffier Auguste Alengry (de Lodève) ensuite les ouvrages ou les mémoires de Loret et Barandon, Aubouy, Planchon et Paul Gervais (de Montpellier). Ce dernier a trouvé dans les ardoisières de Lodève dix-neuf végétaux fossiles (cinq conifères du genre Voltzia, treize fougères et une gymnosperme annularia). Parmi les plantes qui croissent spontanément sur le Larzac et les parties les plus élevées des versants de ce plateau, les botanistes en ont signalé cent soixante genres, fournissant deux cent seize espèces. En voici la nomenclature :

Renonculacées : Ranunculus, Anemone, Aconitum, Adonis.
Papaveracées : Papaver, Glaucium.
Fumariacées : Fumaria, Corydalis.
Crucifères : Thlaspi, Iberis, Arabis, Alyssum, Erysimum, Sisymbrium, Calepina, Barbarea, Kernera, Lepidium, Camelina.
Résédacées : Réséda.
Cistinées : Helianthemum.
Violariées : Viola.
Droseracées : Parnassia.
Caryophyllées : Alsine, Stellaria, Silene, Holosteum, Lychnis, Spergula, Saponaria.
Linées : Linum.
Malvacées : Malva.
Acérinées : Acer.
Géraniacées : Geranium.
Rhamnées : Rhamnus.
Légumineuses : Vicia. Psoralea, Medicago, Melilotus, Colutea, Ervum, Detarium, Ononis, Astragalus.
Rosacées : Potentilla, Rosa, Amelanchia, Cerasus.
Onagrariées : Epilobium.
Paronychées : Paronychia, Herniaria, Polycarpon.
Crassulacées : Sedum.
Grossulariées : Ribes.
Ombellifères : Heracleum, Laserpitium, Peucedanum, Bunium, Pimpinella, Buplevrum, Scandix, Eryngium.
Caprifoliacées : Viburnum, Lonicera.
Rubiacées : Galium.
Valérianées : Valeriana, Centranthus.
Dipsacées : Knautia, Cephalaria.
Composées : Centaurea, Xeranthemum, Aster, Senecio, Crepis, Tragopogon, Solidago, Lactuca, Hieracium, Scorzonera.
Campanulacées : Campanula, Phyteuma, Jasione.
Lentibulariées : Pinguicula.

Primulacées : Androsace.
Convolvulacées : Convolvulus.
Borraginées : Cynoglossum, Lithospermum.
Labiées : Salvia, Brunella, Teucrium, Mentha, Lamium, Ajuga, Glechoma.
Globulariées : Globularia.
Solanées : Atropa, Hyoscyamus.
Scrofularinées : Linaria, Scrofularia, Verbascum, Rhinanthus, Melampyrum, Veronica, Euphrasia, Orobanche.
Plombaginées : Armeria.
Plantaginées : Plantago.
Chenopodées : Chenopodium.
Polygonées : Polygonatum.
Thymélées : Daphne.
Euphorbiacées : Euphorbia, Mercurialis.
Orchidées : Orchis, Epipactis, Anacamptis.
Iridées : Iris.
Liliacées : Lilium, Anthericum, Asparagus, Allium, Tulipa, Gagea, Ornithogalum, Aphyllantes.
Cypéracées : Carex.
Graminées : Festuca, Stipa, Papphorum, Bromus, Lasiagrostis, Phleum, Echinaria, Poa, Melica, Gaudinia, Lolium, Cynosurus, Brachipodium.
Fougères : Cystopteris.
Champignons : Lycoperdon.
Algues : Hutchinsia.

Sur les sommets et sur les points élevés des flancs de l'Escandolgue, les botanistes ont constaté l'existence de quatre-vingt-trois genres de plantes croissant spontanément, fournissant quatre-vingt-quinze espèces, et dont environ la moitié a été citée plus haut, comme on le verra d'ailleurs dans l'énumération ci-après :

Renonculacées: Pæonia.
Fumariacées : Corydalis.
Crucifères: Sinapis, Iberis, Brassica, Bunias, Turritis, Cardamine, Alyssum.
Violariées : Viola.
Caryophyllées : Lychnis, Silene.
Malvacées: Malva.
Hypéricinées: Hypericum.
Oxalidées : Oxalis.
Rhamnées: Rhamnus.
Légumineuses: Genista, Melilotus, Coronilla, Arachis, Anthyllus.
Rosacées: Potentilla.
Onagrariées : Epilobium, Hippocarpis.
Paronychiées: Illecebrum, Corrigiola.
Portulacées : Montia.
Crassulacées: Sedum.
Saxifragées : Saxifraga, Chrysosplenium.

Ombellifères : Pimpinella, Sium.
Caprifoliacées : Sambucus, Lonicera.
Rubiacées : Galium.
Composées : Centaurea, Hypochœris, Tussilago, Lactuca, Carduus.
Campanulacées : Campanula.
Gentianées : Gentiana.
Convolvulacées : Cuscuta.
Borraginées : Pulmonaria.
Labiées : Salvia, Galeopsis, Lamium, Calamintha, Mentha, Melissa.
Scrofularinées : Orobanche, Verbascum.
Euphorbiacées : Mercurialis.
Cupulifères : Fagus.
Orchidées : Orchis.
Iridées : Crocus.
Amaryllidées : Galanthus.
Liliacées : Allium, Ornithogalum.
Joncées : Luzula.
Cypéracées : Scirpus, Carex.
Graminées : Ventenata, Avena, Aira, Corynephorus.
Fougères : Asplenium, Ophioglossum.
Lycopodiac'es : Psilotum, Polystichum.

Les terrains traversés par la Lergue et ses affluents sont aussi les habitats des plantes énumérées ci-dessous :

Renonculacées : Helleborus, Clematis, Aconitum, Nigella, Myosurus, Thalictrum.
Papaveracées : Chelidonium.
Crucifères . Cheirantus, Nasturtium.
Capparidées : Capparis.
Hypéricinées : Androsæmum.
Géraniacées : Erodium.
Rutacées : Coriaria.
Térébinthacées : Rhus.
Légumineuses : Medicago, Trifolium, Sarothamnus, Anthyllis, Hippocrepis.
Rosacées : Cratægus, Mespilus, Sanguisorba.
Cucurbitacées : Bryonia.
Ombellifères : Fœniculum, Conium, Pastinaca, Conopodium, Smyrnium.
Dipsacées : Scabiosa.
Composées : Taraxacum, Serratula, Helichrysum, Filago, Picnomon, Leucanthemum.
Ericacées : Arbutus.
Primulacées : Primula.
Apocynées : Vincetoxicum.
Labiées : Satureia, Cytisus, Brunella, Salvia.
Solané s : Solanum, Atropa.
Scrofularinées : Spergularia.
Plombaginées : Plumbago.
Polygonées : Rumex.
Thymélées : Daphne.
Aristolochiées : Aristolochia.
Urticées : Urtica.

Orchidées : Cephalanthera.
Amaryllidées : Narcissus,
Liliacées : Asphodelus.
Joncées : Juncus.
Cypéracées : Cyperus, Cladium, Schœnus.
Graminées : Ægilops, Andropogon, Phalaris, Glyceua, Milium, Molinea, Agrostis, Melica, Lappago.
Equisétacées : Equisetum.
Champignons : Bolet, Oronge.

Pour le bassin de la Lergue, le total des genres est de cent trente-quatre et celui des espèces de cent soixante-quatorze, en y comprenant les arbres et arbustes suivants : Fagus, Celtis australis, Ficus carica, Catanea vesca, Populus nigra, Corylus avellana, Sorbus aria.

Dans un mémoire intitulé : « Plantes exotiques naturalisées dans notre région », M. Aubouy, ancien professeur au collége de Lodève, énumère quarante-quatre espèces végétales, pour la détermination et la provenance desquelles il a eu recours à l'expérience de plusieurs savants botanistes. Douze de ces plantes ont une origine qui n'a pu être indiquée ; sept autres font depuis longtemps partie de la flore du Midi français. Toutes se sont reproduites spontanément autour de Lodève, au moyen de graines qui se trouvaient dans des laines étrangères importées en ville.

Ainsi les laines provenant d'Egypte, d'Algérie et du Maroc, nous ont fourni : un Malcomia, un Clypeola, un Paronychia, un Eryngium, un Glutinosa, un Pinardia, deux Centaurea, un Omphalodes, un Stipa, un Poa ;

Des côtes de Corse, de Sardaigne, d'Italie, d'Espagne, nous sont venus : un Psoralea, un Ormenis, un Centaurea, un Convolvulus, un Festuca ;

De l'Autriche, de la Moldavie, de l'Archipel grec, de la Syrie, de l'Arménie, de la Crimée, du Caucase, sont venus un Lepidium, un Epiglottis, un Austriaca, trois Centaurea, un Forma ;

De la Sibérie est venu un Dracunculus ; à l'Amérique nous devons un Sphœrobolus et une Eleusine.

Les plantes exotiques dont l'origine n'a pu être indiquée, ou qui depuis longtemps appartiennent à la flore de la France, sont les suivantes : un Papaver, un Reseda, un Ulex, un Tetragonus lobus, un Astragalus, un Artemisia, un Matricaria, un Micropus, deux Centaurea, un Sisyrinchium, quatre Stipa, un Anthistiria, un Briza, un Lumarchia, un Vulpia.

Ce n'était pas sans motif que les premières civilisations considéraient les bois comme sacrés.

Les arbres, en effet, purifient l'air; ils protégent contre la violence des vents et contre les chaleurs intenses, ils diminuent le nombre des torrents, augmentant celui des cours d'eau permanents ; ils atténuent considérablement les ravages des inondations et des sécheresses, en retenant sur les hauteurs l'eau pluviale et la terre végétale.

Dans la Gaule romaine si boisée, tous ces avantages furent perdus de vue par les envahisseurs barbares : Charlemagne lui-même ne se montra conservateur de forêts qu'à l'égard de ses domaines de chasse. On connaît ses règlements forestiers, ses interdictions de planter des bois et surtout ses grands abatages stratégiques d'arbres. Pendant l'époque féodale, le déboisement de la France s'opéra sur une vaste échelle.

A la fin du XVme siècle, les forêts ne couvraient que les trois cinquièmes du sol français ; et la proportion aurait été encore plus faible alors, sans les ordonnances conservatrices de Philippe-Auguste et de ses successeurs.

La conduite de ces rois, sous ce rapport, fut imitée surtout par François Ier, qui créa le code forestier, et par Sully et Colbert, qui prirent les mesures les plus énergiques dans le but d'enrayer les déboisements.

Ces déboisements étaient communs tout particulièrement dans les parties du territoire languedocien appelées garrigues. Comme partout ailleurs, ils avaient pour causes principales : les guerres civiles et étrangères, l'imprévoyance des possesseurs du sol, le morcellement de la propriété, les besoins de l'agriculture, l'usage prolongé des constructions en bois, la création, au milieu des forêts, d'usines métallurgiques, et surtout de fours à chaux ou à plâtre, dont le bois était le seul combustible. Ce fâcheux état de choses fut encore aggravé, plus tard, par la Constituante, qui ordonnait aux communes de partager entre tous les citoyens les biens domaniaux.

En 1860, le reboisement des montagnes fut l'objet de mesures législatives qui n'ont été malheureusement appliquées qu'à partir de 1882. Elles ont produit déjà les meilleurs résultats dans les Alpes et les Pyrénées. Il est vrai que, dans ces régions, l'administration forestière a commencé, dès 1846, à exécuter les plans que le savant ingénieur Surell avait présentés à la suite des inondations de 1840.

D'après M. Lieutard, garde général des forêts, en résidence à Bédarieux, on comptait, en 1891, dans l'arrondissement de Lodève, 1,516 hectares de terrains récemment reboisés, dont 561 à Saint-Etienne-de-Gourgas, 524 à Saint-Pierre-de-la-Fage, 201 à Soubès, 60 à Gignac, 50 à Montpeyroux, 50 à Saint-Jean-de-Fos, 40 à Saint-Bauzile-de-la-Sylve et 30 à Pégayrolles-de-l'Escalette. Sur toute cette surface (calcaire, dolomitique et calcaire primaire), on a répandu 400 hectolitres de glands de divers chênes et l'on a planté plus de treize millions de plants où dominent le pin laricio de Corse et le pin noir d'Autriche.

Les glands ont été enterrés dans des sols dont l'altitude se rapproche de 150 mètres ; les plantations ont été opérées à des altitudes variant de 300 à 700 mètres.

Parmi les végétaux cultivés dans la commune de Lodève, nous allons citer :

1° Quarante plantes alimentaires : Pommes de terre, Choux, Carottes, Raves, Navets, Radis, Betteraves, Salsifis, Haricots, Pois verts, Pois chiches, Lentilles, Fèves, Courges, Melons, Concombres, Câpres, Poivrons, Aubergines, Tomates, Cardes, Céleri, Laitues, Escarolles, Endives, Roquette, Cresson, Chicorée, Oseille, Epinards, Oignons, Ails, Échalottes, Ciboules, Asperges, Artichauts, Framboises, Fraises, Piment, Fenouil, Persil ;

2° Vingt-quatre arbres ou arbustes à fruits : Vignes, Oliviers, Amandiers, Figuiers, Châtaigniers, Pommiers, Cerisiers, Abricotiers, Poiriers, Pêchers, Pruniers, Noyers, Coignassiers, Noisetiers, Grenadiers, Jujubiers, Sorbiers, Néfliers, Mûriers à Mûres, Arbousiers, Groseilliers, Azerolliers, Micocouliers, Pins Pignons ;

3° Vingt arbres et arbustes d'ornement : Platanes, Marronniers d'Inde, Ormeaux, Tilleuls, Acacias, Peupliers trembles, Peupliers ordinaires, Aulnes, Frênes, Saules pleureurs, Bouleaux, Laurier-Sauce, Laurier-Rose, Érables, Sycomores, Sureaux, Cyprès, Ifs, Lilas, Magnolias.

4° Onze arbres et arbustes forestiers : Chênes rouvres, Chênes verts, Châtaigniers, Hêtres, Frênes, Pins noirs d'Autriche, Pins laricio de Corse, Buis, Bruyères, Genévriers, Houx, etc.

A ces quatre groupes ajoutons d'abord celui des céréales : Blé, Avoine, Orge, Maïs, etc. ; ensuite celui des fourrages : Luzerne, Trèfle, Sainfoin, Graminées, etc.

Les produits des végétaux énumérés ci-dessus (à part ceux des jardins et des vergers, qui sont très abondants) suffisent à peine aux besoins de la population lodévoise ; mais les cultivateurs des autres communes du canton peuvent largement fournir à la ville les compléments nécessaires.

Malgré nos demandes réitérées, l'Administration ne nous a

pas encore fourni des documents sur une division territoriale récente de l'arrondissement de Lodève.

En 1851, cet arrondissement, au point de vue des terrains, était ainsi divisé :

	hectares	ares
	—	—
Terres incultes (rochers, terres vaines et vagues) :	71,667	96
Terres labourables	24,841	02
Vignes	16,077	21
Chemins, rivières, ruisseaux, fossés	3,810	19
Bois	4,396	95
Propriétés bâties, cours	192	82
Prés	911	01
Olivettes	555	71
Jardins	131	14

Depuis 1851, des changements notables ont été opérés dans cette répartition : sûrement le premier chiffre a diminué au profit de chacun des autres.

FAUNE

La description du règne animal considéré dans l'arrondissement de Lodève exigerait, pour intéresser le lecteur, des développements pour lesquels les documents nous font défaut. Du reste, l'objet spécial de notre publication ne nous permet pas de consacrer à ce sujet l'espace nécessaire.

La *Statistique du département de l'Hérault*, par Hippolyte Creuzé de Lesser, qui parut en 1824, renferme un mémoire fort remarquable et très étendu du savant professeur Marcel de Serres sur la faune fossile actuelle de ce département.

Nous nous contentons de résumer ce travail, au moyen du tableau ci-après :

ESPÈCES ANIMALES DU DEPARTEMENT DE L'HÉRAULT

PLUS OU MOINS CARACTÉRISTIQUES DE LA BANDE ISOTHERME DE 15° A 20° DANS LAQUELLE CE DÉPARTEMENT SE TROUVE COMPRIS

NOMBRES DES ESPÈCES ET DÉSIGNATION DE L'ORDRE AUXQUELLES ELLES APPARTIENNENT						
VERTÉBRÉS				**INVERTÉBRÉS**		
MAMMIFÈRES	OISEAUX	REPTILES	POISSONS	MOLLUSQUES	ARTICULÉS	ZOOPHYTES
28 Carnassiers. 13 Rongeurs. 4 Pachydermes 5 Ruminants. 5 Cétacés.	20 Oiseaux de proie diurnes. 8 Oiseaux de proie nocturnes. 115 Passereaux. 6 Grimpeurs. 12 Gallinacés. 51 Échassiers. 48 Palmipèdes	3 Chéloniens. 1 Scincoïde. 11 Ophidiens. 14 Batraciens. 9 Sauriens.	43 Chondroptérygiens. à branchies fixes. 1 Chondroptérygien à branchies libres. 2 Plectognathes. 6 Lophobranches. 26 Malacoptérygiens abdominaux. 28 Malacoptérygiens subbrachiens. 9 Malacoptérygiens apodes. 43 Acanthoptérygiens.	9 Céphalopodes. 1 Ptéropode. 11 Gastéropodes. 62 Pulmonés. 20 Pulmonés aquatiques. 68 Pectinibranches 6 Scutibranches. 7 Cyclobranches. 74 Acéphales. 16 Acéphales sans coquilles et brachiopodes. 9 Cirrhopodes.	33 Annélides. 65 Crustacés. 56 Arachnides. 16 Insectes myriapodes. 8 Insectes parasites. 298 Insectes coléoptères. 383 Insectes lépidoptères. 188 Ins. rhipiptères. 175 Ins. hyménoptères. 63 Ins. orthoptères 19 Ins. névroptères	29 Échinodermes. 7 Acalèphes fixes. 13 Acalèphes libres 2 Polypes nus. 45 Polypes à polypiers.
55 Espèces.	260 Espèces.	38 Espèces.	158 Espèces.	283 Espèces.	1,304 Espèces.	96 Espèces.
L'Europe n'en possède que 25 de plus.	On en compte seulement 400 espèces dans l'Europe entière.	En Europe le total des reptiles ne dépasse pas 50. (1)	Dans toutes les eaux du globe, on n'en a compté que 13 fois plus.	Dans le canton de Lodève, on rencontre une petite coquille fossile appelée avicula contorta.	34 fois moins, à peine, que sur la surface du globe.	

(1) Autour de Lodève on rencontre des empreintes nombreuses de pas de grands batraciens fossiles, les labyrinthodons. Paul Gervais y a découvert un aphelosaurus qu'il a qualifié de Lutevensis.
Un Lodévois, M. Calvet, a offert à la Faculté des sciences de Montpellier les restes d'un crocodilien qu'il a trouvés dans sa propriété.

Nous regrettons de ne pouvoir, au point de vue de la faune, comparer d'une façon moins sommaire le département de l'Hérault au reste de l'Europe ou du globe; nous regrettons surtout de ne pouvoir, au même point de vue, établir un parallèle entre ce département et l'arrondissement de Lodève.

Tout ce que nous pouvons dire à ce sujet, c'est que, cet arrondissement n'ayant ni mers, ni plages maritimes, ni plages lacustres, on doit y compter bien moins d'espèces animales que dans la partie sud du département.

Dans l'une comme dans l'autre de ces deux régions, le nombre des bêtes fauves est plus faible aujourd'hui qu'à l'époque où Marcel de Serres écrivait son savant mémoire. Il en est de même du gibier.

Une pareille différence est due à plusieurs causes, parmi lesquelles nous signalons :

La mise à prix des têtes de fauve, l'augmentation considérable du nombre des chasseurs et de celui des voies de communication, enfin et surtout les déboisements.

Au commencement du siècle, pendant les hivers rigoureux, les loups se montraient jusque dans l'intérieur de Lodève. Actuellement, ces animaux sont extrêmement rares dans la contrée. Ils se sont réfugiés dans les forêts du Tarn et de l'Aveyron, où on leur fait une guerre acharnée.

Le sanglier et le cerf, très communs durant les siècles précédents, ont totalement disparu de notre canton. Mais les renards, les fouines, les martres, les blaireaux surtout, font encore du mal à nos cultivateurs. Dans la commune des Plans, en 1890, un seul chien tua 14 blaireaux. Pour chacune de ces bêtes tuées ou prises au piège, la commune de Lodève accorde une prime de 2 francs.

Tandis que, dans notre arrondissement, le nombre des animaux sauvages va diminuant de plus en plus, les animaux domestiques y deviennent chaque jour plus nombreux. Cet accroissement est dû à la tendance qu'ont les populations à se nourrir de mieux en mieux.

A Lodève, aujourd'hui, presque tout le monde consomme journellement blé, viandes, vin, fruits, légumes, lait, miel.

La plupart de ces aliments provenant des environs immédiats, leur consommation a nécessité dans la contrée l'élevage ou l'emploi de bestiaux, de volailles, de lapins, d'abeilles, de bêtes de labour, de somme ou de trait. D'autant plus que nos cultivateurs écoulent beaucoup de leurs produits au dehors, par chemin de fer, et que même les plus pauvres ne sortent guère de leur village sans se faire transporter par quelque cheval, mulet ou âne.

Si les chiffres que la Préfecture a bien voulu nous fournir sont exacts, notre arrondissement, de 1885 à 1891 (année moyenne), aurait possédé 5,000 animaux d'écurie (chevaux, mulets, ânes), 1,100 animaux de race bovine, 92,000 de race ovine, 400 chèvres, 3,000 porcs ; dans l'ensemble du département de l'Hérault, on avait compté sept fois plus d'animaux d'écurie, neuf fois plus de bœufs, de vaches, etc., quatre fois plus de brebis, quatre fois plus de chèvres, douze fois plus de porcs.

Dans ce même département, on aurait eu alors, année moyenne, 150,000 hectolitres de lait, valant 30 francs l'hectolitre ; 9,600 quintaux métriques de laine, au prix de 108 francs le quintal ; 22,500 kilog. de miel, valant 1 fr. 30 le kilog. Notre arrondissement aurait produit cinq fois moins de lait, deux fois moins de laine et deux fois moins de miel : les prix de chacun de ces produits y auraient été à peu près les mêmes que dans le reste de l'Hérault.

CHAPITRE III

CLIMAT

Lodève possède un climat de demi-montagne, en partie méditerranéen, en partie cévenol. La belle saison commence au milieu du mois de mai, pour se terminer vers la fin de novembre ; même durant la saison dite mauvaise, on y observe un certain nombre de journées on ne peut plus agréables.

L'hiver (décembre, janvier, février) est froid et humide dans notre ville et ses environs immédiats. On y compte 76 jours de vent sur un total annuel de 245 ; plus du quart de la quantité de pluie qui y tombe annuellement (0^{m},288 sur 1 mèt.); des chutes de neige assez répétées et d'assez longue durée sur les hauteurs avoisinantes ; des températures allant ordinairement de — 4° cent. à + 19° et donnant comme moyenne + 6°. Les froids extrêmes vont de — 5° à — 10°. Dans une même journée, la température varie souvent d'une manière assez prononcée. Ainsi, après s'être élevée de zéro à + 15°, 16° et même 19° entre sept heures du matin et une heure de l'après-midi, elle redescend à + 4°, à 3° ou à 2° vers quatre ou cinq heures du soir. Cependant ces variations sont moins sensibles qu'à Montpellier.

Le printemps (mars, avril, mai) est essentiellement venteux, variable, humide. On a 74 jours de vent, 0^{m},28 de pluie et même quelques neiges et gelées. L'écart thermométrique est moins grand qu'en hiver dans une même journée, mais plus accusé dans le cours de la saison (de — 1 à + 29°). La moyenne est de + 13°.

L'été (juin, juillet, août) est chaud et très sec. Les températures de 32°, 33°, et même 35° sont assez communes. Les vents soufflent fréquemment du sud, du sud-est et sont souvent modérés, chauds, désagréables. De temps à autre pourtant, à la suite d'orages ayant éclaté sur le massif central, le vent du nord-ouest vient rafraîchir l'atmosphère pendant une journée ou deux. On voit alors le mercure du thermomètre se contracter de 30° à 18° et même à 15°.

En automne (septembre, octobre, novembre), d'ordinaire, humidités constantes pendant la nuit; chaleurs et orages en septembre et octobre. Les quantités d'eau pluviale représentent parfois plus du tiers du total annuel.

L'écart thermométrique, durant les trois mois, est le même que celui du printemps; mais, dans la même journée, la régularité de température est frappante. Les gelées n'arrivent guère qu'après l'été de la Saint-Martin (fin novembre); elles sont rares et de courte durée. Il n'y a presque pas de vents forts, en automne, à Lodève: les transitions s'y opèrent alors d'une manière lente, presque insensible. Il n'est pas rare d'y jouir, pendant des semaines entières, d'un beau soleil, d'un vent faible et tiède, d'une température ne variant que de 12° à 20°. C'est dommage que les nuits et les matinées soient souvent brumeuses.

Parmi les intempéries ayant sévi à Lodève et aux environs, il en est un certain nombre que nous avons pu relever en parcourant les archives communales, à partir de 1422 jusqu'à la fin du XVIIIe siècle. Nous allons résumer ce relevé de la manière suivante:

I. — Très fortes pluies, crues et débordements de rivières

Le 23 août 1422, une inondation emporta le pont de la Lergue et une partie des murailles de la ville. Elle causa dans le pays une famine assez forte pour forcer à l'émigration une multitude de personnes.

Le 28 octobre 1628, un grand déluge d'eau fit dans la ville et les faubourgs un dommage qui ne se put estimer, ni dénombrer.

Fin septembre 1633, une autre crue causa presque autant de dégâts au pont de la Lergue et aux remparts.

Durant les premiers jours de septembre 1637, le pont du Puech fut emporté par les eaux.

Le 25 août 1638, la Lergue, grossie démesurément, démolit le mur de soutènement qui reliait la tour des Cottes à la porte principale de la ville.

En décembre 1647, la Soulondre emporta une partie du pont de Montifort.

Les 4 et 5 septembre 1665, la même rivière changea son lit dans les fossés des remparts, après avoir commis maints dégâts.

En novembre 1672 et 1684, la Soulondre déborda et fit écrouler quelques pans des murs du quai et du pont du Bârry.

En octobre 1723, la Lergue, vers le gouffre de l'Apothicaire, fut assez forte pour démolir des murs de soutènement très épais.

Les crues de juin et d'août 1735 firent périr trois personnes et entraînèrent la perte de beaucoup de marchandises, draps, etc., etc.

Grandes pertes matérielles en 1738, 1739, 1741, 1743, 1745, 1749, 1759, 1760, 1761, 1766.

En novembre 1767, des foulons et des moulins à blé furent emportés, la canalisation des eaux communales fut rompue, les chemins ruraux devinrent impraticables, le mur de défense du faubourg Montbrun s'écroula sur une longueur de 21 toises.

Les dégâts causés par les crues de septembre et d'octobre 1779 furent évalués à quarante mille livres.

Le 16 décembre 1795, inondation de tout le faubourg Alban.

Le 19 avril 1797, dégâts considérables causés par la Lergue sur une longueur de 7 kilomètres, à partir du pont de Formis, jusqu'au tènement des Valz.

II. — Chutes de foudre

Nous n'avons aucun document ancien qui se rapporte à ces chutes.

III. — Chutes de grêle

Celles-ci occasionnèrent des pertes considérables en 1723, 1727, 1734, 1740. Les orages de ces deux dernières années durèrent chacun une douzaine d'heures.

IV. — Fortes gelées et chutes de neige

Les 7 et 8 février 1471, la neige tomba pendant trente heures et forma une couche de six pans ($1^m,50$) dans l'intérieur même de la ville.

Les hivers de 1522 et 1523 furent très rudes.

En janvier 1571, les arbres fruitiers ne purent résister au froid. La neige tomba abondamment.

Pendant l'hiver de 1709, la misère causée par le froid fut des plus grandes : personne ne pouvait travailler ; le pain le plus mauvais était hors de prix.

Les gelées de novembre 1740 détruisirent toutes les olives et les semences en terre.

Il en fut de même en 1748, 1749, 1753. Ce dernier hiver dura jusqu'en mai.

Ceux de 1755, de 1763, de 1765, de 1766, furent aussi très rudes et très prolongés.

En 1768, les arbres fruitiers et la vigne souffrirent beaucoup.

La plupart des oliviers ne résistèrent point aux gelées de 1789, 1792, 1793, 1795.

V. — Sécheresses et chaleurs excessives

Pendant le XVIIIe siècle, on compte seize périodes de sécheresse, dont beaucoup coïncident avec des chaleurs intenses. Les plus persistantes, les plus désastreuses furent celles de 1717, 1723, 1734, 1739, 1741, 1745, 1753, 1757, 1787, 1797.

VI. — Vents violents

Le 13 octobre 1537, un orage épouvantable de pluie et surtout de vent désola toute la contrée.

Des vents extrêmement violents sont signalés en 1742, 1758, 1761, 1768.

VII. — Brouillards

Les récoltes furent perdues ou compromises par des brouillards épais et persistants, en 1739, 1740, 1743, 1747, 1749, 1752, 1756, 1763.

Certaines des intempéries signalées ci-dessus produisirent une si affreuse misère, que le Conseil de ville ne put s'empêcher de faire des distributions soit de denrées, soit de numéraire provenant des tailles communales. Le Conseil fut parfois aidé par l'Assemblée diocésaine, les États de Languedoc et même le roi. Les dons royaux étaient constitués avec une partie plus ou moins grande des impôts dus par les Lodévois au roi et dont celui-ci faisait abandon.

Voici quelques-uns de ces dons :

1,277 livres 8 sous 4 deniers laissés par Louis XIV, durant le rude hiver de 1709.

1,100 livres abandonnées huit ans après par le Régent, au profit des victimes d'une très longue sécheresse.

1,358 livres 6 sous 5 deniers laissés également par le Régent, en 1723, pour le même fléau.

900 livres auxquelles Louis XV renonça, un peu plus tard, en faveur des victimes de la grêle.

1,450 livres abandonnées par le même monarque, en 1750, pour les cultivateurs ayant souffert des inondations de 1749.

A ces dons, ajoutons les 3,000 livres auxquelles renonça l'assiette diocésaine, en 1769, au profit de la « commune, trop éprouvée ».

Les archives communales se rapportant au XIXme siècle ne disent à peu près rien des intempéries ayant eu lieu dans le Lodévois durant cette longue période. Toutefois, les journaux locaux, l'*Écho* en particulier, nous ont fourni les indications que nous résumons ainsi qu'il suit :

I. — Très fortes pluies, crues et débordements des rivières

Pendant les années 1817, 1818, 1819, 1820, 1821, 1825, en hiver, et surtout fin septembre, des orages d'une extrême violence causent des dommages considérables dans la contrée. Celui du 20 septembre 1817 occasionna une crue de la Lergue, qui fut assez forte pour entraîner la démolition du mur de soutènement du Chemin-Neuf.

Le 12 décembre 1841, une forte crue de la Lergue occasionna des dégâts importants, surtout à Soubès.

Le 18 juin 1844, les récoltes des environs furent presque anéanties par les pluies.

Fin novembre 1846, des pluies torrentielles effondrèrent une grande partie de la route Lodève Bédarieux.

De 1848 à 1852 (mai, juin, juillet), les récoltes eurent à souffrir beaucoup de la pluie.

Fin janvier 1853, la circulation avait été rendue impossible en ville par la même cause.

De 1855 à 1863 (janvier, février, mars et octobre), des pluies diluviennes causent beaucoup de dégâts aux environs et surtout dans la partie inférieure de la vallée de la Lergue.

De 1865 à 1871 (en septembre et octobre), les communes des Plans, du Puech, de Clermont et de Paulhan, furent tout particulièrement dévastées.

En 1873, 1874, 1875, 1876, des pluies torrentielles endommagèrent les récoltes, surtout pendant les mois d'avril, de juin et d'août.

Le 11 septembre 1880, deux sœurs furent noyées, à quelques pas de la ville, par les eaux d'un ruisseau dit de Belbezet, presque toujours à sec. L'orage du 13 août 1890 fut désastreux pour toute la contrée ; c'est le dernier qui mérite d'être signalé.

II. — Chutes de foudre

En 1841, 1844 et 1846 (juin et août), le tonnerre commet des dégâts sur plusieurs points de la ville et, en particulier, sur la tour des Cottes.

Le 29 janvier 1853, grondements continus pendant vingt-quatre heures, mais aucune chute de foudre.

Le 23 octobre 1858, quatre femmes furent foudroyées sur le même point, à Montifort.

Le 15 août 1861, la foudre éclate sur dix points de la ville et tue une femme dans le même quartier.

En 1863 et 1871, très fortes décharges électriques aux mois de septembre et d'octobre.

Le 26 août 1873, trois mules furent tuées. Le 3 novembre de la même année, le chœur de la cathédrale fut foudroyé et l'archiprêtre, qui officiait, fut atteint sérieusement.

Le 14 octobre 1876, dégâts matériels dans la caserne provisoire Ménard.

Le 7 septembre 1887, un homme est tué à l'Escalette.

Le 12 mai 1889, quelques dégâts matériels.

Depuis lors, rien de saillant à signaler sur ce sujet.

III. — Chutes de grêle

En 1844 et 1846 (juin et août), grêlons énormes et nombreux qui occasionnent dans la contrée des pertes de récoltes, surtout à Soumont et à Soubès.

Les 27, 28 et 29 janvier 1853, très forte grêle qui, heureusement, ne causa aucun dégât.

Le 4 juillet 1856, à Soumont et à Parlatges, les récoltes furent compromises.

Le 23 octobre 1858, la couche de grêle en ville avait une épaisseur de $0^m,20$.

Le mois de mai des années 1861, 1862 et 1867 fut désastreux pour les cultivateurs du Lodévois.

Le 23 juin 1868, à Clermont-l'Hérault seulement, le chiffre des pertes par la grêle atteignit quatre millions de francs.

En juin, juillet et août 1873, 1874, 1878, chutes de grêle assez fortes.

En 1890, 1891, 1892 et 1893, on signala beaucoup de pertes dans les environs, surtout pendant l'année 1892, qui eut cinq chutes très fortes de grêle (13 mars, 14 avril, 4 mai, 16 juin, 12 août).

En 1895, 1896 et 1897, les communes de Villecun-Olmet, Le Puech, Soumont, ont été particulièrement dévastées au printemps et en été.

IV. — Chutes abondantes de neige

La neige est signalée presque chaque année, excepté pendant les périodes 1841-1846, 1855-1863 ; mais elle n'a été abondante et de longue durée que sur les hauteurs environnantes. Cependant en 1853, 1864 et 1876, la circulation fut rendue difficile, pendant plusieurs jours, à cause d'une couche de neige qui atteignit $0^{m},60$.

V. — Fortes gelées

Le thermomètre a rarement marqué de 5 à 10 degrés au-dessous de zéro. Du reste, ces basses températures ne se sont pas maintenues longtemps (de 2 à 10 jours, fin janvier, voilà tout). Les froids exceptionnels à signaler sont ceux des années 1819, 1829, 1849, 1853, 1857, 1870, 1871, 1873, 1878, 1887, 1888, 1889, 1891, 1893. Fait remarquable : au cœur des étés 1871 et 1888, le thermomètre descendit un moment au-dessous de zéro.

VI. — Chaleurs intenses

La température n'a atteint 38 ou 40 degrés qu'exceptionnellement et pendant peu de jours. Cela s'est vu en 1821, en 1843, en 1857, en 1861, en 1870, en 1871, en 1873, en 1883, en 1884, en 1892 et en 1893. Pendant cette dernière année, une chaleur régulière dura de mars à oc obre (25 à 38 degrés centigrades). Commencement septembre, nos coteaux les plus élevés étaient vendangés.

VII. — Sécheresses prolongées.

Les sécheresses sont assez communes (treize en soixante ans). Signalons celles de 1835, 1841, 1847, 1852, 1855, 1857,

1864, 1868, 1877-1878, 1881-1882, 1892-1893. Elles ont duré de trois à six mois et ont causé les plus grands dommages aux récoltes. Durant la dernière, les fourrages étaient devenus d'un prix tellement exorbitant qu'on préférait acheter des grains.

VIII. — Grands vents.

Les vents, surtout celui du nord-ouest, sont fréquents dans notre vallée. Ils ont été d'une violence exceptionnelle en juin 1844, en avril 1855, en mai 1858, en septembre 1860, en mai 1861, en novembre 1862, en mars 1865 et 1869, en janvier 1879, en décembre 1880, en octobre 1881, en janvier 1883, en mai 1885, en juin 1886, en janvier 1888, en mars 1889, en juin 1890 et 1891, en janvier 1893. Tous ont été désastreux pour les récoltes. Ceux de 1869 et de 1893 ont causé la mort à deux personnes.

A cette énumération de phénomènes atmosphériques, ajoutons les brouillards intenses de 1879 et de 1887 et la secousse de tremblement de terre ressentie dans la nuit du 19 au 20 juillet 1854.

L'exposé succinct qui précède ne saurait être (faute d'observatoire) ni complet, ni précis. Il y manque, le plus souvent, la quantité de pluie tombée, le chiffre des pertes par grêle, pluie, vent, foudre ; la durée, la direction des vents violents, l'épaisseur de la couche de neige tombée, la durée et le degré des froids et des chauds excessifs. Cependant, il nous a paru suffisant pour donner une idée approximative de la caractéristique de notre ville et de ses alentours immédiats.

Nous donnons, ci-dessous, un tableau d'observations météorologiques prises à Lodève par M. le docteur Savy père, au commencement du siècle. Ce tableau, nous l'avons reproduit après avoir transformé les degrés Réaumur en degrés centigrades et les pouces ou lignes en millimètres. Il est regrettable que l'auteur n'ait point fait connaître pendant quels mois de l'année il a observé les minima ou les maxima de température ou de pression barométrique.

ANNÉES d'observation	PRESSION ATMOSPHÉRIQUE			TEMPÉRATURES		
	MAXIMA	MINIMA	MOYENNES	MAXIMA au-dessus de zéro	MINIMA au-dessous de zéro	MOYENNES au-dessus de zéro
1806	768,4	738,3	753,2	30,00	0,10	14,95
1807	768,3	740,8	754,3	35,62	2,50	16,56
1808	771,7	744,0	758,2	35,62	4,40	15,61
1809	771,8	747,0	759,4	27,50	1,25	13,12
1810	773,0	749,0	761,0	27,63	6,25	10,69
1811	769,5	744,7	757,0	31,87	7,50	12,18
1812	771,8	742,3	757,0	31,87	5,00	13,44
1813	771,7	749,8	760,7	30,00	1,87	14,06
1814	769,5	742,0	756,0	32,62	5,00	13,81
1815	771,7	733,0	752,6	30,00	7,50	11,25
1816	771,8	744,0	758,2	26,25	6,25	10,00
1817	773,0	747,0	760,0	30,00	1,87	14,06
Année moyenne	771,0	743,49	757,3	30,75	4,12	13,31

Après ce résumé historique, examinons, avec quelques détails, chacune des intempéries signalées plus haut.

Comme le bassin du Vidourle, comme la plupart des bassins du département de l'Hérault, celui de la Lergue (on l'a vu plus haut) se trouve exposé à des pluies abondantes, souvent torrentielles, ainsi qu'à des sécheresses répétées, parfois très longues.

Pendant la session tenue à Montpellier, en octobre 1868, par la Société géologique de France, plusieurs savants firent un exposé très intéressant du régime des eaux dans le département de l'Hérault. Voici quelques-unes de leurs propositions :

« Notre département a des pluies abondantes, mais très rares et de courte durée, de juin à septembre. Elles y tombent surtout de septembre à novembre, ainsi que de février à mai ;

celles de cette dernière période sont les moins abondantes.

» Les crues font irruption dans le lit de nos rivières avec une rapidité et une violence dont on ne peut se faire une idée dans la région nord de la France. »

Cette dernière proposition est largement justifiée par une foule d'observations, telles que les suivantes:

A Villeneuvette, le 1er et le 2 octobre 1865, M. Jules Maistre vit, en vingt-six heures, tomber 578 millimètres de pluie, c'est-à-dire une quantité presque égale à celle qu'on observe à Paris dans le cours d'une année moyenne.

Trois ans après, en octobre aussi, d'après Charles Martins, directeur du Jardin des Plantes de Montpellier, 350 millimètres d'eau pluviale tombèrent à Saint-Maurice, en dix-neuf heures seulement.

Le déboisement presque complet du plateau de l'Escandolgue et celui du Larzac sont considérés comme ayant rendu les pluies moins fréquentes dans la contrée. Ainsi, dans la commune de Lodève, un moulin et une tannerie fonctionnaient autrefois avec régularité sur les bords même de ce ruisseau de Pétôous, qui est, à présent, presque toujours à sec. Non loin de notre gare, un ruisseau, désigné dans les archives sous le nom de Barquoûsa, offrait alors constamment des eaux courantes dans son lit: actuellement, il est tout à fait tari.

Dans une savante conférence faite le 14 mars 1891, à l'Association française pour l'avancement des sciences, M. Demontzey, conservateur des forêts, s'exprimait ainsi: « Les Cévennes sont de véritables nœuds hydrologiques, qui jalonnent la grande ligne générale de partage des eaux entre l'Océan et la Méditerranée. Les pluies s'y manifestent sous forme d'averses diluviennes, dont on n'a pas idée ailleurs. C'est ordinairement en automne qu'ont lieu ces formidables chutes d'eau; et à cette époque, ces montagnes peu élevées ne peuvent, comme les Alpes ou les Pyrénées, emmagasiner, sous forme de glaciers ou de neiges, une partie des eaux pluviales.....

» La dénudation absolue des sommets et des bassins supérieurs est la caractéristique de la région cévenole.....

» On devrait procéder à une longue série de petits travaux de correction, alliés à la création de forêts importantes, vers les origines des innombrables rivières qui en descendent. »

Ce vœu se réalise un peu chaque jour. Il y a lieu d'espérer que, dans un avenir prochain, ces travaux feront obstacle à la diminution des débits qui se produit dans la plupart des sources du pays lodévois.

Lodève, Le Caylar, Agde, se trouvent sur la même longitude, mais à des altitudes très différentes. Tels sont les motifs qui nous ont décidé à constituer le tableau inséré ci-après.

L'examen de ce tableau montre : 1° des quantités d'eaux pluviales et des nombres de jours pluvieux variant beaucoup d'une année à l'autre, et surtout de tel ou tel mois d'une année donnée au mois correspondant d'une année autre que celle-là ; 2° des années sèches en toute saison, dans la proportion de un tiers ; 3° des étés presque chaque année beaucoup plus secs que les autres saisons ; 4° des quantité de pluie qui toujours sont en rapport direct avec les altitudes des lieux où elles ont été observées.

L'influence de l'altitude se fait moins sentir si l'on ne considère que les nombres des jours pluvieux. Ainsi, à Lodève, il pleut deux fois plus qu'à Agde ; cependant, en cette dernière localité, on a compté annuellement cinquante jours de pluie, tandis qu'on n'en a trouvé que soixante-quinze à Lodève.

Une pareille différence ne proviendrait-elle pas, en partie du moins, de ce que le terme « jour de pluie » n'a pas pour l'observateur de Lodève la même signification que pour celui d'Agde ?

L'on sait, en effet, que la quantité de pluie tombée sur un point n'est nullement proportionnelle au nombre des jours de chute. A Paris, par exemple, la quantité moyenne annuelle de pluie est parfois plus faible que celle qui peut tomber à Lodève, en dix et même cinq journées; et cependant, dans la capitale, le nombre annuel des jours pluvieux est deux fois plus élevé que dans notre ville.

Sous le rapport du régime des pluies, la différence entre notre région et le nord de la France a fixé l'attention des météorologistes, depuis surtout que mon ami Charles Martins a publié ses judicieuses observations.

Il est fâcheux que des hommes en mesure de proposer un plan d'observations n'aient pas fourni une définition classique du terme « jour de pluie. »

Le Bulletin météorologique de l'Hérault, utilisé par nous, est muet à ce sujet.

D'après M. Vernet, conducteur des ponts et chaussées à Lodève, les pluviomètres dont on se sert dans son administration sont examinés seulement une fois par jour, à six heures du soir, par un cantonnier.

Cet employé n'inscrit un jour de pluie que quand le pluviomètre indique au moins un millimètre de liquide. Lorsque la pluie tombée est en quantité insignifiante, elle est reversée dans l'appareil et s'ajoute à celle des jours suivants, quand elle ne s'évapore pas.

Pour son tableau des vents et des pluies en 1882 et 1883, M. Augustin Pierrejean, actuellement instituteur à Lodève, a compté comme jours pluvieux tous ceux pendant lesquels il a plu pendant une heure au moins.

La différence des quantités de pluie entre les parties basses et les parties élevées d'une même région est très visible quand on examine le tableau suivant :

TABLEAU DES OBSERVA

PRISES A LODÈVE, AU CAYLAR ET A AGDE,

PENDANT LA PÉRIODE BI-

ANNÉES pendant lesquelles ont eu lieu les observations	**LODÈVE** (174 mètres d'altitude au pluviomètre)										**LE CAYLAR**			
	HIVER		PRINTEMPS		ÉTÉ		AUTOMNE		ANNÉE ENTIÈRE		HIVER		PRINTEMPS	
	Quantités de pluie exprimées en millimètres	NOMBRE de jours de pluie	Quantités de pluie exprimées en millimètres	NOMBRE de jours de pluie	Quantités de pluie exprimées en millimètres	NOMBRE de jours de pluie	Quantités de pluie exprimées en millimètres	NOMBRE de jours de pluie	Quantités de pluie exprimées en millimètres	NOMBRE de jours de pluie	Quantités de pluie exprimées en millimètres	NOMBRE de jours de pluie	Quantités de pluie exprimées en millimètres	NOMBRE de jours de pluie
1873	261	26	228	25	221	21	202	21	912	93	443	29	414	32
1874	286	28	132	7	259	16	489	26	1166	77	280	36	189	19
1875	214	17	239	20	297	22	620	27	1370	86	406	29	207	21
1876	244	27	271	30	249	13	329	22	1093	92	418	35	405	39
1877	255	26	155	7	220	12	102	16	732	61	350	34	356	41
1878	114	18	259	31	123	16	212	15	708	80	141	22	313	34
1879	428	34	422	25	50	7	331	23	1231	89	562	39	545	42
1880	109	8	336	20	295	16	199	15	939	59	150	15	360	31
1881	467	35	410	28	60	7	95	12	1032	82	516	46	429	31
1882	226	15	129	11	61	7	224	27	640	60	250	25	139	21
1883	513	15	352	20	137	14	111	18	1113	67	653	38	439	28
1884	282	28	315	23	73	5	243	19	913	75	343	31	384	31
1885	349	19	212	18	279	16	580	24	1420	77	615	38	257	26
1886	98	17	264	23	62	9	347	20	771	69	88	20	346	28
1887	192	19	316	13	155	18	174	19	837	69	214	35	285	33
1888	280	24	278	19	178	12	540	15	1256	70	246	33	251	32
1889	530	15	469	33	72	12	169	13	1240	73	537	18	380	39
1890	299	31	459	23	67	12	303	16	1128	82	343	30	479	29
1891	259	12	255	20	158	15	518	22	1190	69	200	13	360	44
1892	367	21	345	18	181	10	244	17	1137	66	356	26	289	20
ANNÉE MOYENNE	288	21,7	297	20,7	159	13	302	19,8	1046	75,2	355	31,1	341	30.7

IONS PLUVIOMÉTRIQUES

AR LE SERVICE DES PONTS ET CHAUSSÉES,

ÉCENNALE 1873-1892.

747 m. d'altitude au pluviomètre)						AGDE (9 mètres d'altitude au pluviomètre)									
ÉTÉ		AUTOMNE		ANNÉE ENTIÈRE		HIVER		PRINTEMPS		ÉTÉ		AUTOMNE		ANNÉE ENTIÈRE	
exprimées en millimètres	NOMBRE de jours de pluie	Quantités de pluie exprimées en millimètres	NOMBRE de jours de pluie	Quantités de pluie exprimées en millimètres	NOMBRE de jours de pluie	Quantités de pluie exprimées en millimètres	NOMBRE de jours de pluie	Quantités de pluie exprimées en millimètres	NOMBRE de jours de pluie	Quantités de pluie exprimées en millimètres	NOMBRE de jours de pluie	Quantités de pluie exprimées en millimètres	NOMBRE de jours de pluie	Quantités de pluie exprimées en millimètres	NOMBRE de jours de pluie
30	23	238	33	1225	117	PAS D'OBSERVATIONS PRISES									
47	18	541	40	1157	113										
30	21	720	36	1613	107	108	10	109	12	194	12	285	18	696	52
22	10	281	23	1326	107	118	15	142	18	60	9	150	14	470	56
37	21	180	22	1073	118	101	4	153	21	94	9	84	10	432	43
58	18	275	20	887	94	11	12	57	13	108	7	136	8	312	40
09	7	377	24	1593	112	265	24	200	21	42	4	148	16	655	65
02	31	188	20	1000	97	29	4	272	17	54	11	185	11	540	43
54	8	115	18	1114	106	263	28	79	17	15	4	100	8	437	57
95	13	369	47	853	106	190	14	35	8	61	5	65	13	351	40
57	17	225	40	1474	123	123	9	187	15	37	5	39	8	386	37
45	16	269	26	1141	104	128	13	173	16	41	7	121	14	463	50
04	21	565	33	1731	118	227	11	236	18	207	11	124	14	794	54
87	12	439	32	960	92	122	10	176	19	16	5	222	12	540	46
51	18	201	29	851	115	120	18	184	17	82	10	50	10	436	55
90	26	530	20	1318	111	237	21	114	10	90	5	241	11	682	47
66	12	205	21	1288	90	361	13	145	18	60	8	91	9	657	48
01	14	424	19	1347	92	314	21	256	20	37	6	128	9	735	46
86	15	708	22	1454	94	73	12	177	18	191	16	301	15	742	61
91	11	328	23	1164	80	299	14	208	16	134	10	155	13	796	53
71	16,6	359	27,4	1228	105,8	171	14	161	16,3	85	8	147	11,8	563	50,1

D'après des observations prises par M. Augustin Pierrejean, on verra dans le tableau suivant que, à Lodève, le vent a soufflé annuellement pendant 245 jours, de 1882 à 1884 inclusivement.

Cette ventilation si fréquente doit diminuer sensiblement l'insalubrité de notre vieille cité industrielle, d'autant plus que le vent prédominant est, ici, le vent purificateur et très fort du nord-ouest.

Les vents sud et sud-est ne sont pas souvent violents ; ils amènent les six vingtièmes du nombre annuel de jours de pluie et concourent à l'augmentation de l'humidité inhérente au fond de notre vallée ; quelques-uns d'entre eux, en été, sont essentiellement secs et chauds. Proviendraient ils des déserts africains ? Les agriculteurs les redoutent aux époques de la floraison des céréales ou des vignes.

Les vents d'est et d'est-nord-est, généralement frais et humides, se font sentir en toute saison ; ils amènent, quelquefois, la neige en hiver. La montagne abrupte de Soumont, au pied de laquelle est construit le long faubourg des Carmes, a une altitude de 340 mètres ; mais, à cause de ses cols, elle ne préserve guère cette partie de la ville des vents orientaux. D'ailleurs, ces vents-là sont arrêtés de l'autre côté de la vallée par l'Escandolgue, dont l'altitude varie de 750 à 500 mètres. Les nuages qu'ils apportent, retenus par cet obstacle, s'y résolvent, le plus souvent, en pluies froides et abondantes. Les vents d'est amènent dans la vallée au moins les quatre vingtièmes du nombre annuel des jours pluvieux. Il en est de même, à peu près, des vents occidentaux ou océaniens. Ceux-ci ne sont fréquents qu'au printemps. Ils ne soufflent jamais avec violence dans la vallée lodévoise, parce que cette vallée est protégée, à l'ouest, par la longue et haute chaîne montagneuse qui constitue un des prolongements sud-ouest du plateau central.

TABLEAU INDIQUANT POUR 1882, 1883, 1884 :

LES VENTS QUI ONT SOUFFLÉ DANS LA VALLÉE DE LODÈVE, LE NOMBRE MOYEN DES JOURS DE VENT, LE NOMBRE MOYEN ANNUEL DES JOURS DE PLUIE AMENÉS PAR CHAQUE VENT

(D'après des observations consignées chaque jour par Augustin PIERREJEAN, actuellement instituteur).

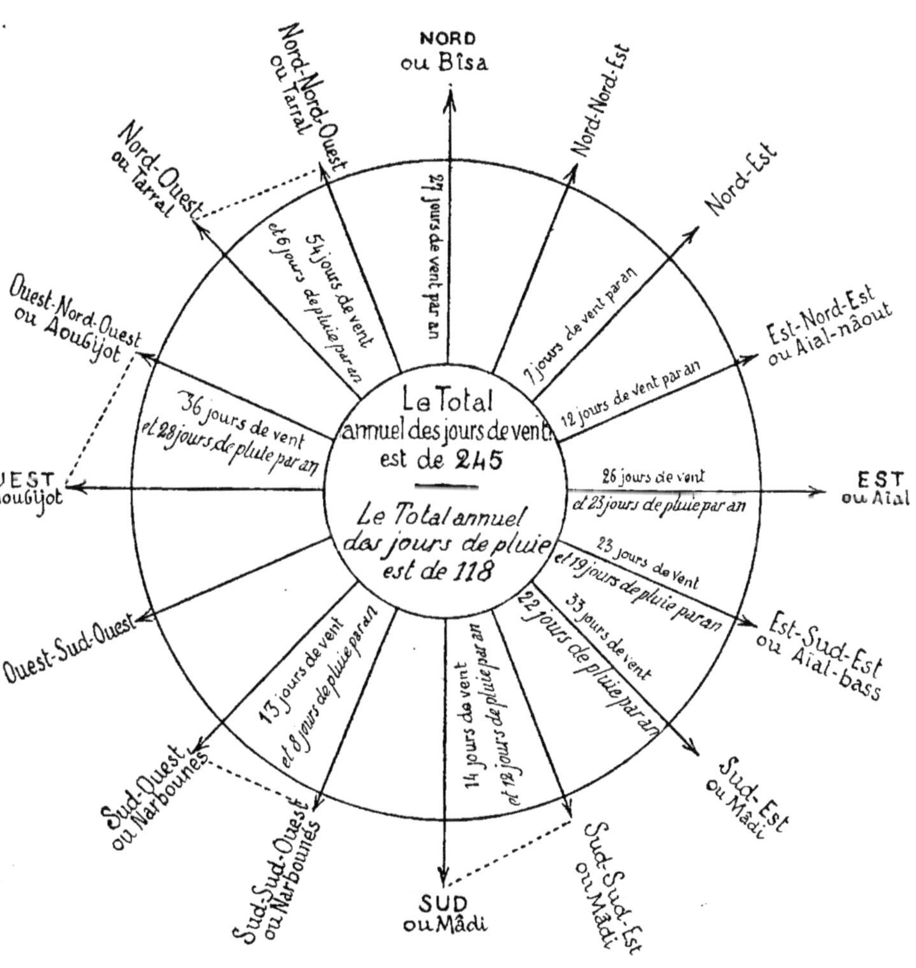

Le vent nord direct, peu fréquent, presque toujours faible et de durée fort courte, excepté en hiver, n'amène jamais la pluie. Le nord-est également.

La rareté et la faiblesse de ces vents sont, vraisemblablement, dues à l'abri formé par le haut et épais massif des Cévennes, au sud duquel Lodève se trouve. On est d'autant plus disposé à le croire que Montpellier (ville isolée comme on sait) a, chaque année, un très grand nombre de jours de vent nord et nord-est (98 sur un total annuel de 282).

Les vents sud-ouest, peu persistants, faibles, soufflent en moyenne treize jours par an; ils sont assez souvent la cause ou l'effet de pluies d'orages ou de chutes de grêle.

A Montpellier, pendant la même période, les vents nord-ouest, sud-est et sud ont été encore plus fréquents qu'à Lodève (117 sur une moyenne annuelle de 282).

Le petit observatoire inauguré, le 1er décembre 1888, dans la commune de Lodève et hors de cette ville, par M. Hubert Vitalis, n'existe plus depuis le 30 novembre 1893.

Il se trouvait à 1,200 mètres environ nord-nord-est de l'hôtel-de-ville, sur la rive gauche et très près de la Lergue, à une altitude de 178m,5, dans un abri double, à claire-voie, exposé au nord et en pleine campagne. Les observations, fournies avec la plus parfaite obligeance, ont été prises au moyen d'appareils Richard, enregistrant automatiquement et d'une manière continue les phénomènes.

Si on les compare avec celles qu'on a prises à la même époque dans l'intérieur de la ville, on constate des différences assez prononcées; mais, comme ces dernières ont été alors souvent interrompues, nous n'en tenons aucun compte.

Nous dirons simplement que M. H. Vitalis donne, en général, de plus faibles températures et de plus forts degrés hygrométriques. Ses maxima absolus de température varient, suivant les saisons, de 9° à 36° ; les minima absolus varient de — 15° au-dessous de zéro à + 17° au-dessus. Il n'a observé de grandes chaleurs que de la mi-juillet à la mi-août, et les grands froids que pendant les trois dernières semaines de janvier.

Ses températures moyennes sont : — 0,55° en hiver, + 10° 3 au printemps, + 23° 2 en été, + 16° en automne, soit + 12° 3 pour l'année moyenne ; elles représentent la moitié du total formé par les maxima absolus et les minima absolus.

Nous aurions préféré des moyennes obtenues en additionnant toutes les températures observées chaque jour durant toute une saison ou toute une année, et en divisant l'un et l'autre de ces totaux par le nombre de jours de la saison et de l'année. Mais M. Hubert Vitalis ne nous a pas fourni les éléments nécessaires pour ce mode de calcul.

Les plus fortes pressions atmosphériques (754 à 760) ont été observées au printemps ; les plus faibles (748 à 751) en automne. Pour l'année entière, le baromètre fournit le chiffre moyen de 751.

Tous ces chiffres paraîtront bien bas si on les compare à ceux qu'a fournis le docteur Savy père, pour Lodève, de 1806 à 1817.

Les degrés d'humidité relative varient de 648 à 800 et donnent une moyenne de 708 ; les plus élevés s'observent en hiver, les plus faibles en automne.

Le nombre moyen de jours de pluie est de 20 environ au printemps, de 14 en été, de 20 en automne, de 25 en hiver. Ces nombres se rapprochent assez de ceux qui nous ont été fournis, pour une époque antérieure, par le service hydraulique des ponts et chaussées. Sur 17 jours d'orage, observés annuellement, on en compte 9 en été et 6 en automne ; 2 de ces orages ont été accompagnés de grêle. La moyenne annuelle des chutes de neige est de 5, dont 4 en hiver.

TABLEAU RÉSUMANT DES OBSERVATIONS MÉTÉOROLOGIQUES

PRISES DU 1er DÉCEMBRE 1888 AU 30 NOVEMBRE 1893, A LODÈVE, PAR M. HUBERT VITALIS

INDICATION DE LA NATURE des observations	Du 1er décemb. 1888 au 30 nov. 1889				Du 1er décemb. 1889 au 30 nov. 1890				Du 1er décemb. 1890 au 30 nov. 1891				Du 1er décemb. 1891 au 30 nov. 1892				Du 1er décemb. 1892 au 30 nov. 1893				Du 1er décembre 1888 au 30 novembre 1893				Année entière moyenne
	Hiver	Printemps	Été	Automne	Hiver	Printemps	Été	Automne	Hiver	Printemps	Été	Automne	Hiver	Printemps	Été	Automne	Hiver	Printemps	Été	Automne	Hiver moyen	Printemps moyen	Été moyen	Automne moyen	
Temp. max. (absolu) centig.	10°5	23°	33°	29°5	11°4	24°4	35°8	32°	10°	22°	33°	30°	11°	24°2	34°	30°	8°9	25°	35°	32°	10°36	23°61	34°16	30°7	24°7
Temp. min. (absolu) centig.	— 5°8	— 1°5	14°3	1°4	— 12°8	— 4°	12°	— 3°	— 15°	— 3°5	17°	2°9	— 11·5	— 4°	9°5	3°5	— 9°	— 2°	12°	2°	—11°46	— 3°	12°96	1°36	0
Temp. moyen. (max. + min. : 2)	— 2°3	10°7	23°6	15°4	— 0 8	10°	23°	14°5	— 2·5	22°	25°	16°4	— 1°7	10°	21°7	16°7	0	11°5	23°	17°	— 0°55	10°32	23°26	16°	12°35
Pressions atmosphériques..	750	753	753	750	751	754	758	754	750	752	753	752	749	753	754	751	749	756	760	748	750	753,6	753	751	752
Humid. relat. moyenne......	780	690	686	649	747	656	707	681	748	742	762	651	728	800	747	648	720	700	682	670	740,6	717,6	717	660	708
Nombre de jours de pluie.........	24	25	21	24	26	23	10	27	21	17	14	19	23	14	13	17	29	23	14	17	24,6	20,4	14,4	20,8	80,2

Le tableau ci-dessus constitue notre meilleur document sur le climat de Lodève ; mais il est loin de nous faire connaître la caractéristique de ce climat. Il faudrait pour cela des observations météorologiques longtemps répétées, sans interruptions et avec des instruments irréprochables, maniés par des hommes tout à fait compétents.

Aussi, je suis plus que jamais partisan de la création, dans chaque canton, d'un observatoire confié à des hommes spéciaux et consciencieux, rétribués par l'État.

CHAPITRE IV

APERÇU HISTORIQUE

D'après l'*Itinerarium provinciarum* d'Antonin (138 à 161 ap. J.-C.), Lodève était comprise au nombre des huit centres de population existant dans la Gaule Narbonnaise et désignés sous le nom de *civitas*. Notre ville jouissait donc déjà du droit de cité sous les Romains. Plantavit de la Pauze, dans sa *Chronologia præsularum Lodovensium*, 1634, dit que Lodève eut des évêques à partir du quatrième siècle. Trois cents ans après, le diocèse de Lodève était compris parmi les huit qui formaient alors le duché de Septimanie, et un concile de Tolède lui assignait le sixième rang. En 533, selon Grégoire de Tours, une armée franke, conduite par Théodebert, petit-fils de Clovis, envahit le pays lodévois, occupé depuis plus d'un siècle par les Visigoths ; elle s'empara des places fortes de Lodève, de Dio et de Cabrières, mais elle n'y resta pas longtemps. Les vaincus reprirent bientôt leurs positions, qu'ils gardèrent jusqu'à l'arrivée des Sarrasins (premières années du huitième siècle). Ces derniers séjournèrent peu dans le pays.

Vers le milieu du même siècle, les Visigoths, d'accord avec les habitants, firent cession de ce territore à Pépin le Bref.

Jusque-là, le Lodévois n'avait pas eu trop à souffrir de ses maîtres successifs. Presque tous s'étaient montrés souvent pacifiques, tolérants, respectueux des libertés municipales, lesquelles étaient assez étendues et assez anciennes, puisque, d'après Pline, Lodève était une ville de droit latin.

Le pays n'eut pas, tant s'en faut, la même tranquillité sous ses évêques, surtout à partir du dixième siècle. A cette époque (épiscopat Fulcran), le comte de Montbrun, Odon (un des premiers seigneurs laïques de Lodève) (1), eut à soutenir contre l'évêque une lutte des plus acharnées et qui tourna à l'avantage de ce dernier. Au fond, il s'agissait de savoir entre les mains de qui passerait le pouvoir temporel.

Ces sortes de guerres civiles, qui se renouvelèrent dans la suite entre la municipalité et l'évêque, eurent toutes le même résultat. Il ne pouvait en être autrement: l'Église n'avait-elle pas de son côté instruction, habileté, persévérance et puissant appui de la royauté ou des populations aveugles? Souvent, d'ailleurs, elle était juge et partie.

Le gouvernement épiscopal ne dut pas toujours être favorable à nos ancêtres, puisque ceux ci, malgré leur placidité naturelle, furent à maintes reprises forcés de faire entendre des protestations énergiques, qui allèrent plusieurs fois jusqu'à la révolte.

Parmi les rébellions sanglantes des Lodévois, nous nous contenterons, dans ce rapide résumé, de citer celles de 1201 et de 1207, toutes deux provoquées par un évêque qui, après avoir porté atteinte aux libertés si anciennes et si étendues de la commune, refusait de s'engager par serment à respecter la nouvelle charte communale. Les seize principaux rebelles furent condamnés aux châtiments les plus durs : peine capitale, confiscation des biens, exil jusqu'à la quatrième génération.

(1) D'après les archives de Saint-Guilhem, le château fort de Montbrun ne datait que de Charlemagne.

Le prélat détesté s'appelait Pierre de Froter ou de Frotier. Il participa naturellement à la guerre contre les Albigeois ; et avec tant de zèle, que, en 1225, Louis VIII le récompensa en lui donnant le comté de Montbrun.

Les évêques, depuis lors soutenus par les rois, devinrent maîtres absolus. Lodève, malgré ses efforts, ne put obtenir cette commune qu'elle désirait tant et dont on jouissait ailleurs. La charte communale, même augmentée de la charte additionnelle de 1293, ne comportait qu'un minimum des droits jadis reconnus aux habitants.

« Trois cents ans après, dit Malte-Brun, quand la Réforme offrit aux peuples une nouvelle occasion de secouer le joug de l'Église, les Lodévois furent des premiers à manifester des opinions indépendantes. » Et, en effet, un bon noyau de protestants existait déjà à Lodève vers 1560 ; il était formé surtout par des bourgeois assez riches.

Au cours des guerres religieuses qui ensanglantèrent la France au seizième siècle, Lodève ne fut pas épargnée. En 1567, le dimanche 30 septembre, à l'heure de vêpres, quarante-trois protestants du Lodévois furent, d'après les chroniqueurs de la Réforme, massacrés traîtreusement dans le palais épiscopal, sur l'ordre de l'ex-évêque Claude Briçonnet. D'après les historiens catholiques, ces quarante-trois personnes auraient été exécutées, après jugement de la cour dudit Briçonnet, gouverneur du diocèse et agissant sur l'ordre du duc de Joyeuse. Six ans plus tard, les protestants du Rouergue, ayant pu s'emparer de Lodève, y exercèrent de terribles représailles (meurtres, pillages, destruction de monuments religieux et notamment de la cathédrale (1).

(1) La restauration, ou plutôt la reconstruction de ce dernier monument, commencée en 1594, ne fut achevée que vers le milieu du XVIIe siècle. Elle fut due surtout à l'activité infatigable de l'évêque Plantavit de la Pauze.

En 1632, à l'instigation de l'évêque Plantavit de la Pause, notre ville natale ouvrit ses portes à Gaston d'Orléans, ennemi de Richelieu et de Louis XIII.

La même année, en octobre, le roi, se trouvant à Montpellier, rendit une ordonnance aux termes de laquelle les remparts de Lodève et autres lieux devaient être rasés à bref délai par les soins des municipalités. Cette décision fut saluée avec enthousiasme par les Lodévois, qui s'étaient empressés de se remettre sous l'autorité royale : le mur d'enceinte qui allait disparaître faisait en effet de Lodève, depuis plusieurs siècles, une grande prison insalubre (1).

Au dix-huitième siècle, l'évêque de Lodève avait huit cents fiefs placés sous sa juridiction ou dépendant de sa mense épiscopale. Il en retirait un revenu annuel de cent mille livres, dont il se servait uniquement pour la satisfaction de ses besoins personnels.

Suivant des auteurs non suspects d'anticléricalisme, on voyait alors les évêques plus souvent à Paris qu'à Lodève. La *France pontificale* cite ces paroles de Fisquet : «... Quant à l'évêque Phélypeaux, il trouva son logement suffisant pour ses rares apparitions à Lodève. » Et cependant ce logement était tout à fait délabré, paraît-il. Le duc de Saint-Simon parle à peu près dans le même sens de la plupart des évêques du royaume.

Aussi, aucune dépense n'aurait-elle été faite en faveur des habitants du Lodévois, si ceux-ci ne s'étaient, imposé chaque année, des sacrifices en argent pour les travaux les plus nécessaires. Le nouveau palais épiscopal même (l'hôtel-de-ville actuel) ne put être édifié qu'au moyen d'impôts levés, bien entendu, exclusivement sur le peuple.

Les subsides royaux que la commune recevait de loin en

(1) Voir le chapitre : Description générale.

loin ne servaient qu'à remédier, en partie, à une calamité publique (inondation, peste, grêle). D'ailleurs, au fond, ces secours provenaient des impôts, puisqu'ils étaient constitués par la portion des tailles (portion bien minime) dont le roi voulait bien se désintéresser en faveur de telle ou telle localité, quand l'intendant d'une province lui signalait quelque besoin urgent de secours pécuniaires.

Le docteur Chassanis, qui, au siècle dernier, était médecin à Lodève, nous fait, en 1753, à titre de témoin, dans sa *Dissertation sur la maladie épidémique qui a régné à Lodève et dans plusieurs autres villes du royaume*, un exposé navrant de la misère dont souffraient alors notre ville et toute la province. Cette misère contrastait étrangement avec la richesse des évêques, du chapitre et des couvents, que le clergé lodévois avait contribué à fonder successivement autour de lui : Carmes, Cordeliers, Récollets, Ursulines.

Pour la mémorable époque qui suivit la Révolution de 1789, les documents sont rares et incomplets. Toutefois, on peut dire que le Lodévois avait embrassé avec ardeur des principes dont l'application devait rapidement le débarrasser de la domination parfois, si oppressive et toujours si coûteuse, de l'évêque ou des représentants du roi.

Là, comme dans le reste de la France, nombreux furent les volontaires qui répondirent à l'appel de la patrie en danger.

Notre ville natale gagna tout particulièrement à ce changement de régime, qui a substitué des municipalités élues librement à des administrations imposées trop souvent aux électeurs d'autrefois par le roi ou par l'évêque (1).

(1) Avant 1789, les actes des magistrats municipaux étaient nuls de plein droit pour peu qu'ils portassent atteinte aux droits de l'évêque.

Les améliorations considérables dont elle a profité depuis lors sont surtout relatives à l'instruction et à l'assistance publiques, à l'aération, à la propreté et à l'ensoleillement des rues, à la suppression de nombreux cimetières intérieurs, à l'extension graduelle des demeures urbaines vers la campagne, à l'éclairage public, à l'adduction d'eaux potables, à la construction de bons chemins, de vastes usines.

Nous terminons ici cet aperçu succinct, sans prétention d'érudition, de l'histoire générale de notre ville, nous réservant de revenir ultérieurement, s'il y a lieu, à l'occasion de chaque matière traitée, sur les conditions qui ont précédé l'état actuel.

CHAPITRE V

DESCRIPTION GÉNÉRALE

Par les magnifiques points de vue que l'on admire dans sa banlieue, par ses avenues ombragées, ses ponts, ses quais, ses belles promenades, enfin par ses boulevards, qui ont si avantageusement remplacé les fossés puants des anciens remparts, Lodève, aujourd'hui, pourrait être rangée parmi les localités agréables de notre Midi, si son intérieur était en rapport partout avec des dehors aussi gracieux. Malheureusement, c'est une des petites villes où l'on compte le plus d'impasses et culs-de-sac, le plus de rues étroites, tortueuses, peu ou point ensoleillées, mal pavées, sans égouts ; c'est aussi une de celles où se trouvent le plus grand nombre de logements ouvriers exigus, obscurs, sans latrines et sans fontaine de ménage.

Tous ces inconvénients, aggravés par l'indifférence de la police, sont, par bonheur, atténués : d'abord par les pluies torrentielles qui caractérisent en partie les climats du Bas-Languedoc, ensuite et surtout par les chasses énergiques de miasmes que, si fréquemment, opèrent les vents forts du nord-ouest, de l'est et du sud-est.

La ville de Lodève se compose, actuellement, de neuf parties distinctes ; nous les énumérons ci-après, par ordre d'ancienneté :

1° La ville proprement dite, située au centre de l'ensemble, dans le triangle que forment la base orientale du mont Grézac et la jonction des rivières Lergue et Soulondre;

2° Le faubourg Montbrun, au sud, entre la rive droite de la Soulondre inférieure et la crête du coteau rocheux sur laquelle les seigneurs laïques avaient, jadis, leur château fort;

3° Le très long faubourg des Carmes, à l'est, entre la montagne de Soumont et la rive gauche de la Lergue;

4° Le faubourg d'Alban, au sud-ouest, entre la rive gauche de la Soulondre et le boulevard de l'Hôpital;

5° Le faubourg Villeneuve, au nord, entre le boulevard de la Liberté (des Récollets), la Grande Place et la rive droite de la Lergue;

6° Le petit quartier des Caves, au sud, entre le boulevard de ce nom et la rive gauche de la Soulondre inférieure;

7° Le petit quartier de Montifort et des Tines, au sud-sud-ouest, entre la rive droite de la Soulondre et le flanc d'une des collines abruptes de Belbézé;

8° Le long et riche quartier qui, à l'ouest et au nord-ouest, s'étend de l'hôtel de ville au pont de Celles;

9° Le quartier militaire, à l'ouest, entre le flanc oriental du mont Grézac et les promenades du Parc et de l'Esplanade.

La ville proprement dite est réunie au long faubourg des Carmes par trois ponts élevés au-dessus de la Lergue: celui de Celles, au nord-est; celui de la Lergue, à l'est; celui de César-Vinas, au sud-est. Ce dernier doit son nom au citoyen généreux qui l'a fait bâtir, en 1878, de ses propres fonds.

Les faubourgs Montifort et Montbrun sont reliés à la ville proprement dite par trois autres ponts bâtis au-dessus de la Soulondre: celui de Montifort, au sud-ouest; celui du Bârry, au sud; enfin, celui qui est appelé pont de Fer et qui est dû à l'administration Jules Teisserenc.

Nous aurions voulu que la division, toute naturelle, établie ci-dessus pût être maintenue dans tout le cours du chapitre; mais, au point de vue de l'hygiène, il était absolument nécessaire d'opérer la division en dix quartiers qu'on verra plus loin.

Pendant une quinzaine de siècles (de l'époque gallo-romaine jusqu'à Richelieu), la ville proprement dite est restée entourée complètement par un mur haut de 10 mètres environ, large de $1^{m},25$, et renforcé, à chacune des huit portes, d'une grosse tour carrée, et d'une tour ronde à chacun des angles de l'enceinte. Celle de l'angle est et celle de l'angle ouest subsistent encore, ainsi que nous l'avons déjà dit.

Les huit portes étaient celles de Lergue, Mazel, Saint-Pierre, Bouquerie, Citadelle, Broussonnelle, Récollets, Cottes. Huit tronçons de voie publique portent encore ces noms.

Fort délabrés au onzième siècle, les remparts de la cité épiscopale, ou partie haute de la ville, furent réédifiés, de 1155 à 1169, par les évêques Pierre de Posquières et Gaucelin de Montpeyroux.

Deux siècles après, la guerre de Cent ans décida les habitants à agrandir l'enceinte, de manière à la rendre capable de protéger la totalité de la ville. Pour un travail aussi coûteux, les Lodévois demandèrent des secours pécuniaires à leur clergé; mais celui-ci fit longtemps la sourde oreille. Il ne céda qu'après avoir été contraint par les représentants de la royauté.

Un mur d'enceinte, à trois portes, entourait également le faubourg Montbrun; mais les trois autres faubourgs, de formation récente (quinzième et seizième siècles), en étaient tout à fait dépourvus.

Sur les fossés infects de l'ancien mur d'enceinte, entre la base de ce mur et l'une des deux rivières, le citoyen A. Vaillé, trois fois maire sous la Révolution et l'Empire, fit commencer le large boulevard qui, en certains endroits, sert aussi de digue ou de quai et qui porte les noms suivants : au nord, place du Jeu-de-Ballon ou de la République ; au nord-est, boulevard des Récollets ou de la Liberté ; à l'est, quai de la Tour ou de de Montalangue ; au sud-est, quai ou digue du Chemin-Neuf; au sud, boulevard des Caves et boulevard du Quai ; au sud-ouest, place et boulevard de la Bouquerie, puis boulevard de l'Hôpital ; à l'ouest, boulevard Saint-Fulcran ou du Collége ; au nord-ouest, d'abord rue de l'Esplanade ou rue du Quatre-Septembre, ensuite avenue de l'Esplanade ou des Casernes. Les parties sud-est et nord-ouest de ce boulevard circulaire sont dues à l'activité remarquable du maire Jules Teisserenc (1860-1870).

On peut, au point de vue de la forme, considérer le vieux Lodève comme un groupe très compact de maisons bâties sur une surface ellipsoïde, dont la longueur s'étend de l'ouest à l'est. Dans ce cas, les rues longitudinales seraient par ordre topographique, à partir du nord-nord-ouest : 1° celles du Parc, de Vieille-Commune, des Pénitents-Bleus ou Fleury (1) ; 2° celles de la Lergue, Grand'Rue, de l'Evêché ou de l'Hôtel-de-Ville ; 3° celles de la Citadelle, de Capiscolat, de l'Union, de la Cavalerie, de la Halle ou des Juifs, du Mazel, du Saint-Esprit ou des Jacobins ; 4° celles du Collége ou Martin-Lagarde, de Causse ou Garibaldi. Quant aux rues transversales, en voici l'énumération, en commençant par les plus occidentales : rues de Versailles ou du Vieux-Cimetière, des Frères ou des Prisons, de Saint-Sauveur ou de Châteaudun, de Broussonnelle, d'Alsace-Lorraine, des Bourneaux ; la

(1) Lorsqu'une partie de voie publique est désignée par deux noms, c'est le dernier qui est actuellement employé. Nous avons passé volontairement sous silence les rues peu importantes, les ruelles, les impasses et celles des places qui ne sont qu'un tronçon élargi de rue ou de boulevard ; nous ferons de même pour la voie publique des faubourgs.

longue et large rue de la République, qui relie les boulevards nord et sud et qui, avant les grands travaux ordonnés par les maires Jules Teisserenc et Pascal Hugounenq, formait trois rues étroites, infectes et tortueuses, appelées : au nord, rue Barrabone; au centre, rue du Puits; au sud, rue du Gazilier; les rues de l'Ecole Laïque ou Georges Fabre, de Rescol ou de la Fraternité, des Récollets ou Kléber, rue Neuve-des-Marchés, de la Porte-Saint-Pierre ou Baudin, des Ecoles, du Pourtalet, des Cottes ou de l'Indépendance, de la Triperie ou rue Basse, de l'Ancien-Collége.

Du faubourg Montbrun, on ne peut guère citer que la rue Montbrun et le quai Vinas, dû à Jules Teisserenc, maire et grand industriel.

L'important faubourg des Carmes est bâti des deux côtés d'une avenue, longue de 1,500 mètres, qui se dirige du nord au sud et qui porte actuellement les noms suivants : avenue des Platanes, de Fumel, de Denfert, de la Gare. Les principales rues qui y aboutissent sont celles de Fangouse, de la Broutarède, de Barthélemy-Luchaire, de Soumont.

Dans le faubourg Alban, il y a, comme rues importantes, celles d'Alban et du Colombier, qui s'étendent entre la Soulondres et le boulevard de l'Hôpital.

Le faubourg Villeneuve a trois rues : celles de Hoche, du Vingt-Quatre-Février et du Quatorze-Juillet, qui se suivent, de manière à n'en former qu'une. A cette suite de rues aboutissent celles de Sous-l'Aire ou des Girondins, du Gouffre-de-l'Apothicaire ou de la Convention, de la Poste ou de Voltaire.

Le quartier riche est traversé par une belle avenue, longue de 800 mètres. On y voit aussi, vers le sud, la rue de la Sous-Préfecture et nos deux superbes promenades : celle de l'Esplanade, créée en 1756, et celle du Parc, qui date du commencement de ce siècle. Cette dernière constituait le jardin de l'évêché avant la Révolution. Rangée parmi les biens nationaux à vendre, elle devint, en 1791, la propriété du citoyen Arson, homme instruit, généreux et intelligent, qui ne tarda pas à en faire don à la ville.

Le quartier militaire n'a pas de rues; l'avenue des Casernes, celles du Champ-de-Mars et de Saint-Affrique sont les seules parties de voie publique qui le desservent.

Nous disons ailleurs, incidemment, que, pendant six mois de l'année, le lit intra-urbain de nos deux rivières n'est qu'un égout à découvert. On ne saurait trop insister sur cette vérité. Les conditions si défavorables que présente ce lit concourent, en effet, à infecter l'air de la ville et à y produire une foule de maladies endémiques. On y remédierait en partie si l'on rétablissait la pente naturelle des rivières (suppression des barrages intérieurs) et si l'on canalisait l'eau de ces cours d'eau.

Dans l'ensemble de la ville, les eaux pluviales et autres peuvent s'écouler presque partout avec une grande facilité. Le degré de pente y est très rarement au-dessous de 15 millimètres par mètre, le plus souvent il est deux ou trois fois plus fort; il atteint même 70 et 80 millimètres en plusieurs endroits. Ces degrés de pente proviennent d'altitudes variant de 183 à 150 mètres; mais l'élévation du sol est ordinairement entre 170 et 160 mètres.

Les principales parties de la voie publique ont (comme les inclinaisons du terrain et celles des vallées de la Lergue et de la Soulondres) des directions qui permettent une bonne ventilation et un bon ensoleillement; elles se dirigent, en effet, ou du nord au sud, ou du nord-ouest au sud-est, ou de l'ouest à l'est.

Ainsi qu'on le verra dans la division en dix quartiers (Plan et descriptions), on compte dans notre ville: cinq avenues, deux promenades principales, cinq boulevards dont deux forment des quais, six ponts sur deux rivières, une douzaine de places, dont trois servent de lieu de marché, huit porches ou passages surmontés d'habitations, trente-deux impasses et culs-de-sac, soixante et onze rues et ruelles. Des détails à leur sujet seront donnés dans ladite division en quartiers.

La délibération du conseil politique de la commune (conseil municipal), en date du 15 mai 1436, est le plus ancien document que nous connaissions au sujet du pavage des principales rues de Lodève; par celle du 16 novembre 1555, les propriétaires étaient tenus de paver à leurs frais la partie de la voie publique longeant leurs demeures : le milieu de la rue restait à la charge de la communauté. Le 18 avril 1708, l'assemblée communale prescrivit : 1° le pavage des rues depuis la place Broussonnelle (Alsace-Lorraine) jusqu'à celle des Quatre-Jets; 2° celui du Pont-Vieux-du-Bârry et de la place du Faubourg-Montbrun. En 1752, on pava divers autres points de la ville et des faubourgs.

Actuellement la plupart de nos rues restent encore pavées avec des cailloux calcaires ou basaltiques roulés par les eaux de nos rivières. Les premiers (les plus communs) n'ont pas la cohésion nécessaire et sont de dimensions petites, de forme irrégulière et sans surfaces planes. Ils n'ont été suffisants qu'à l'époque où la ville était parcourue par des véhicules légers; avec le lourd camionnage actuel, ils ne présentent plus assez de résistance. Aussi rencontre-t-on souvent de nombreuses cavités sur la voie publique. Ces ornières offrent trois sortes d'inconvénients : elles servent de réceptacle aux ordures et aux eaux ménagères déversées nuit et jour; elles exposent les passants à des chutes dangereuses; de plus, la friabilité des matériaux est, suivant les saisons, une cause de boues ou de poussières irritantes.

Pour l'entretien du pavage, le conseil municipal, depuis le commencement du dix-huitième siècle, vote chacune année une somme qui est toujours des plus insuffisantes.

Le 13 décembre 1771, l'assemblée communale décida de faire apposer vingt lanternes à huile sur divers points de la cité ; deux ans après, on en plaça vingt autres. Cet éclairage resta longtemps irrégulier et défectueux ; il ne revenait qu'à 85 livres par mois. En 1845, cent reverbères éclairaient la ville et les faubourgs.

Dans les premiers jours de mars 1846, une usine à gaz fut établie à Lodève, grâce à l'initiative de l'excellent maire Barbot ; elle est située à quelques pas de la gare et ne présente rien de particulier. Actuellement, moyennant une subvention annuelle de 15,000 francs, elle fournit le gaz nécessaire à deux-cent quarante et un reverbères. Des projets relatifs à l'éclairage électrique ont été, en ces derniers temps, soumis à notre administration municipale ; cette question est très importante, non seulement au point de vue des finances de la commune et de quelques intérêts particuliers, mais, en outre, sous le rapport de l'action de ce mode d'éclairage sur la vue de ceux qui y seront soumis. Elle reste encore à l'étude.

Récemment, une commission de trois ingénieurs a trouvé insuffisant le débit de nos rivières, si l'on veut utiliser ce débit comme force produisant l'électricité. Mais il convient d'ajouter que ces hommes spéciaux ont opéré leurs jaugeages en plein été, c'est-à-dire au moment où la dépense en luminaire est à son minimum, comme le débit des sources.

Avant d'aborder l'étude des maisons lodévoises au point de vue hygiénique, il nous a paru utile de signaler ici quelques-uns des établissements publics qu'on remarque dans notre ville :

La cathédrale Saint-Fulcran, située à l'ouest et dans la partie la plus élevée et la plus salubre du vieux Lodève, doit venir en tête à cause de son ancienneté, de ses grandes dimensions, de ses admirables formes d'un beau style ogival, de ses fortifications extérieures, dont le clocher, élevé de

50 mètres, percé de meurtrières, et une tour à machicoulis restent encore comme témoins. Édifiée pendant le douzième ou le treizième siècle sur l'emplacement de l'église Saint-Genez, elle a dû, depuis, être souvent restaurée, par suite des ravages qu'y ont fait le temps ou les guerres religieuses. Actuellement (1897), on reconstruit en entier, sur le même modèle, la tourelle ronde nord-ouest et la tourelle carrée sud-est.

L'autre église paroissiale, celle de Saint-Pierre, fort ancienne aussi, occupait primitivement un emplacement qui est devenu le marché couvert actuel. C'était un bâtiment de forme banale, mesurant, à l'intérieur, 30 mètres de long, 9 mètres de large et 19 de hauteur; il était surmonté d'une tour carrée servant de clocher, le plein cintre y dominait. On l'a rebâti, vers le milieu du siècle (1858-1860), dans la partie la plus basse et la plus insalubre de la ville. Cette église, quoique belle et grande, est loin d'égaler la cathédrale ; c'est le plein cintre qui y domine ; elle est surmontée d'un dôme et d'un campanile peu élevés.

Les autres édifices religieux de Lodève (au nombre de sept), ne constituent chacun qu'une simple chapelle pour aumônier et sont assez bien situés au point de vue de la salubrité. Cinq d'entre eux servent à la fois au public et à des confréries ; la chapelle de l'ancien couvent des Carmes n'est depuis longtemps utilisée que comme entrepôt de chiffons.

Nous ignorons en quel endroit se trouvait la demeure des évêques qui ont précédé le cent huitième et le cent-neuvième, c'est-à-dire les deux derniers (M. de Souillac et M. de Fumel). Le dernier palais épiscopal fut construit aux frais de la ville, sous le gouvernement de ces deux prélats, vers le milieu du dix-huitième siècle ; il est attenant à la cathédrale, c'est-à-dire dans une situation des plus salubres. Classé en 1791, par la Constituante, parmi les biens nationaux, il fut acquis par la commune en 1809 et devint dès lors l'hôtel de ville. Ce vaste édifice, situé entre le Parc et la cathédrale, est utilisé pour les divers services publics que voici : 1° la mairie et ses dépendances (salle du conseil, salle des mariages, commissariat, etc., etc.), 2° la bibliothèque publique Georges-Fabre, dont nous avons déjà parlé et qui contient plus de sept mille volumes ; 3° la caserne de gendarmerie ; 4° les tribunaux de première instance, de simple police, de commerce, des prud'hommes. Avant la Révolution, l'hôtel de ville s'est trouvé d'abord dans la Grand'Rue, en face l'ancienne rue des Juifs (rue de la Halle), ensuite dans la rue Vieille-Commune, tout près de la place Broussonnelle.

La maison d'arrêt n'est séparée de la gendarmerie que par la place de la Citadelle et l'avenue du Champ-de-Mars. Cette prison a été construite en 1862, sous l'administration Jules Teisserenc ; située au sud du Parc, elle présente, comme l'hôtel de ville, les conditions hygiéniques les plus favorables.

Il n'en est pas de même, tant s'en faut, de l'hôpital-hospice. Cet établissement qui, au moyen âge, était situé près la porte de la Lergue, fut transféré, en 1703, au faubourg d'Alban, où il se trouve encore et où il a été considérablement agrandi en 1768, 1832, 1894, 1897. Nous en reparlerons avec détails, dans le chapitre Assistance publique et privée.

L'hôtel de la sous-préfecture date du second empire. C'est un édifice de fort belle apparence, assez grand, situé entre l'Esplanade et l'emplacement du vieux couvent des Cordeliers ; le service vicinal y est installé.

La grande et nouvelle caserne d'infanterie, qui occupe une surface de 25,000 mètres carrés, fut construite de 1875 à 1878, grâce aux efforts persévérants du maire et député Vitalis : elle se trouve à la campagne, à l'ouest du Parc, sur la partie la plus élevée d'une très grande cour à forte pente et ombragée ; son aspect est monumental. Quelques-unes de ses dépendances (ateliers d'armuriers, de tailleurs, de cordonniers, etc.) sont dans un grand bâtiment, appelé vieille caserne, qui fut édifié en 1828, sous l'administration Guillaume Rouaud, pour loger une garnison de deux ou trois cents hommes. Ce local a servi d'école publique de 1871 à 1880; il est situé entre la cathédrale et le collége communal.

Nous ne connaissons pas la date de la fondation de la grande Escolle, désignée aussi, dans les archives de Lodève, sous le nom de Collége. Vers 1549, on la trouve établie au fond d'une ruelle (aliénée depuis), qui aboutissait à la Grand'Rue, en face la rue Française (aujourd'hui rue Fraternité). A cette escolle, dirigée par deux professeurs le plus souvent laïques, succéda le collége des Doctrinaires, constitué par acte notarié, le 28 juin 1650; cette institution fut installée aux frais de la commnne, dans la rue de Lergue, sur l'emplacement actuel de l'église Saint-Pierre. Subventionnée largement par le conseil municipal, elle vécut assez prospère jusqu'en 1790; après la suppression des ordres religieux, les locaux furent occupés momentanément par des instituteurs primaires. En 1804, ces derniers cédèrent la place à une école secondaire, exclusivement administrée et entretenue par la ville. En 1819, le principal obtenait l'autorisation d'organiser un pensionnat à ses frais et sous sa responsabilité, dans des conditions qui existent encore. Au mois d'octobre 1843, les locaux de la rue de Lergue ayant été reconnus, par le maire Barbot, délabrés, insuffisants et situés dans un quartier insalubre, le collége fut transféré sur l'emplacement actuel, grand triangle dont les côtés bordent la rue Martin-Lagarde, la rue et la place de la Citadelle et le boulevard du Collége. Les bâtiments actuels se trouvent dans de bonnes conditions hygiéniques; la seule insalubrité qu'ils présentaient résultait de l'humidité des rez-de-chaussée, affectés aux classes; elle a disparu en 1893, grâce à de spacieuses constructions qui ont été faites alors et qui ont permis de transférer les élèves au premier étage. Cette importante amélioration est due, en grande partie, au maire d'alors, Pascal Hugounenq.

Il existe, à Lodève, huit autres établissements d'instruction: une école primaire publique de garçons, qui est installée entre la rue Cavalerie et la rue Georges-Fabre, dans le superbe monument bâti à cet effet, en 1880, aux frais du généreux César Vinas; une école primaire publique de filles, située entre la rue des Écoles et la rue du Mazel, dans des bâtiments exigus et insalubres; une école primaire congréganiste de garçons, qui se trouve presque à la campagne, entre la rue des Prisons et le boulevard de l'Hôpital, et qui fut donnée aux Frères des écoles chrétiennes par Guillaume Rouaud; une école primaire avec pensionnat, tenue par des sœurs de Nevers, dans la maison du cardinal Fleury, entre la rue Fleury et la rue de la République; deux écoles maternelles ou salles d'asile pour les deux sexes, subventionnées par la commune et que des sœurs de l'hospice dirigent (l'une est dans la rue des Écoles, l'autre est dans l'hospice même); deux écoles libres de filles (une aux Carmes, partie centrale, l'autre à la Grand'Rue, partie ouest). Les deux établissements d'instruction de la rue des Écoles sont les seuls qui laissent beaucoup à désirer sous le rapport de l'hygiène; lorsque nous nous occuperons de l'évacuation des immondices, de l'assistance publique, de la population, etc., nous reviendrons sur quelques-uns des établissements qui viennent d'être mentionnés.

Aucun document ne nous permet de fixer, même approximativement, le nombre des habitations qui se trouvaient à Lodève durant les premiers siècles de l'existence de cette ville: nous savons seulement qu'on y comptait 1,007 feux en 1302; le nombre des maisons s'élevait à 931 en 1789 et à 1,042 en 1797.

D'après le recensement de 1896, notre commune posséderait 1,085 maisons particulières, dont 1,029 pour la zone agglomérée, celle qui, délimitée par arrêté préfectoral en date du 25 janvier 1894, est représentée fidèlement par notre plan de Lodève.

Parmi ces dernières maisons, 59 offrent un jardin; 141 une cour; 135 une ou plusieurs fontaines; 150 un ou plusieurs water-closets ou lieux d'aisance avec cuvettes inodores. Il y en a 250 qui n'ont qu'une ou deux pièces par étage; elles ont généralement trois étages et leur hauteur varie de 11 à 14 mètres; même les plus anciennes laissent rarement à désirer au point de vue de la solidité. On ne peut pas en dire autant de leur salubrité. En effet, elles sont (surtout dans la partie centrale et les deux vieux faubourgs) trop souvent rapprochées les unes des autres, trop souvent mal tenues, trop souvent dépourvues de jardin, de cour, de fontaine privée, de lieu d'aisance inodore, d'un nombre suffisant de fenêtres et de cheminées; elles sont, enfin, trop souvent composées de logements exigus et appartenant chacun à un propriétaire différent: on y voit fréquemment, 2, 3, 4, 5, 6, jusqu'à 14 co-propriétaires passant par le même escalier.

Sur les 2626 logements existant à cette heure dans Lodève, il y en a 2362 qui, privés à la fois de cour, de jardin, de fontaine de ménage et de water-closet, peuvent être considérés comme des foyers d'infection, d'autant plus qu'un très grand nombre d'entre eux font partie de maisons ayant des dépôts permanents de matières fécales et urinaires (fosses fixes, lieux à la turque mal lavés, creux à fumier, pâtus, etc.), et que dans lesdites habitations sont logés beaucoup d'ouvriers ignorant les lois de l'hygiène, ou forcés de violer ces lois, par suite d'une misère extrême amenant insuffisance d'aliments, de vêtements, de linge, etc., etc.

Quel devait être le degré d'insalubrité de toutes ces demeures avant la démolition des remparts, avant la création des usines lodévoises si vastes, si aérées; avant le lavage quotidien de la plupart de nos rues, avant l'extension de la ville vers les avenues, avant l'atténuation si forte de la misère dans la classe ouvrière? C'est ce qu'on verra dans le chapitre Maladies (article consacré aux épidémies à Lodève, aux siècles derniers).

En 1894, un examen minutieux de 161 logements ouvriers, pris çà et là dans six des quartiers de Lodève et occupés par 498 personnes, nous a permis d'établir les relevés qui suivent :

Sur les 233 chambres à coucher qu'on y compte, 189 n'ont qu'une fenêtre; 16 en ont deux; 88 n'en ont aucune; 213 sont sans cheminée, 76 des 221 fenêtres sont exposées au nord; 28 au levant; 91 au sud; 26 au couchant. 68 chambres se trouvent au premier étage; 86 au deuxième étage; 70 au troisième; 8 au quatrième; une au cinquième. Le prix annuel du loyer est de 120 francs au maximum, de 20 francs au minimum, de 45 fr. 60 en moyenne. Abstraction faite du mobilier, chacun des habitants des locaux examinés dispose de 27 mètres cubes et demi d'air, au plus, de 7 mètres cubes au moins. La moyenne (14 m. c.) représente les deux tiers seulement de celle dont disposait toute personne hospitalisée à Lodève, en 1893, c'est-à-dire avant l'agrandissement de notre hôpital.

La question des logements ouvriers est une des plus importantes de l'hygiène publique. On ne peut que féliciter les pouvoirs publics et les particuliers qui, en ces dernières années, essayent de la résoudre dans le sens le plus favorable; mais, comme une demeure très convenable peut être rendue insalubre par l'ignorance, la misère, la paresse de ses habitants, les administrateurs généraux ou locaux ne doivent pas oublier qu'une bonne assistance publique (retraites ouvrières, etc.), qu'une sévère police sanitaire et qu'un enseignement populaire de l'hygiène sont des mesures indispensables.

Une ville présente rarement, dans la totalité de son étendue, à un degré semblable, tous les mêmes éléments de salubrité et d'insalubrité ; cette uniformité est loin d'exister pour Lodève en particulier. La connaissance des contrastes, qui résultent surtout des conditions topographiques, du degré d'aisance, du genre de vie des habitants, etc., etc., peut rendre plus intelligible et plus complète la description de l'ensemble ; aussi avons-nous tenu à terminer ce chapitre par la division de notre ville en dix quartiers, répartis non plus seulement selon l'ordre chronologique et topographique, comme précédemment, mais d'après l'ensemble des conditions hygiéniques propres à chacun d'eux et qui devront être successivement examinées. Ces dix quartiers sont (voir le Plan):

1° Le quartier militaire (extrême ouest de la ville, dans la campagne);

2° Celui de l'hôtel de ville (ouest et nord-ouest, dans la campagne aussi) ;

3° Celui des Récollets et du faubourg Villeneuve (vers le nord du centre de la ville) ;

4° Celui du très long faubourg des Carmes (sud-est, est et nord-est, dans la campagne en partie);

5° Celui du grand faubourg Montbrun et de ses annexes Montifort et Tines (sud et sud-ouest) ;

6° Celui des boulevards de la Lergue et de la Soulondre (rive gauche de la Soulondre inférieure et rive droite de la Lergue, vers le confluent de ces deux rivières);

7° Celui de Capiscolat-Molinier (vers le sud-ouest du centre de la ville);

8° Le quartier Vieille-Commune (entre le précédent et le troisième);

9° Le quartier de la Lergue (dans les parties les plus basses de la ville) ;

10° Le quartier des halles et marchés (le plus central de tous).

Les neuf dixièmes au moins des habitants du premier quartier représentent de jeunes célibataires (les officiers ou sous-officiers mariés logent en ville, dans des quartiers autres); aussi la natalité y est-elle ou nulle ou excessivement faible; la mortalité également : 6 unités 7 dixièmes par 1.000 et par an, durant ces quinze dernières années. Ce quartier ne laisse, d'ailleurs, à peu près rien à désirer au point de vue hygiénique : ensoleillement, aération, propreté, quantités suffisantes d'eau potable, genre de vie de la population, toutes les bonnes conditions sanitaires se rencontrent sur ce point; cependant, elles sont atténuées en partie par certaines conditions défectueuses provenant de l'état militaire : acclimatement pour quelques-uns, changement de milieu et de profession, fatigues et parfois encombrement.

Le premier quartier contraste étrangement avec le dernier : dans celui ci, d'après des calculs faits deux fois par M. Peyre, bibliothécaire communal, il y a eu, pendant la période décennale 1881-1890, près de 38 naissances et plus de 50 décès par an et par 1.000 habitants.

Ce chiffre de 50, quoique très élevé, peut en partie s'expliquer : 1° par l'élévation du chiffre des naissances, laquelle (à cause de la mortalité infantile) entraîne toujours une grande mortalité générale; 2° par la proportion des lieux d'aisance dits à la turque qui, dans le dernier quartier est à son maximum (30 sur 50 maisons); 3° par les émanations fétides des deux bouches latérales d'égout qui y existaient encore en 1890; 4° par les débris de substances alimentaires diverses dont, chaque matin, le sol de nos halles est jonché; 5° par la décomposition des milliers de cadavres qui, pendant des siècles, y ont été enterrés à des profondeurs le plus souvent très faibles; 6° par une situation centrale qui ne permet pas à l'air pur de la campagne d'arriver avec autant de facilité que dans les quartiers périphériques; 7° par la faiblesse du nombre des habitants (286), qui est une cause d'écarts plus marqués dans les chiffres annuels et de laquelle, par suite, résultent fréquemment des proportions de décès très faibles pour une période, très fortes pour une autre, quand ces périodes sont courtes.

Cette dernière cause a aussi probablement produit la proportion de 38 naissance par 1,000 : étant si élevé, ce dernier chiffre doit être exceptionnel.

Dans le sixième quartier, à cause des 253 habitants de l'hospice, la plupart vieux ou infirmes, la mortalité s'élève à 47,69 et la natalité descend à 20,87.

Les proportions de décès sont tellement influencées par le degré d'aisance de la population, qu'on les voit descendre à 18 dans le quartier riche (le deuxième) et qu'elles remontent vers la moyenne, c'est-à-dire vers 29,5 là où, comme dans le huitième, les riches et les pauvres sont à peu près en nombre égal. Comment pourrait-il en être autrement? La misère n'engendre-t-elle pas privations, chagrins, brouilles, préoccupations, excès divers, maladies ? N'empêche-t-elle pas de se faire soigner convenablement quand on est malade? N'oblige-t-elle pas à habiter des locaux exigus, obscurs, sans eau, sans water-closets? à garder longtemps sur le corps le même linge? à se contenter d'une alimentation de mauvaise qualité ou insuffisante ?

Sans entrer dans une description détaillée et forcément fastidieuse de chacun de nos dix quartiers, nous avons condensé sous forme de tableau, avec chiffres statistiques à l'appui, les principales conditions qui, de 1881 à 1890, ont pu avoir une influence favorable ou défavorable sur la salubrité de tel ou tel quartier. Ce tableau, le voici :

DÉSIGNATION des QUARTIERS	1er ou quartier militaire	2me ou quartier de l'hôtel de ville	3me ou quartier des Récollets et Villeneuve	4me ou quartier des Carmes	5me ou quartier Montbrun Montifort	6me ou quartier des boulevards	7me ou quartier Capiscolat Molinier	8me ou quartier Vieille-Commune	9me ou quartier bas de la Lergue	10me ou quartier halles et marchés
Altitude moyenne du sol (Nombre de mètres au-dessus de la mer).	177	174	166	162	166	165	170	170	160	166
Surface bâtie (Nombre d'ares)	800	598	185	740	322	400	152	120	98	32
Surface non bâtie (Nombre d'ares).	375	1830	100	1330	260	480	83	85	60	40
Nombre de mètres carrés par habitant (Densité).	118	305	34	257	50	74	17	18	18	25
Nombre d'habitants.	995	796, dont 50 prisonniers et 20 collégiens	825	804	1159	1186 dont 253 hospitalisés	1339	1131	847	286
Degré d'aisance de la population.	Bon à peu près partout	Très bon à peu près partout	Bon ou assez bon dans une moitié, médiocre dans l'autre	Assez bon ou médiocre presque partout	Médiocre ou mauvais presque partout	Rarement bon, souvent passable, médiocre, mauvais	Presque partout passable, médiocre ou mauvais	Bon assez bon, dans une moitié, médiocre dans l'autre	Presque partout passable, médiocre ou mauvais	En général assez bon ou passable
Nombre de maisons.	9	75	80	78	165	168	188	122	88	56
Nombre de logements particuliers.	12	175	194	225	414	426	421	389	279	98
Nombre de logements	9	110	163	201	406	389	399	349	256	80

Proportions de logements particuliers.	ayant des water-closets.	un quart	un tiers au moins	un sixième	un dixième	un septième	un douzième	un dix-neuvième	un dixième	un vingtième	un cinquième à peine
	ayant des lieux à la turque.	zéro	un neuvième	un cinquième à peine	un sixième	un septième	un cinquième à peine	un cinquième	un huitième	un septième	un tiers presque
	ayant des fontaines de ménage	un sixième	un quart au moins	un cinquième presque	un huitième	un quatre-vingtième	un vingtième	un vingt-sixième	un vingtième	un vingt-deuxième	un douzième
Nombre de litres d'eaux communales, par jour et par habitant.		53	51	35	38	35	50	25	39	27	50
Nombre de creux à fumier.		3	18	8	78	44	24	13	16	15	3
Nombre de pâtus ou dépôts de fumier humain à ciel ouvert.		zéro	zéro	zéro	17	17	16	13	8	4	zéro
Nombre d'établissements insalubres.		1	5	2	32	8	8	1	1	zéro	1
Nombre de bouches d'égoût terminales grandes.		zéro	1	1	3	1	11	zéro	zéro	zéro	zéro
Nombre de bouches latérales.		zéro	1	4	4	3	6	2	3	3	2
Proportions par an et par 1.000 habitants	des naissances.	16 chez les civils	15,87	16,96	17,95	17,29	25,26 si l'on élague les habitants de l'hospice	16,30	14,08	17,17	37,98
	des décès	19 chez les civils, 7 environ chez les militaires	18,75	26,02	24,15	32,86	34,89 si l'on élague les habitants de l'hospice	32,20	29,57	32,87	51,74

Terminons le présent chapitre par quelques détails sur les cimetières de notre ville. Les deux cimetières actuels mis à part, Lodève en a eu dix-huit, et, avant la Révolution, elle en a utilisé treize simultanément. Nous allons parler de chacun d'une manière succincte et en suivant l'ordre chronologique, autant que possible :

Le plus ancien qui nous soit connu datait de 492 ; c'était celui de la Maladrerie ou des Lépreux (Malâoutéchs), il se trouvait au confluent de la Lergue et du ruisseau de Ribeaudrac, rive gauche.

Celui de la paroisse Saint-Fulcran (primitivement Saint-Génés) était situé entre la cathédrale et le quartier Capiscolat, sur l'emplacement actuel du jardin veuve Sagey et plan Vallat; il était fort ancien également. En effet, en 1259, un nouvel évêque, Raymond III, y reçut serment de fidélité de deux cent quarante-sept de ses vassaux. Ce cimetière était une annexe du sous-sol de la cathédrale, lequel, comme l'on sait, recevait les corps des membres du clergé et de la noblesse. Il n'a été désaffecté qu'en 1788.

Pendant les cinq ou six siècles suivants, on enterrait aussi entre le cloître Saint-Génés et la cathédrale, à très peu de distance du précédent ; c'était un cimetière de bourgeois. Sur l'emplacement occupé de nos jours par le marché couvert, existait alors une église, Saint-Pierre, sous laquelle et autour de laquelle avaient lieu chaque semaine plusieurs inhumations.

Le 13 juin 1772, les conseillers municipaux délibèrent que, « vu le nombre de cadavres et l'exiguité de l'église et de la place (12 toises), le curé de Saint-Pierre est prié de suspendre tout enterrement, au moins jusqu'à l'hiver suivant, et que, en cas de refus, les consuls s'y pourvoiront pour l'y contraindre. » En 1783, les odeurs cadavériques provoquèrent des plaintes tellement nombreuses, tellement vives, que, bientôt après, le cimetière fut définitivement abandonné et transféré au-dessus de la partie moyenne du faubourg Montbrun.

Avant 1573, c'est-à-dire avant le sac de Lodève par les huguenots, il existait une église et un cimetière dits de Saint-André sur la place appelée aujourd'hui « Alsace-Lorraine » et autrefois « Broussonnelle ou de la Vierge ». Le cimetière de l'abbaye Saint-Sauveur était situé entre le monastère des bénédictins (place de l'Abbaye d'aujourd'hui) et la cathédrale.

Celui des Cordeliers (ordre Saint-François) se trouvait, depuis la fondation du couvent, 1230, dans le jardin et sous la chapelle, c'est-à-dire du côté de l'hôtel de la sous-préfecture.

Vers 1240, les carmes furent introduits à Lodève par Pierre IV et établis d'abord dans le faubourg Montbrun, ensuite dans celui dit des Carmes; ces religieux eurent aussi un cimetière sous leur chapelle et dans leur jardin.

Les récollets, installés dans le faubourg Villeneuve dès 1607, ensevelissaient leurs morts dans le jardin de leur demeure.

Les ursulines qui, depuis 1645, avaient leur couvent entre l'évêché et l Esplanade, se réservaient leur jardin comme lieu de sépulture.

Le cimetière des Juifs était situé au domaine actuel de Blazou, près le vieux chemin de Lodève à Poujols.

Celui des Enfants-Perdus (morts sans baptême) se trouvait à l'ouest du mur d'enceinte du faubourg Montbrun.

Celui des Messieurs de la Religion (protestants) était un peu en amont du Pont-Vieux-du-Bârry, rive gauche, jardin actuel Charles Got.

Celui des Pestiférés a existé jusqu'aux premières années du XVIIe siècle, à côté du bureau d'octroi de l'avenue de Bédarieux, sur les bords de la Soulondre.

Celui de l'ancien hospice était au bas de la rue de Lergue.

Celui du nouvel hospice, entre le faubourg Alban et la rive gauche de la Soulondre, a existé de 1737 à 1782 et a reçu 886 cadavres.

Celui de Saint-Martin-de-Combas, qui se trouve à deux kilomètres ouest de la ville, est tout petit et, depuis le 3 février 1797, ne sert plus que pour les hameaux ou les fermes de Mérou, de Campestre, de Montplaisir, d'Ambeyran, de Poncet, de Mayres. L'économiste Michel Chevalier y a été enseveli, en 1879.

Sauf ce dernier, tous les cimetières existant sous la Révolution furent alors (grâce à la loi si sage de la Convention nationale) supprimés et remplacés par un cimetière communal unique, situé entre le sud de la promenade du Parc et la partie la plus basse du vieux chemin de Lunas. Celui-ci n'a été désaffecté que le premier novembre 1867 ; il sert maintenant de champ de manœuvres à la garnison.

Le cimetière actuel a été créé en 1867 par le maire Jules Teisserenc. Il est situé au sud de la ville, à environ 300 mètres des habitations, dans une situation déclive par rapport à la ville, entre la rive droite de la Lergue et le pied des collines ; sa surface (1 hectare seulement) est devenue insuffisante. Le choix de cet emplacement inspira d'abord des appréhensions qui, fort heureusement, n'étaient pas justifiées. On se plaignait, il y a trente ans, pour un cimetière éloigné de la ville, à fosses profondes. Qu'auraient dit les plaignants, s'ils avaient existé un siècle et plus auparavant, c'est-à-dire lorsque les cimetières se trouvaient dans l'intérieur de la ville ou près des remparts et que les cadavres y étaient souvent presque à fleur de terre ?

CHAPITRE VI

HYDROLOGIE

Bâtie au confluent de la Lergue et de la Soulondre, au pied d'un plateau calcaire perméable important (le Larzac), entre deux chaînons montagneux, Lodève est riche en sources d'eau potable très abondantes. Sur son territoire ou dans ses environs immédiats, on en compte en tout, grandes ou petites, un soixantaine environ, et elle n'en utilise que dix-huit. Ces dernières peuvent être divisées en quatre groupes.

Le premier est situé sur le flanc septentrional du mont Grézac (partie inférieure du vallon de Larounet), au nord-ouest et à près de quatre kilomètres de Lodève; son altitude varie de 204 à 270 mètres : il est formé par les sources Labranche ancienne, Labranche nouvelle, Cauvy, Mallet, qui toutes appartiennent à la commune. Les eaux de ce groupe proviennent probablement de la même nappe et sortent d'un terrain susceptible, en quelques points, d'affaissements sérieux, dans lequel des fouilles ou des éboulements ont mis à découvert : ici, du mauvais grès, dit rassier, et de l'argile; là, du calcaire, de l'argile et de la marne ; ailleurs, du schiste, de l'argile et du calcaire. Le débit total de ces sources est très variable : du 12 février 1895 au 18 juin de la même année, il s'éleva de 260 à 3,500 litres par minute : cinq mois après, il était descendu à 370 litres à peine. Ces eaux, toutes de bonne qualité, agréables au goût, offrent une température de 11°,5 à

12° centigrades. (Voir l'analyse de ces eaux dans le tableau qui, ci-après, est consacré aux analyses des eaux utilisées en ville). Depuis 1895, elles sont toutes introduites dans une canalisation en fonte, qui les amène dans un grand réservoir bien couvert, dominant la ville à l'ouest et mesurant plus de 537 mètres cubes ; de là, elles descendent dans les fontaines publiques, dans celles de la grande caserne, de l'hôpital-hospice et d'un assez grand nombre de maisons et établissements, dont les propriétaires ont obtenu des concessions d'eau.

Quatre autres sources du mont Grézac (Roucan, Fontbonne, Pertus-Lodève et Soulatges) forment le second groupe : elles se trouvent au nord-ouest et à l'ouest de la ville, leur distance varie de 400 à 1.290 mètres. Elles sont communales et on les a réunies et amenées au moyen de tuyaux en poterie. La plus élevée est à 270 mètres ; la plus basse à 195. L'argile, le schiste, la marne, le grès dit rassier et surtout le calcaire, constituent les terrains d'où elles sortent ; leur débit total est, d'ordinaire, environ trois fois moindre que celui du groupe précédent ; la température varie de 12°,5 à 15°. Des matières tuffacées ou vaseuses et une assez forte proportion de sulfate de chaux leur donnent un goût fade.

Les eaux du Roucan, primitivement de bonne qualité, sont devenues mauvaises depuis que le vignoble surmontant autrefois leur source a été remplacé par une prairie arrosée ; pendant longtemps elles ont été utilisées comme eaux potables. La source du Pertus-Lodève alimentait l'unique fontaine que possédait la ville, de l'année 1599 à 1771. Ultérieurement, les trois autres sources furent achetées pour de nouvelles fontaines que l'on créa, soit sur la voie publique, soit dans des établissements publics, tels que le collége, les écoles, la maison d'arrêt, etc. On en use de moins en moins, surtout depuis qu'elles ont été jugées impropres à la boisson, par

M. Jeanjean, professeur de chimie à l'École de pharmacie de Montpellier.

Le troisième groupe est constitué par quatre sources dont les eaux sont puisées, à leur point d'émergence, dans la partie à sec du lit intra-urbain de nos rivières. Ces sources se trouvent séparées de l'hôtel de ville par un intervalle qui varie de 340 à 950 mètres. La plus élevée (celle des Noyers) est à 168 mètres d'altitude; la plus basse (celle de l'Occasion) est à 151; les deux autres (celles de Mme de Fozières et du Trou) sont à 160. Trois proviennent du calcaire et débitent seulement de 4 à 6 litres en moyenne par minute. L'autre sort du schiste paléozoïque: son débit est au moins dix fois plus élevé. Toutes ont des propriétés organoleptiques très variables, à cause des eaux d'arrosage qui s'y ajoutent par infiltration; leur composition chimique ne nous est pas connue. Dans la plus fraîche, le thermomètre marque 11°; dans les autres, de 13° à 15°. Elles sont employées par quelques personnes des quartiers correspondants, en été surtout.

Le quatrième groupe est celui des six sources appartenant ou à des associations ou à des particuliers. La plus importante, celle de Montplaisir, située à 1,700 mètres sud ouest de la ville, émerge à 185 mètres d'altitude, dans un dépôt d'alluvions; la plus grande partie de ses eaux est utilisée par un syndicat de 75 membres. Son débit peut varier de 70 à 210 litres par minute; sa température est de 15°. Quoique le degré hydrotimétrique de son eau soit deux fois plus élevé que celui de nos meilleures sources communales, elle n'en est pas moins une bonne source. Malheureusement, quand son débit se trouve trop réduit, le fontainier, pour donner satisfaction aux intéressés, y ajoute une quantité plus ou moins considérable des eaux du ruisseau du mas de Mérou, lesquelles ont déjà servi aux besoins de l'agriculture.

Le 8 juin 1842, l'excellent M. Barbot, ancien maire de

Lodève, donna à sa chère ville natale une partie des eaux de Montplaisir, pour l'alimentation des deux fontaines édifiées à ses frais sur la promenade du Parc. Il ne se doutait pas qu'après sa mort, ces eaux-là seraient illicitement adultérées, au détriment de la population, pendant l'époque de l'année où l'on boit le plus.

Deux autres bonnes sources du quatrième groupe existent : l'une dans le quartier militaire (tènement de Versailles), l'autre dans l'ancien couvent des Carmes ; elles naissent dans des terrains schisto-calcaires. Le débit moyen de chacune est de 40 à 50 litres par minute; assez fraîches (14°), elles sont très légères et très agréables au goût. Il est dommage qu'elles soient seulement à la disposition de leurs propriétaires et de quelques voisins.

Les trois dernières sources du groupe sont: celle des Religieuses, à 1,300 mètres ouest de Lodève; celle de Péret, à quelques pas de la précédente, et celle de Charles Vallat, à 3 kilomètres sud-ouest, près Campestre. Leur altitude est de 215 mètres environ; elles sortent de terrains argilo-calcaires. Leur débit total est de 185 litres par minute, en moyenne, et leur température est de 14°. Elles ont un goût fade et une très forte proportion de sels calcaires ; aussi, ne s'en sert-on pas comme boisson.

En résumé, sur dix-huit sources utilisées en ville, six seulement ne laissent rien à désirer au point de vue de la qualité. Pour ce qui est de la quantité, celles-ci ne sauraient à beaucoup près suffire, même sans sécheresses, à tous les besoins de la population lodévoise. Tous ces besoins ne seront satisfaits qu'avec les eaux de l'une des sources qui se trouvent dans les environs immédiats de Lodève et que cette ville laisse sans emploi. Nous en reparlerons un peu plus loin, après avoir donné les analyses chimiques des sources appartenant au premier et au quatrième groupes des sources utilisées en ville, et en regrettant sincèrement de ne pouvoir en même temps donner celles des deux autres groupes.

	PREMIER GROUPE	QUATRIÈME GROUPE
Extrait séché à 180°....	141 à 211 mill.	612 mill.
Résidu fixe...........	102 à 120	450
Chaux................	24 à 184	144
Magnésie.....	15 à 34	18
Oxyde de fer et alumine.	1 à 2	4
Silice................	4 à 6	16
Chlore................	» »	3
Acide sulfurique........	11 à 12	106
Acide carbonique libre..	15 à 17 cc.	»
Degrés hydrotimétriques avant ébullition......	17 à ,8	39
Degrés hydrotimétriques après ébullition......	» 11	21

Les sources non utilisées sont au nombre de cinquante au moins : dix-sept dans le vallon de Gourgas, cinq dans celui de Lauroux, six dans celui de Pégayrolles, quatre sur le versant oriental du Grézac, vingt dans la vallée de la Soulondre.

Celles de Gourgas sont situées à 7 kilomètres nord-est de Lodève, à une altitude de 300 à 340 mètres ; elles sortent bruyamment d'une masse de calcaire jurassique. Une seule (la Brounzinadouïda) débitait 1,344 litres par minute, le 2 novembre 1887, à la fin d'une très longue sécheresse : ses eaux ont une température de 12°, elles sont pures et agréables au goût. L'eau de chaux permet de reconnaître qu'elles n'ont ni acide carbonique libre, ni bicarbonate ; le chlorure de baryum n'y décèle pas de sulfate ; le nitrate d'argent montre qu'elles sont sans chlorures ; l'oxalate d'ammoniaque y détermine un léger précipité blanc d'oxalate de chaux.

Les sources de Pégayrolles sont plus au nord et plus loin de la ville (10 à 12 kilomètres, au lieu de 7) ; leur altitude est de 300 à 450 mètres, leur température est de 12°, leurs eaux sont de bonne qualité ; la principale de ces sources est située à 3 ou 400 mètres du village et a un débit au moins égal à celui de Gourgas.

Les sources de Lauroux se trouvent à une distance de 6 à 9 kilomètres et au nord-ouest, la plus élevée est à 580 mètres, la plus basse à 280 ; leur terrain d'origine est surtout calcaire, leur température est de 12°. Elles sont classées à juste titre parmi les meilleures de la contrée ; l'une d'entre elles, le Paydol, débite presque deux fois plus d'eau que la Brounzinadouïda.

Les eaux qui, par leur ensemble, forment la rivière de Soulondre (affluent de la Lergue coulant à l'ouest de Lodève) proviennent d'un grand nombre de sources, parmi lesquelles vingt sont très connues. Leur distance varie de 8 à 3 kilomètres et leur altitude est de 670 à 300 mètres. Les plus éloignées, qui sont en même temps les plus élevées et les plus abondantes, sortent du calcaire ; les autres émergent d'un terrain surtout basaltique. Leur température est de 11°,5 ; presque toutes sont légères et d'un goût agréable. Voici l'analyse d'un mélange d'eau provenant des cinq principales sources (pour 1 litre) :

Extrait séché à 180°	238 milligram.
Résidu fixe	105
Magnésie	26
Chaux	46
Acide sulfurique	2
Oxyde de fer et alumine	5
Silice	traces
Chlore	9
Acide carbonique libre	8 cc.
Degré hydrotimétrique	16

Une des plus abondantes (celle de Mérou) débitait 331 litres par minute, en octobre 1887, vers la fin d'une très longue sécheresse.

Les sources du flanc oriental du Grézac se trouvent à un kilomètre environ de l'hôtel de ville et à 300 mètres d'altitude tout au plus ; elles sortent du calcaire. Le débit total de trois d'entre elles est de 100 litres par minute en temps de sécheresse ; elles sont de qualité médiocre. La plus abondante, celle de Blazou, sort d'un sol marneux entremêlé de schiste et de calcaire ; ses eaux sont agréables à boire ; leur température est de 13° à 14°. Nous ne connaissons pas son débit.

On peut dire que les sources situées près de Lodève et non utilisées par cette ville sont en général de bonne qualité et que, en temps de sécheresse, chacune des plus abondantes fournit de cinq à dix fois plus d'eau que le groupe de nos bonnes sources communales.

Pour une ville, la question des eaux est aussi importante que celle de l'air et de la lumière. L'usage des mauvaises eaux est susceptible de produire les résultats les plus graves dans l'ensemble d'une population (maladies aiguës, endémies chroniques, affaiblissement et dégénérescence de la race). Les bonnes eaux potables sont absolument inodores, d'une saveur peu sensible, agréables, à un palais exercé, limpides, fraîches, aérées, légères ; elles dissolvent facilement le savon et cuisent, sans les durcir, les légumes secs. Il faut, en outre, qu'un long usage et des observations continuées avec persévérance aient démontré leur innocuité.

La présence de l'air dans l'eau potable est une condition de salubrité, mais il ne faut pas s'en exagérer l'importance. Le gaz acide carbonique, en petite quantité, donne à cette eau une sapidité qui paraît exciter l'appétit et favoriser la digestion. L'*Annuaire des Eaux de la France* adopte la proportion de 5 décigrammes de matières fixes par litre comme maximun pour une eau de bonne qualité ;

cette proportion nous paraît deux fois trop forte. La présence des carbonates terreux en faible quantité est toujours avantageuse. Bouchardat et Chatin considèrent comme utile un peu d'iodure et de bromure. Plus d'un millième de sel calcaire en dissolution peut rendre l'eau impropre à la boisson. D'après Dupasquier, un demi-millième de bi-carbonate de chaux constituerait un élément utile. Les matières organiques contenues dans l'eau ont des origines très diverses : elles peuvent provenir de la décomposition spontanée de parties d'ani maux ou de végétaux. Ordinairement, les eaux qui contiennent une proportion notable de ces matières se putréfient plus ou moins vite et acquièrent par là des propriétés organoleptiques qui les font rejeter; mais nos sens ne nous avertissent pas toujours de la présence de ces matières dans l'eau, même quand elles y sont en assez forte proportion. Dans ce cas-là, nous pouvons ingérer les ferments organisés et vivants de la fermentation putride, les ferments spécifiques de la fièvre typhoïde, de la variole, de la rougeole, de la fièvre jaune, etc.

Les villes ont rarement des eaux potables homogènes, c'est-à-dire provenant d'un même origine. L'Académie des sciences et l'Académie de médecine ont proclamé la supériorité des eaux de source. Ces eaux ne doivent pas marquer plus de 20° hydrotimétriques; cependant, celles de Béziers, qui ont 38° et auxquelles on a mélangé de l'eau de rivière filtrée, n'ont donné jamais lieu à la moindre plainte. Les eaux de rivière, toujours très oxygénées, offrent une température très variable et, malgré les filtres perfectionnés, contiennent toujours quelques matières organiques. Le plus souvent les eaux des nappes souterraines qui alimentent les puits séjournent dans des terrains saturés de matières organiques ou de matières minérales toxiques. C'est ce qui a fait dire à Grimaud de Caux qu'une bonne eau de puits est partout une exception. Quant aux eaux de citerne, n'oublions pas qu'elles entraînent avec elles des poussières, des végétaux et des oxydations de toits ou gouttières métalliques.

Pendant des siècles, les habitants de Lodève n'ont eu comme eau potable que celle de puits, le plus souvent adultérée par l'infiltration de matières organiques dans le sol.

Voici, par ordre chronologique, quelques détails sur l'acquisition des sources communales et sur leur utilisation en ville:

Le 5 février 1599, par acte notarié, les chanoines cédèrent à la commune deux petites sources situées au tènement de Grézac, sur le vieux chemin du Pertus: les eaux, après avoir été conduites aux frais de la ville jusqu'à la cathédrale, devaient être partagées entre le chapitre et les habitants. A la suite de cette cession, les consuls firent construire, sur la place d'En-Coustel, une fontaine à quatre jets continus qui, en 1895, a été remplacée par une borne-fontaine à jet commandé.

Au dix-huitième siècle, une deuxième fontaine à deux jets continus, provenant de la même source et complétée par un abreuvoir, fut élevée place Broussonnelle, côté ouest; en 1895, elle fut convertie en borne-fontaine sans abreuvoir.

Le 31 juillet 1749, sur les plaintes des habitants du Bârry, la commune acheta un puits situé près la place de ce faubourg (la Placette).

Le 18 juillet 1771 fut voté l'établissement d'un abreuvoir alimenté par les eaux du Grézac; situé d'abord contre le mur de clôture du couvent des récollets, cet abreuvoir fut ensuite adossé au mur du gouffre de l'Apothicaire (rive droite de la Lergue et rue actuelle du Quatorze-Juillet), où on le voit encore.

A la date du 23 ventôse an III (13 mars 1795), le maire, A. Vaillé, créa, avec des eaux du Grézac, la fontaine-abreuvoir de la Bouquerie qui, juste cent ans après, fut transformée en borne-fontaine.

En 1796, la commune ayant acquis, grâce au citoyen

A. Vaillé, la source de Fontbonne, une troisième fontaine-abreuvoir fut construite au boulevard des Caves, sous la terrasse de la maison Martin. C'est aussi avec les eaux de Fontbonne que, en 1814, furent établies les fontaines de l'Abbaye et du pont vieux du Bârry.

Le 5 août 1836, la municipalité, qui, poussée par le maire Barbot, venait d'acheter la source du Roucan et celle de Labranche ancienne, décida la création de douze fontaines à jet continu sur les points suivants : sous l'Aire, place du Puits, Récollets, place des Cottes, rue du Gazilier, chemin Neuf, pont de Lergue, quai Montbrun, avenue du Pont-de-Celles (partie nord et partie centrale), quai des Tanneurs, rue du Colombier. Cette dernière, en 1883, fut convertie en fontaine-abreuvoir qui existe encore.

De 1837 à 1880, grâce aux sources de Montplaisir et de Monsieur Soulatges, nouvellement acquises par la commune, onze autres fontaines à jet continu furent créées : rue Montbrun, promenade du Parc (1), partie basse du Vieux chemin du Pertus (la Calade), place au Blé, avenue de la Gare, milieu de la Grand'Rue, rue de Lergue, place des Pénitents-Bleus, rue Neuve-des-Marchés, rue des Casernes.

D'octobre 1891 à juin 1894, la commune, sur les instances du maire, P. Hugounenq, acheta les sources Labranche nouvelle, Cauvy et Mallet, dont les eaux permirent de créer, immédiatement après, les fontaines nouvelles de la rue Fangouze, de la partie nord du faubourg des Carmes, de la partie haute du faubourg Montbrun, de l'octroi de Bédarieux, de la rue de la Sous-Préfecture, du boulevard du Collége.

(1) Les deux fontaines du Parc furent établies aux frais du maire Barbot et au moyen de l'eau de la source Montplaisir, qui était une propriété de cet excellent maire. M. Barbot était aussi propriétaire et fondateur de la plus importante fabrique de draps de l'époque.

En 1895, toutes nos fontaines publiques étaient à jet continu ; depuis cette époque, on n'en compte plus que cinq (les deux du Parc, celle de la Calade, celle du Colombier et celle du Gouffre de l'Apothicaire).

Considérés au point de vue de l'hygiène, les principaux besoins hydrologiques d'un centre populeux peuvent être groupés sous les chefs suivants : quantités d'eaux, qualités, canalisations, aménagement, distribution, modes divers d'utilisation. Pour qu'une ville ait assez d'eau, il faut qu'elle en possède trop ; quand elle en a assez, elle en manque encore : tous les hygiénistes s'accordent pour émettre ces propositions.

Sous les rapports essentiels de la topographie, du climat, du chiffre de la population, des industries locales, la ville de Ganges ressemble assez à Lodève ; eh bien, Ganges dispose de 500 litres d'eau potable en moyenne par jour et par habitant, c'est un chiffre dont il faut se rapprocher le plus possible.

Pour donner satisfaction aux besoins hydrologiques d'une ville, il importe de consulter les hommes compétents. « Toute habitation dépourvue d'une fontaine de ménage est une habitation insalubre », a dit Fonssagrives. Cette assertion du savant professeur pourra paraître excessive, mais on ne peut guère être contredit en déclarant comme insalubre toute demeure dépourvue à la fois de fontaine de ménage et de lieux d'aisance inodores (water-closets).

Pour les quantités d'eaux à acquérir par une ville, on doit se baser sur le nombre maximum des ménages qu'il y a eu ou qu'il y aura dans cette ville, et se rappeler toujours que l'on a surtout besoin de beaucoup d'eau, juste au moment où les sources ont leur débit minimum. Une très grande source est infiniment préférable à un certain nombre de petites : elle offre, en effet, bien plus de garanties sous les rapports de la pureté des eaux, de la constance du débit et de la température. Le jaugeage doit en être fait vers la fin d'une très longue sécheresse.

Les meilleures eaux potables sont les seules bonnes ; il est extrêmement regrettable que cette vérité soit oubliée par un si grand nombre de municipalités. Il importe de séparer, au moyen de deux canalisations distinctes, d'une part, les eaux irréprochables devant servir à alimenter surtout les fontaines de ménage et les fontaines publiques ; d'autre part, les eaux de médiocre qualité réservées au lavage de la voie publique, des lieux d'aisance, des égouts. Quant aux mauvaises eaux, la salubrité publique exige qu'on les rejette dans les cours d'eau les plus voisins.

Lorsque l'on établit les canalisations, on doit tenir compte des pertes de route, qui sont plus grandes qu'on ne croit.

Les fontaines publiques à jet commandé ont de nombreux inconvénients : elles ne conviennent guère qu'aux pays pauvres en sources.

Voici l'historique des tentatives faites à Lodève, durant ces dix dernières années, pour élever les ressources hydrologiques de cette ville au niveau de ses besoins en eaux potables : le 15 septembre 1857, à ma demande, le conseil municipal créa une commission permanente d'hygiène composée de vingt-deux membres, qui me fit l'honneur de me nommer son président. Trois mois après, à la suite d'une discussion approfondie, cette commission, à l'unanimité des voix, adopta des conclusions que je résume ainsi : il est urgent de rechercher, pour la ville, une source débitant par minute, en été, au moins sept hectolitres d'une eau de la meilleure qualité, soit presque cent litres par jour et par habitant pendant la saison des sécheresses ; cependant, comme l'acquisition d'une pareille source gréverait, sans compensation pécuniaire suffisante, l'état financier de la commune, nous croyons préférable de faire acquérir par la ville une source unique trois fois plus abondante. Celle-ci, en effet, permettrait de réaliser le triple résultat que voici : 1° vente d'un nombre de prises assez considérable pour procurer à l'administration municipale la plus grande partie de la somme nécessaire à l'exécution complète du projet ; 2° location au plus bas prix possible (un sou par jour) de très petites concessions, en faveur des habitants pauvres (les plus nombreux) ; 3° développement considérable du service public et gratuit des eaux communales.

Le 11 février 1888, le conseil municipal, à l'unanimité, décida que, dans les bureaux de la mairie, serait ouverte une souscription publique à l'achat et à la location d'eaux de la meilleure qualité, provenant d'une source très abondante à acquérir par la ville de Lodève. Le 17 du même mois, je fis imprimer sur ce sujet un petit mémoire, dans lequel on lit, en un certain endroit, à peu près ce qui suit : que penser du projet d'acheter plusieurs petites sources ne fournissant pas même, à elles toutes, le minimum de sept cents litres par minute en hiver ? Conçu par des administrateurs désireux de faire des économies, ce projet-là, tout en entraînant de grandes dépenses, serait loin de donner satisfaction à tous nos besoins hydrologiques. N'oublions pas que les latrines manquent dans les neuf dixièmes des habitations, qu'il faut créer tout un système d'égouts, un établissement de bains, un lavoir, etc.

La souscription proposée par la commission communale permanente d'hygiène, a échoué d'une manière complète. L'échec est imputable en partie à deux coteries locales puissantes, ordinairement rivales, mais qui, dans cette circonstance, ont su s'associer pour défendre quelques intérêts particuliers, au détriment de la salubrité de leur ville natale. Cependant ces deux coteries n'ont pas pu, en ces derniers temps, empêcher nos administrateurs de donner quelque peu satisfaction à l'opinion publique, en achetant les trois sources de Labranche nouvelle, de Cauvy et de Mallet. Je dis *quelque peu*, parce que ces trois sources sont petites, c'est-à-dire exposées à se déplacer, à disparaître, à varier considérablement sous les rapports du débit et de la température, à être enfin adultérées par les eaux ayant servi à l'agriculture.

Peu après leur acquisition (1893 et 1894), une des sécheresses si fréquentes dans nos contrées obligea l'administration communale : 1° à convertir en fontaines à jet commandé presque toutes les fontaines à jet continu ; 2° à suspendre le lavage des latrines publiques, de l'abattoir, des halles et marchés ; 3° à diminuer notablement les quantités d'eaux affectées à l'hôpital-hospice, aux écoles, à la caserne, etc.

Aurait-on dû recourir à ces mauvais expédients, si la ville avait alors possédé la source unique proposée par la commission permanente d'hygiène, une source qui débite presque constamment trois millions d'hectolitres en vingt-quatre heures ? une quantité trois fois plus élevée que le débit moyen total de l'ensemble des sources utilisées par la commune ? (1)

De la comparaison des deux petits tableaux ci-contre, il semble tout simplement résulter que l'administration municipale, pour donner satisfaction complète à tous les besoins hydrologiques de Lodève, pourrait se contenter d'acquérir une source fournissant environ 1,200,000 litres par vingt-quatre heures. Mais la question se présente sous des aspects multiples. En effet, d'une part, les sources en eau potable ont été ici calculées sur les débits moyens des sources et non pas, comme il aurait fallu, sur les débits minima extrêmes,

(1) En 1901, trois ans après la mort du docteur Crouzet, l'administration Railhac a été amenée à acquérir de nouvelles eaux potables ; ces sources dites de Pascal et de Trinquier, font partie du même groupe que celles de Labranche nouvelle, etc., et fournissent une eau excellente et en quantité notablement supérieure à ces dernières.

DÉSIGNATION DES SOURCES		QUANTITÉS MOYENNES PAR JOUR ET PAR HABITANT si l'on considère Lodève comme étant peuplée de 10,000 âmes		*REMARQUES*
SOURCES COMMUNALES de bonne qualité	Labranche ancienne	8 litres 64	EN TOUT 63 litres 360	Toutes excellentes, mais à débit variable, surtout la 4me. Depuis 1895, leurs eaux sont amenées en ville par une canalisation en fonte, placée sur une pente assez rapide.
	Labranche nouvelle	31 — 68		
	Cauvy....................	14 — 40		
	Mallet...................	8 — 64		
SOURCES COMMUNALES de mauvaise qualité	Pertus-Lodève.............	5 litres 184	EN TOUT 16 litres 416	Bonnes tout au plus pour le lavage de la voie publique. La 4me est adultérée par des eaux ayant servi à des arrosages de pré ; cependant la garnison l'utilise parfois comme boisson. Toutes les eaux de ce groupe sont conduites par des tuyaux en poterie, fort délabrés.
	Fontbonne................	2 — 880		
	Monsieur Soulatges.........	2 — 592		
	Roucan...................	5 — 760		
SOURCES NON COMMUNALES, de mauvaise qualité pour la plupart	Montplaisir ou Canet........	15 litres 984	EN TOUT 30 litres 240	Toutes ont un débit variable ; toutes, sauf celle des Religieuses, sont plus ou moins adultérées pas des eaux d'arrosage. Les trois dernières sont situées dans la ville même. La première alimente les deux fontaines du Parc données à la ville par M. Barbot, ancien maire ; elle appartient à un syndicat formé de 53 propriétaires.
	Religieuses...............	4 — 320		
	Madame de Fozières	8 — 640		
	Du Trou..................	0 — 432		
	Des Noyers...............	0 — 864		
SOURCES APPARTENANT à des particuliers et utilisées surtout par eux	Péret	5 litres 184	EN TOUT 36 litres 864	Les deux premières sont bonnes tout au plus pour le lavage de la voie publique : les deux autres sont agréables à boire, à cause surtout de la température. Elles sont situées dans un enclos.
	Vallat.....	21 — 600		
	Couvent des carmes........	5 — 760		
	Tènement de Versailles.....	4 — 320		
ENSEMBLE DES 4 GROUPES de sources ci-dessus		146 litres 880		Le total ne serait que de 136 litres, si l'on tenait compte des pertes de route signalées par les ingénieurs.

EXPOSÉ DES QUANTITÉS D'EAU DONT LODÈVE A BESOIN EN TEMPS DE SÉCHERESSE

SI ON CALCULE CES QUANTITÉS UNIQUEMENT AU POINT DE VUE SPÉCIAL DE L'HYGIÈNE PUBLIQUE

DÉSIGNATION DES POINTS SUR LESQUELS IL FAUDRAIT CONDUIRE L'EAU	QUANTITÉS D'EAU par 24 heures (approximativem^t)	REMARQUES
Fontaine de chacun des 2,700 ménages existants...	litres 27,000	Les fontaines de ménage, le lavoir communal, la piscine de natation, l'établissement de bains, restent encore à créer. L'établissement d'hydrothérapie fondé, au quartier des Tines, par M. Prat, en 1896, est bien tenu, mais insuffisant, les prix, d'ailleurs, y sont trop élevés pour la classe ouvrière. Dans les chapitres Population, Description de la ville, etc., on verra de quelle importance sont les fontaines de ménage, le lavoir communal, etc., surtout dans une ville dont les habitants n'ont pour leurs lavages que les eaux remarquablement sales des rivières qui la traversent.
Fontaine de chacun des 300 ménag. pouvant exist. en plus à l'avenir	30,000	
Lavoir communal d'environ 100 places......	150,000	
Bains hygiéniques et médicaux (30 cabines, dont plus. avec douches)	60,000	
Piscine de natation (30 mètr. de long, 15 mètr. de large, 1m,40 de prof.)	630,000	
Rues, places, marchés, boulevards, promenades, égouts, latrines publ.	litres 800,000	A tous ces besoins, il n'a été donné satisfaction qu'en partie.
Établissements publics, tels que écoles, tribunaux, etc	7,000	
Établissements industriels (usines, etc.).	5,000	
Établissements privés (hôtels, cafés, etc.).	26,000	
Établissements tels que boucheries, charcuteries, épiceries.........	22,000	
Étables, écuries, abreuvoirs (besoins ordinaires)................	25,000	
Étables, écuries, abreuvoirs (besoins extraordinaires).	30,000	
Fontaines publiques à jet commandé......................	litres 86,000	Il a été donné satisfaction complète à tous ces besoins.
Fontaines publiques à jet continu............................	26,000	
Hôpital-hospice et orphelinats..........	99,000	
Caserne neuve d'infanterie..	39,000	
QUANTITÉ TOTALE..	2,305,000 litr.	Cette quantité totale est deux fois au moins plus considérable que celle dont la ville dispose actuellement, avant

qui sont souvent trois fois moindres; d'autre part, toute l'eau trouvée avec le calcul des moyennes n'a pas une pureté irréprochable: 643,000 litres seulement, sur 1,110,000 litres, ont cette pureté-là; d'ailleurs, la moitié environ des 450,000 autres litres appartient à des particuliers.

Non loin de Lodève existent plusieurs très grandes sources d'eaux d'excellente qualité: telles sont celles du Paydol, près de Lauroux, et de la Brounzinadouyda, près St Étienne-de-Gourgas; la première débitait plus de 35 litres par seconde et la deuxième plus de 22 litres, les 2 et 6 novembre 1887, c'est-à-dire quelques jours avant la fin d'une très longue sécheresse. Les jaugeages en furent faits en ma présence par M. Ricome et Bouissac, agents voyers, et par M. Vernet, conducteur des ponts et chaussées.

Ainsi, d'un côté, 3 millions de litres au moins par vingt-quatre heures, et de l'autre, près de 2 millions. L'acquisition de l'une de ces deux sources suffirait (pendant les sécheresses les plus prolongées) à donner largement satisfaction à tous les besoins indiqués par le dernier tableau. Cependant, au point de vue des quantités d'eau par jour et par habitant, notre ville serait encore bien loin des villes de Rome (1,105 l.), de New-York (568 l.), Ganges (500 l.), Marseille (470 l.), Carcassonne (400 l.), etc., etc..

Faute d'une grande source, un grand nombre de personnes utilisent encore à Lodève quelques-uns des deux cents puits qui y existent et qui sont presque tous, surtout dans les parties basses de la ville, adultérés d'abord par une portion des matières organiques (fécales ou urinaires, eaux ménagères, eaux de boucherie, etc.), que l'on déverse sur la voie publique depuis un certain nombre de siècles; ensuite par les cadavres de sept ou huit cimetières que l'on comptait encore à l'intérieur de Lodève durant le siècle dernier. Les eaux de ces puits proviennent des nappes d'eau souterraines qui existent dans le sous-sol de l'ensemble de la ville, à une profondeur variant de 3 à 8 mètres. L'épaisseur de ces couches liquides n'a jamais été déterminée ; personne n'a non plus étudié encore leur nature, leurs qualités. Elles apparaissent spontanément à l'extérieur sur plusieurs points, tels que le Pradel, dans l'usine Captier-Despous-Jourdan, le jardin situé tout près du cimetière actuel, etc., etc.

Un chapitre qui, comme celui-ci, est consacré à l'hydrologie considérée au point de vue hygiénique et médical doit, forcément, contenir au moins quelques mots sur les eaux médicinales ; c'est ce que nous avons pensé en ajoutant le résumé que voici :

Depuis l'établissement des chemins de fer, Lodève a, pour ainsi dire, à ses portes la mer et les cinquante sources minérales du département de l'Hérault : treize dans l'arrondissement de Montpellier, dix-neuf dans celui de Béziers, cinq dans celui de Saint-Pons, treize dans celui de Lodève. De pareilles ressources sont d'autant plus précieuses pour les Lodévois, que la plupart d'entre eux ont, surtout dans leur jeune âge, grand besoin d'en user longtemps. Nous aurions assez de notes pour faire un volume sur les eaux médicinales de notre département en général et sur celle de Balaruc en particulier ; mais, afin de ne point perdre de vue l'objet principal du présent ouvrage, nous nous contenterons de passer rapidement en revue d'abord nos stations maritimes, puis la plus connue des sources thermales de chacun de nos quatre arrondissements.

Par sa constitution physico-chimique, par son utilité et son abondance extrême, l'eau de la mer doit être considérée par l'hygiéniste et le médecin comme la plus importante de toutes les eaux minérales. Sur notre littoral, une foule de personnes, malades ou non, utilisent avec efficacité les flots qui baignent les plages de Pérols, de Palavas, de Cette, d'Agde et de Sérignan ; l'étang salé ou, pour mieux dire, le golfe de Thau, qui a 48 kilomètres de tour, pourrait rendre des services analogues. A l'est, sur les bords mêmes de cet étang, se trouvent les thermes de Balaruc, créés par les Romains et qui, sous le rapport de la composition chimique, de la température, de la valeur médicale de leurs eaux, de leur situation topographique, peuvent être classés parmi les plus importants de la France.

En qualité de médecin inspecteur et consultant, j'y ai pu, du 1er mai 1858 au 1er novembre 1874, obtenir les meilleurs résultats thérapeutiques : en effet, sur 100 malades observés (paralytiques, rhumatisants, etc.), j'ai constaté 6 guérisons radicales et 81 améliorations, dont 37 furent très notables. 4 sujets sont restés à l'état stationnaire et 9, ont vu leur mal s'aggraver; mais aucun n'est mort à la suite du traitement (Voir plus loin, pour plus de détails, mon chapitre Pathologie).

Dans un vallon de la chaîne des Cévennes, près de Bédarieux (arrondissement de Béziers), existe la station thermale si célèbre de Lamalou; elle est formée par un groupe de onze sources, ayant entre elles de grandes analogies et dont les eaux sont toutes toniques et reconstituantes. On emploie ces eaux de plus en plus et avec assez de succès contre les états anémiques, les dyspepsies, les rhumatismes et les maladies du système nerveux qui ne relèvent d'aucune altération organique, et aussi contre l'ataxie locomotrice.

Les sources de Rieumajou (arrondissement de Saint-Pons, commune de la Salvetat) sont surtout fréquentées à cause du site charmant dans lequel elles coulent et de la température dont on y jouit en été: elles se trouvent, en effet, sur les bords verdoyants de l'Agout, à plus de 700 mètres d'altitude.

Quoique plus basse (360 mètres), la source d'Avène n'en est pas moins une des mieux situées au point de vue pittoresque; elle coule sur les bords de l'Orb supérieur, au pied d'un mont cévenol appelé Verdu et à 27 kilomètres ouest de Lodève. Les eaux ont un débit moyen de près de 900 litres par minute et une température de 26° 5. A l'analyse, on trouve 176 milligrammes d'acide carbonique par litre et des quantités infinitésimales de phosphore, de chlore, d'alun, de silice, de chaux, de magnésie, de potasse, de soude, de fer. Si l'on s'en tenait à leur composition chimique, ces eaux pourraient être classées tout simplement parmi les eaux potables agréables à boire, et il serait difficile d'en établir, d'une manière bien positive, les vertus curatives. L'existence de ces vertus est pourtant incontestable : ainsi que les autres médecins inspecteurs qui m'y avaient précédé, j'ai, de 1875 à 1878, constaté à Avène de nombreuses guérisons et améliorations chez les malades atteints de dartres, eczémas et autres maladies de la peau (Voir pour plus de détails, un des chapitres suivants, celui qui est consacré aux maladies).

A un, deux ou trois kilomètres de Lodève, il existe six sources minérales dont une, celle de la veuve Aussel, ferrugineuse comme les cinq autres, est en même temps alcaline et gazeuse.

Dès le dix-septième siècle, au moins, les eaux minérales de notre vallée jouissaient d'une certaine vogue, même auprès des professeurs de la Faculté de Montpellier. Le 1er octobre 1649, l'évêque Bosquet écrivait au chancelier Séguier les lignes suivantes : « Je croyais être entièrement remis de cette fièvre » chaude qui m'a tenu au lit depuis mon voyage de Provence » jusque bien avant dans le mois d'août. L'air de Lodève, qui est très pur, et les eaux minérales qui y coulent avec abondance, l'avaient fait espérer aux médecins qui m'avaient conseillé de quitter Montpellier, et j'en sentais les effets d'un jour à l'autre.....»

A la date du 13 mai 1724, le célèbre médecin François Chicoyneau conseillait l'emploi des eaux minérales de Lodève pour le traitement de certaines maladies. Dans un ouvrage intitulé : *Nature considérée etc., etc...,* Estève, en 1744, compare, (page 33), les eaux de Lodève à celles de Saint-Laurent (Vivarais) et les présente comme utiles dans les affections scorbutiques. Chenu les signale également plus tard.

Comment se fait-il que ces eaux ne soient aujourd'hui utilisées que par quelques habitants du pays ? Que, si près de Montpellier, elles n'aient fait (chose triste à avouer) l'objet d'aucune étude scientifique ? Que nous n'en possédions pas même l'analyse ? Cet abandon est-il dû à l'incurie de nos administrateurs communaux, ou bien à la vogue toujours croissante des onze sources de Lamalou, qui sont de la même famille que les nôtres et qui, en plus, ont une température plus élevée ? Se seraient-elles déminéralisées ou un peu épuisées ? Nous l'ignorons. Quoi qu'il en soit, nos eaux minérales constituent une de nos précieuses ressources.

Les eaux de la fontaine veuve Aussel, à trois kilomètres sud de la ville, rive droite de la Lergue, sont en grande partie mises en bouteille et vendues à la population, surtout pendant la belle saison.

CHAPITRE VII

INDUSTRIES ET ÉTABLISSEMENTS INSALUBRES

Située au confluent de deux rivières jamais à sec, dans une vallée fertile à climat doux et non loin de la riche plaine de l'Hérault et des stériles causses cévenols, la ville de Lodève, dès le début de son existence, a dû être un centre industriel et commercial d'une certaine importance. La première mention positive de ce fait, en notre possession, remonte seulement au treizième siècle ; mais elle témoigne sans conteste d'une industrie déjà bien développée et vraisemblablement depuis un temps assez long.

En effet, d'après une pièce de nos archives communales, en 1261, les habitants de Lodève, se trouvant écrasés par les impôts onéreux que percevait l'évêque sur les industries du pays (draps, mines, etc.), sur les objets de consommation, sur le droit de pêche, etc., etc., sollicitèrent l'intervention de l'archevêque de Narbonne (le futur pape Clément IV), afin qu'il voulût bien atténuer leurs lourdes charges. Ce haut prélat repoussa leurs réclamations et déclara, entre autres choses, que : « Il sera payé à l'évêque de Lodève un denier pour chaque pièce de drap vendue dans sa ville. »

Au moyen âge, Lodève jouissait d'exemptions de péage sur tous les chemins du diocèse ; on voyait toujours un grand nombre de marchands lodévois aux foires de Baucaire, de

Montagnac, de Pézenas, de Béziers. Les foires de Lodève, qui se tinrent d'abord sur la grève de Soulondre, ensuite sur le foiral de l'Aire et de la Citadelle, étaient aussi très fréquentées. L'évêque, le seigneur et le chapitre, dès le neuvième siècle, étaient souvent en dispute à cause des taxes à percevoir sur les objets vendus à ces foires.

Le cadastre de 1401 mentionne l'existence, dans notre cité, d'une quarantaine de fabricants d'étoffes, pour le paysan et le bourgeois, et d'un certain nombre de mégissiers, de tanneurs et de cordonniers. L'année précédente, le Lodévois Trigorin avait exporté à Gênes dix ballots de beau parchemin et du drap burel. Des documents des quinzième et seizième siècles signalent presque comme une calamité publique la mévente persistante des draps du Lodévois : l'industrie drapière devait donc être importante alors.

Vers le milieu du seizième siècle, on y comptait une douzaine de fabricants de chapeaux de laine, et c'est au début du dix-septième siècle que remonte l'introduction à Lodève de la fabrication des draps pour l'armée. Jusqu'en 1600, cette fabrication se faisait à Semur (Côte-d'Or) ; cette année-là, Henri IV, pour la mettre à l'abri des invasions des Impériaux, la transporta à Lodève. Cette sage mesure fut complétée par la création de la manufacture royale de Villeneuvette (1678), et devint pour le pays une source de prospérité, ainsi que le prouvent certains des faits suivants :

Dans son rapport au roi, en date de 1699, Lamoignon de Bâville, intendant du Languedoc, déclare que Lodève fabrique les draps les meilleurs et en expédie non seulement dans toutes les provinces du royaume, mais encore à l'étranger, particulièrement en Allemagne, en Suisse, en Sicile et dans le Levant.

En 1744, on comptait dans notre ville 120 drapiers, parmi lesquels, cette année-là, 67 seulement travaillèrent et livrèrent 20,937 pièces de drap pour l'armée. Restaient encore en magasin 3,000 pièces invendues et pouvant suffire à l'habillement de 25,000 hommes.

Les maîtres-facturiers (tel était le nom des fabricants de drap) se trouvaient en état de fournir alors, chaque an, 25,000 pièces de drap, mesurant chacune de 25 à 30 mètres de long et de 1m,50 à 1m,80 de largeur. Cette activité fut encore accrue par celle des villageois voisins, qui se faisaient ouvriers industriels sans sortir de chez eux.

La fabrique lodévoise dut, en grande partie, ce développement extraordinaire à la très haute situation d'un enfant de Lodève, devenu premier ministre et plus que jamais désireux de voir prospérer son cher pays natal. Nous voulons parler du cardinal Fleury. Lui disparu, il y eut dans le pays des méventes de drap pareilles à celles des quinzième et seizième siècles ; les draps de commerce même y étaient délaissés.

Des vices de fabrication constituant la principale cause de ce marasme, l'administration centrale créa successivement des gardes-jurés, des contrôleurs, des visiteurs, des inspecteurs, qui avaient pour fonction d'estampiller les bons produits et de rejeter les mauvais. Parmi ces fonctionnaires résidant à Lodève, il convient de citer Jean Rolland de la Platière, devenu plus tard ministre de la Révolution, et mari de la célèbre Madame Rolland.

Les guerres de la Révolution donnèrent une nouvelle impulsion à notre industrie drapière. D'après une délibération du conseil municipal, en date du 30 floréal an II (19 mai 1794), on comptait 85 fabricants lodévois, ayant déjà fourni 37,696 pièces, sur les 44,885 qu'ils avaient soumissionnées.

Cette activité fut brusquement enrayée en thermidor an III, par une suspension de commandes qu'avaient provoquée les fournisseurs de l'État en refusant d'accepter des assignats comme payement du drap à livrer. Il en résulta une crise qui éprouva fortement la population lodévoise et motiva, de sa part et de celle de la municipalité, des réclamations assez énergiques pour attirer l'attention du gouvernement.

Le 25 fructidor an V (16 septembre 1797) l'administration centrale envoyait au maire de Lodève les questions suivantes : « Quels sont les industriels de votre commune que leurs travaux, leurs procédés particuliers, leur patriotisme, rendent dignes d'une récompense nationale? Combien d'ouvriers occupent-ils, soit dans leur établissement, soit dans la campagne? Que produisaient-ils avant la Révolution? Que produisent-ils depuis? Quels produits la paix leur fait-elle espérer? Dans quelle mesure épargnent-ils ou se proposent-ils d'épargner le travail de leurs ouvriers, soit par des procédés spéciaux, soit par la substitution de machines ou d'animaux? Quelles différences ou quelles analogies y a-t-il entre leurs produits et ceux du même genre les plus renommés à l'étranger? »

Douze jours après (6 vendémiaire an VI), les administrateurs municipaux de notre commune faisaient à cette question de très longues réponses, dont voici la substance :

« La fabrication des draps de troupe est le principal et presque l'unique travail exercé dans la ville. Avant la Révolution, cette industrie occupait 40 fabricants qui, de père en fils, manufacturaient 10,000 pièces. Ils avaient leurs principaux ateliers sous leurs yeux, dans leur propre maison. Le nombre de nos fabricants s'est considérablement accru depuis la suppression des maîtrises et des jurandes. Cette augmentation et surtout le besoin de fortes armées ont, en ces derniers temps, fait quadrupler au moins la production drapière (5,000 ouvriers en ville et le double dans les campagnes environnantes) jusqu'en thermidor an III. En ce mois-là, 6,000 pièces déposées dans le magasin national et qui devaient être payées tout de suite ne le furent que cinq mois après et seulement avec du papier-monnaie, déjà fort déprécié. Un pareil retard et pareil mode de payement ont condamné à l'inaction un grand nombre de fabricants et ont obligé les autres à détourner leur industrie de l'objet principal pour l'appliquer à la confection d'autres étoffes; de plus, le gouvernement s'adressant ailleurs, depuis cette époque, il reste à tous nos industriels une grande quantité de draps uniquement propres à l'habillement des troupes.

» Pour rendre à notre fabrique toute son activité d'autrefois, il faudrait d'abord qu'une paix durable avec l'étranger vînt nous assurer des débouchés ; ensuite que le gouvernement de la République, non seulement payât à nos fabricants ce qu'il n'a pas achevé de leur payer en thermidor an III, mais se remît, en outre, à leur faire des commandes importantes. Nulle part, d'ailleurs, on ne pourra fournir à nos armées un drap ayant autant de nerf et des couleurs aussi vives et aussi solides. Les eaux, les laines et surtout les ouvriers de Lodève sont d'une supériorité incontestable. 100 métiers battants manufactureraient annuellement 10,000 bonnets et 6,000 paires de bas en laine ou coton, si, comme par le passé, l'Etat, pour l'usage de ses troupes, achetait chez nous la partie des bas ou bonnets qui nous reste, quand nous en avons expédié à Lyon et à l'étranger.

» La chapellerie est en décroissance dans notre ville: on n'y compte plus que 7 chapeliers, qui, à eux tous, vendent par an 6,000 chapeaux à peine..... »

A quelle époque les commandes du gouvernement furent-elles rendues? Nous n'avons trouvé aucune indication sur ce point, non plus que sur l'état de notre principale industrie sous le premier Empire.

Les nombreuses troupes que mirent en mouvement les guerres presque continuelles de cette période exigèrent certainement, pour leur habillement, une grande production drapière, et il est permis de croire que les 129 fabricants de draps que le préfet Creuzé de Lesser comptait à Lodève en 1801 (dans sa *Statistique de l'Hérault*, publiée en 1823) eurent leur part dans cette surproduction.

Ils n'étaient plus (d'après le même auteur) que 53 en 1822. Pendant cette dernière année, le nombre de pièces fabriquées fut de 650 pour le Levant, de 7,400 pour l'armée, de 3,500 pour l'intérieur, soit 11,500 en tout.

Dans l'ouvrage de Camille Saint-Pierre ayant pour titre *Industries dans le département de l'Hérault*, imprimé en 1865, on lit (pages 192 et 194) : « L'importance des affaires, pour la fabrication des draps de troupe à Lodève, s'éleva, en 1856 (fin de la guerre de Crimée), à 22,000,000 de francs et descendit à 2 millions en 1857. En 1864, la population ouvrière, dans les 17 fabriques de draps et de couvertures, se décomposait ainsi : 1,425 hommes et 2,365 femmes pendant la période d'activité, 965 hommes et 1,637 femmes en temps ordinaire ; soit 3,000 ouvriers en moyenne, qui fabriquaient : 600,000 mètres de drap pour l'armée française, 100,000 mètres pour des armées étrangères (Italie, Autriche, Amérique, etc.), 20,000 mètres pour des douaniers, 30,000 mètres pour le commerce intérieur, 50,000 mètres de limousines et 15,000 mètres de molletons : en tout 815,000 mètres. »

Avant les adjudications de 1893, 10 manufactures existaient encore ; il n'en reste plus que 6 à l'heure actuelle, plusieurs s'étant réunies en une seule, afin de diminuer les frais généraux. Elles n'occupent que 1,300 ouvriers (480 hommes et 820 femmes).

Ces usines sont celles de MM. Vitalis frères et Cie, partie nord de l'avenue de la République, anciennement du pont de Celles ; Soudan frères, au nord de l'avenue des Platanes, près le pont de Celles ; Teisserenc, Got, Rouquet et Cie, route de Montpellier, non loin de la gare et de l'usine à gaz ;

Lagare-Donadille, dans la ville, sur le boulevard du Quai; Teisserenc-Visseq et Cie, également dans la ville, entre la tour des Cottes, la rue du Quatorze-Juillet et la Lergue (1): Labranche-Lacas, en amont du confluent du Laurounet et de la Lergue (4 k. nord de la ville).

Il est évident toutefois que, étant donné le perfectionnement incessant de l'outillage, la prospérité d'une industrie ne saurait être uniquement appréciée d'après le nombre des usines en activité, à diverses époques.

Aux six maisons industrielles indiquées ci-dessus, il convient d'ajouter les établissements suivants : celui de MM. Fau et Bousquet, pour la transformation des chiffons en laines courtes, près de l'usine à gaz et près de la sous-préfecture; celui de M. Pascal Hugounenq, pour la fabrication des engrais chimiques, avenue de Bédarieux et avenue de Clermont; ceux de MM. Cauvy et de MM. Segondy, pour la construction et les réparations des machines, derrière la sous-préfecture; celui de M. Pascal Crouzet, pour la minoterie, à 5 kil. sud de la ville, route de Montpellier; celui de M. Lasserre, pour la fromagerie, à 3 kil. nord, route de Paris; celui de MM. Tronc, Michel et Trinquier, pour la briquetterie, entre l'Esplanade et le pont de Celles.

La fabrication des draps pour l'armée étant de beaucoup la plus importante de toutes les industries lodévoises, nous allons commencer par examiner, au point de vue hygiénique et médical, chacune des trente opérations par l'ensemble desquelles elle est constituée.

Nous passons rapidement sur les accidents communs à

(1) Cette usine, incendiée le 29 avril 1899, a été transférée en amont de la ville, à 800 mètres plus loin que le cimetière actuel, sur les bords de la Lergue. Cette reconstruction a permis à M. Paul Teisserenc de créer une véritable usine modèle.

toutes les industries qui emploient des moteurs mécaniques et nous insistons sur ceux qui sont particuliers à la fabrication des draps :

La première opération, dans cette industrie, est l'assortissage des laines en suint ; elle ne semble pas être insalubre par elle-même, malgré des odeurs désagréables, mais elle donne lieu, parfois (quoique rarement), à l'inoculation de maladies contagieuses : ainsi, il y a vingt-cinq ans, deux assortisseuses furent atteintes de pustule maligne ; peu après, une troisième mourut du charbon.

Le désuintage et le lavage des laines exposent l'ouvrier à de sérieuses fatigues et à des rhumatismes, mais bien moins qu'à l'époque où, faute de machines, le laveur opérait dans la rivière même, avec la jambe, c'est-à-dire en contact permanent avec l'eau.

Le séchage est sans inconvénient lorsqu'il peut être fait à l'air libre, au soleil ; il n'en est pas de même si l'on doit se servir de la vapeur, de l'air chaud, de l'essoreuse. Entraîné par sa machine (sorte de panier cylindrique criblé de trous et tournant à la vitesse de 800 à 1,200 tours à la minute), un ouvrier essoreur mourut instantanément, il y a vingt ans.

Malgré le désuintage et le lavage préalables, malgré le perfectionnement des machines, le battage et le triage des laines forcent encore certains ouvriers à vivre dans une atmosphère plus ou moins chargée de poussières et de filaments organiques. De là, résultent assez fréquemment des inflammations des voies aériennes et de la muqueuse oculo-palpébrale.

Dans la teinturerie, la chaleur humide de l'air ambiant expose l'ouvrier à des rhumatismes, à des maladies de l'appareil respiratoire.

Il en est du lainage, du séchage et du battage des laines teintes, comme de celui des laines désuintées.

Le graissage, qui se fait avec de l'oléine ou des huiles de

qualité inférieure, produit une odeur désagréable, mais sans inconvénient pour la santé.

Les accidents produits par le cardage et le filage mécaniques deviennent de plus en plus rares, grâce à de nombreuses améliorations opérées presque journellement dans les machines (loups, drousses, repasseuses, finisseuses, etc.), mull-jenny, self-actings, renvideurs, métiers continus, etc.).

L'ourdissage, le collage et le montage de la chaîne sont des travaux absolument inoffensifs. Le tissage mécanique ne présente guère plus de dangers que le cardage et le filage. Pas le moindre inconvénient à subir dans la réception, le marquage et l'époutiage du drap tissé.

On ne peut pas en dire autant de l'épaillage chimique du drap, c'est-à-dire : 1° de l'oxydation (par des solutions à base d'acide sulfurique ou de chlorure de magnésium, suivant la couleur de l'étoffe) des matières végétales contenues dans ladite étoffe ; 2° de la carbonisation des matières oxydées au moyen d'étuves à températures variant de 80° à 130° ; 3° de l'élimination, par lavages, des matières carbonisées. Les fumées des carbonisateurs incommodent même le voisinage.

Le dégraissage, le foulage, le lavage et le garnissage du drap se font près des cours d'eau et dans des locaux nécessairement humides. Aussi les ouvriers qui exécutent tous ces travaux contractent-ils souvent des rhumatismes musculaires et des sciatiques rhumatismales.

Le séchage à la chaleur artificielle, ou ramage, et l'essorage des draps offrent naturellement les mêmes dangers que les manipulations identiques subies par les laines. Le séchage du drap à l'air libre et au soleil est, au contraire, un travail des plus sains, qui dédommage un peu le garnisseur.

Les six dernières opérations (tonte, brossage, rentrayage, pressage, décatissage et emballage) sont absolument inoffensives.

En examinant l'ensemble des accidents survenus dans nos fabriques de draps durant ces quinze ou vingt dernières années, on constate que les plus graves (ceux qui entraînent la mort) sont on ne peut plus rares (un seul pendant cette période), et que les autres deviennent de moins en moins communs.

Voici, du reste, quelques chiffres pour les cinq de nos plus grandes manufactures. De 1880 à 1896, on a compté : 1 accident ayant occasionné une incapacité permanente de travail ; 5 accidents ayant occasionné une incapacité provisoire (de trois à six mois) ; 159 accidents ayant empêché de travailler pendant environ un mois ; la plupart de ces 165 accidents n'ont offert rien de grave ; presque toujours, ils ont été dus à l'imprudence de l'ouvrier qui, par l'habitude, était devenu trop indifférent aux dangers possibles de sa machine.

En effet, pour les éviter, les manufacturiers avaient pris les précautions les plus minutieuses dans leurs installations : plus d'engrenage extérieur, plus de courroie à boucles pouvant entraîner l'ouvrier et surtout l'ouvrière, à cause de la chevelure. D'ailleurs, ces transmetteurs de force avaient été, le plus souvent possible, enfermés dans des sortes de caisses sur tous les points qui sont lieux de passage, et des hommes spéciaux avaient été chargés de les surveiller. En outre, il avait été expressément défendu de travailler avec des chevelures flottantes, de nettoyer les machines en marche, etc.

Bien avant la loi si philantrophique du 9 avril 1898 sur les accidents professionnels, plusieurs de nos industriels (les frères Vitalis surtout) ne se contentaient pas de chercher à éviter les accidents : ils secouraient les malheureux qui en avaient été victimes et sans rien retenir des salaires de ceux-ci. Leurs secours s'étandaient même souvent aux ouvrières en couches, aux travailleurs devenus vieux ou infirmes. Aujourd'hui, ils versent des primes annuelles suffisantes à des compagnies d'assurances, afin que celles-ci puissent, en cas d'accident, donner à la victime les sommes exigées par la nouvelle loi; mais ils ne se désintéressent pas pour cela, du sort de ceux pour qui ils ont versé leurs primes : ils complètent souvent des secours jugés trop modiques.

Pour les risques professionnels, pour la manière de les éviter, pour l'empressement à secourir l'ouvrier victime d'accidents, etc., les usines où l'on transforme les chiffons en laines courtes peuvent être assimilées aux manufactures de draps.

M. Fau, le créateur à Lodève de l'industrie des laines courtes, occupait 500 ouvriers en moyenne dans ses ateliers, de 1844 à 1877 ; l'épaillage chimique, appliqué à ses chiffons d'une manière de plus en plus générale, amena graduellement une diminution considérable de son personnel : il n'avait que 100 ouvriers en 1889.

Avant les nouveaux traités de commerce, la moitié des laines courtes Fau et Bousquet était achetée par nos fabricants de drap, l'autre moitié était exportée surtout en Espagne et en Italie. Des droits d'entrée presque prohibitifs ont affaibli, d'une manière très sensible, le chiffre des exportations dans ces deux pays. Actuellement (1898), 60 personnes seulement travaillent à la transformation des chiffons en laines courtes; ce nombre diminuera encore, par suite de la tendance à la baisse qu'ont les prix des laines naturelles.

Après avoir servi de premier débouché aux laines courtes artificielles, nos manufactures devinrent le point de départ des premiers produits chimiques fabriqués à Lodève par M. Pascal Hugounenq, ancien maire de notre commune.

Ce savant industriel, en effet, profitant des découvertes de Vauquelin, de Chevreul, de Maumené, etc., débuta dans sa fabrication par l'extraction de la potasse que contiennent les eaux du désuintage des laines Ceci avait lieu en 1867.

Cinq ans après, l'invasion phylloxérique poussa M. Hugounenq à commencer de produire les matières que l'on croyait propres à combattre le fléau ; quand les vignobles furent reconstitués dans l'Hérault, le Gard et l'Aude, il se mit à fabriquer en grand des engrais chimiques. Ses deux établissements, dirigés avec une parfaite compétence, sont destinés à acquérir un développement de plus en plus considérable, grâce à l'activité du fondateur, secondé on ne peut mieux par l'un de ses fils. Quoiqu'ils soient classés parmi les établissements insalubres de première classe, ils n'ont, jusqu'ici, donné lieu qu'à des plaintes injustifiées ; ils se trouvent d'ailleurs en dehors de la zone agglomérée de la ville (1).

La construction et les réparations des machines, qui constituaient une fort modeste industrie à Lodève, au commencement du siècle, ne pouvaient que se développer avec les progrès énormes accomplis par le machinisme durant ces cinquante ou soixante dernières années ; d'autant plus que notre ville est un grand centre de fabrication de draps, avec un outillage mécanique qui devient de plus en plus délicat.

Nos premiers constructeurs-mécaniciens, MM. Brunel père et Mellet, hommes très actifs, ont été remplacés par MM. Cauvy frères, Segondy (Félix) et Segondy (Eugène) qui, comme leurs prédécesseurs, s'occupent surtout de machines agricoles et de réparations aux divers mécanismes de nos manufactures.

Les trois nouvelles maisons de construction emploient, à elles trois, à certaines époques, jusqu'à soixante ouvriers : elles ont des locaux vastes, aérés, tout à fait salubres et où les accidents sont extrêmement rares.

Les deux fonderies de métaux n'occupent que trois ou quatre ouvriers chacune.

(1) Dans le chapitre Historique, on a vu quels services M. Pascal Hugounenq a rendus, comme administrateur de la commune.

La fromagerie et la laiterie de Camplong ont été installées, en 1892, à trois kilomètres nord de Lodève, par M. Lasserre; leur outillage perfectionné permet de fournir, chaque année, 55,600,000 kilgr. de fromages aux caves de Roquefort. Rien n'y laisse à désirer sous le rapport de l'hygiène et du service intérieur; les précautions les plus minutieuses sont prises pour éviter les causes de maladies inhérentes à cette industrie. Il en est de même pour la porcherie Lasserre, qui est située à six cents mètres nord de la fromagerie et qui, quoique sur les bords même de la route nationale, n'a donné lieu jusqu'ici à aucune plainte.

La mégisserie, autrefois si prospère à Lodève, a perdu peu à peu de son importance pendant le cours de ce siècle: il n'existe actuellement qu'un seul atelier de mégissier et deux ou trois ouvriers seulement y sont employés.

Six fabriques de chandelles sont mentionnées dès le quinzième siècle, en 1434; il n'en existe pas une seule aujourd'hui, à Lodève. Le Lodévois Faulquier, au milieu de ce siècle, s'en alla à Montpellier en fonder une, qui est devenue très importante et dont il aurait su doter notre ville, si l'administration timorée de Lacas ne lui avait suscité des entraves.

Nos briquetteries ne travaillent guère qu'en été, nos usines à huile ne fonctionnent guère que pendant l'hiver; aussi, n'entrons-nous pas dans des détails à leur sujet.

Nous passons absolument sous silence les établissements industriels, tels que usine à gaz, abattoir, boyauderie, fabriques de bière, etc., parce que l'on en trouve dans toute localité tant soit peu importante : en outre, les trois premiers sont situés près de la gare, dans la campagne, en aval de la ville, et ne peuvent par conséquent influer sur sa salubrité.

Indiqués ou non, nos ateliers et nos usines constituent, à peu près tous, des établissements dangereux, insalubres ou incommodes. Si nous les classons en prenant pour base le décret du 3 mai 1886, nous en trouvons :

3 de première classe (abattoir, boyauderie, fabrique d'engrais animalisés);

1 de deuxième classe (fabrique de produits chimiques);

50 de troisième (briquetteries, fonderies de métaux, buanderies, moulins à huile, usine à gaz, fromageries, désuintages, lavages, battages, cardages, teintureries de laines ou de chiffons, épaillages chimiques, foulages, dégraissages et garnissages de draps.

A ces établissements, ajoutons-en une vingtaine d'autres qui, considérés comme dangereux, insalubres ou incommodes, ne sont pas du tout industriels: tels sont les dépôts de sang, les grands dépôts de vidanges à l'air libre, les porcheries, les vacheries, les dépôts de fromages ou de salaisons, ceux de pétrole et de chiffons.

La création d'une moitié environ de ces soixante-douze établissements a été autorisée de 1849 à 1897, par le conseil d'hygiène de l'arrondissement; tous les autres existaient avant que ledit conseil fût institué.

Rarement, des refus d'autorisation ont été opposés: les membres du Conseil comprenaient que, non seulement les établissements près d'être créés allaient augmenter la somme de travail pour notre classe ouvrière, mais qu'ils allaient, en outre, offrir bien moins de dangers, bien moins d'insalubrité que n'en présentent nos innombrables pâtus, creux à fumier, lieux d'aisance mal tenus, bouches latérales et terminales d'égouts.

A Lodève, les fabriques, en général, et les manufactures de draps, en particulier, sont presque toutes beaucoup plus salubres que les logements actuels du personnel qu'elles occupent; plus salubres surtout que les caves, les rez-de-chaussée, les chambres qui, pendant les siècles derniers, servaient d'atelier ou au teinturier, ou au fileur, ou au cardeur, ou au tisserand, ou à tel ou tel autre des ouvriers drapiers de l'époque. Nos fabriques ne laissent, à présent, à peu près rien à désirer sous le rapport de la situation, de l'aération, de l'ensoleillement, de l'espace.

Parmi les trente opérations dont se compose la fabrication des draps, une dizaine à peine représentent des établissements insalubres ou dangereux; les accidents y deviennent plus rares, moins graves, et les personnes qui en sont victimes sont de mieux en mieux secourues. Mais, à côté de leurs très grands avantages, elles offrent presque toutes des inconvénients réels, qui pourraient être sûrement atténués et parmi lesquels nous nous contenterons de signaler :

1° L'accroissement rapide de l'élément féminin dans le total des ouvriers drapiers et dans celui des transformateurs de chiffons en laines courtes ;

2° La succession, sans transition, des périodes de chômage à celles de surmenage et vice versa ;

3° La pollution assez prononcée de nos deux cours d'eau et de l'air atmosphérique qui les surmonte.

Au sujet de ce troisième et dernier inconvénient, nous avons le devoir d'ajouter qu'il n'est qu'un peu imputable à nos usines : son existence, en effet, est due en grande partie à un mauvais système d'égouts, qui transporte les matières organiques putréfiées, non pas loin des lieux habités, ainsi que nous ne cessons de le demander, mais dans le lit même de la partie intra-urbaine de nos rivières.

CHAPITRE VIII

ÉVACUATION DES IMMONDICES

Sans les pluies torrentielles et les vents violents qui caractérisent si bien le climat bas-languedocien, l'air atmosphérique serait, dans la plupart des quartiers de Lodève, continuellement empesté par des émanations d'immondices de toute sorte. Pour la zone agglomérée de cette ville, le total des creux à fumiers et pâtus qui existent au pied même des habitations s'élève à 265. On sait que les Lodévois désignent sous le nom de pâtus de grands dépôts de fumier, recevant surtout des urines et fécès humains et encombrant presque toute la surface d'une cour entourée de mai sons. (Non loin de la porte d'entrée et dans l'intérieur de la maison, on rencontre encore assez souvent des excavations communiquant avec l'égout et destinées à recevoir les matières fécales et urinaires des habitants.)

Parmi les 1,029 maisons dont se compose Lodève, on en compte seulement 154 avec water-closets ou cabinets inodores ; 435 sont totalement dépourvues de lieux d'aisance et 440 n'ont que des lieux infects appelés lieux à la turque. Ce dernier inconvénient est d'autant plus grave qu'on le constate dans tous nos établissements publics. (Un grand nombre de Lodévoises vident encore, comme leurs aïeules, leur pot de chambre du haut de la fenêtre dans la rue. Que de fois, malgré un beau ciel étoilé, j'ai dû parcourir nos rues avec un parapluie ouvert !)

Sept latrines publiques, très exiguës, peu abritées, mal installées sous le rapport de la décence, mal lavées, existent sur les points les plus fréquentés de la ville.

Les eaux de la plupart des éviers se répandent sur le sol même des rues ou bien pénètrent dans des égouts très mal construits, très malpropres et dont les odeurs arrivent dans les habitations au moyen des tuyaux d'évier.

Le balayage et le lavage de la voie publique sont pratiqués depuis peu, relativement, et se font d'une manière incomplète et défectueuse.

En 1715 et en 1733, le balayage des rues fut prescrit à chaque habitant.

Le 11 janvier 1744, les conseillers municipaux votèrent une imposition de cent livres pour faire exécuter cette opération, laquelle, alors comme aujourd'hui, devait être commencée par les habitants et achevée par des jardiniers salariés.

En 1756, un règlement de police donne beaucoup de détails au sujet du balayage public et obligatoire.

En 1832, M. Barbot, maire, inaugura le lavage quotidien à l'eau courante de plusieurs rues de la ville proprement dite.

En 1849, on défendit expressément de tuer dans les rues le moindre animal de boucherie ou de charcuterie. Pour permettre l'observation de cette défense, l'excellent Jules André, député à la Constituante, avait, l'année précédente, constitué une compagnie grâce à laquelle on put édifier un grand et bel abattoir, qui, outre ses avantages au point de vue hygiénique, est aujourd'hui une source de revenus pour la ville.

La voie publique des faubourgs ne commença à être nettoyée en partie que bien plus tard (1883, 1892, 1895) ; mais, encore à l'heure actuelle, un assez grand nombre d'impasses et de rues de la ville et des faubourgs ne reçoivent, comme eaux courantes, que les eaux pluviales. D'ailleurs, là où le lavage se fait, on constate, surtout dans le quartier bas, des odeurs méphitiques plus fortes qu'avant le passage des eaux communales : cela provient de la trop faible quantité d'eau affectée à ce service.

Les fosses fixes destinées à l'évacuation des immondices offrent des inconvénients et de réels dangers, même pour des établissements édifiés en pleine campagne (casernes, colléges, séminaires).

Des hygiénistes autorisés regardent le système des fosses mobiles comme le meilleur après celui des égouts. Pettenkoffer l'a conseillé à Munich, en attendant ce dernier, et il le recommande à toutes les villes qui, comme Lodève, ne disposent pas d'eaux abondantes en toute saison.

En 1877, M. Marmier, commandant du Génie, chargé de la construction de notre grande et nouvelle caserne, eut d'abord la pensée d'utiliser le ruisseau de Pétôous (plus tard converti en égout), pour envoyer dans la Lergue, en amont de la ville, les matières organiques de cet établissement. Si ce projet avait été mis à exécution, des quantités énormes d'immondices auraient, avec une extrême lenteur et au préjudice surtout des riverains, parcouru toute la partie intra-urbaine de notre principale rivière : elles auraient été, en effet, ralenties dans leur marche par le barrage qui crée le gouffre de l'Apothicaire.

Devant une pareille perspective, l'honorable officier renonça à son projet et fit creuser des fosses d'aisance, que l'on cura chaque trois mois, pendant environ une dizaine d'années. Le curage de ces fosses ayant souvent occasionné des explosions de fièvre typhoïde, on finit par évacuer les immondices des soldats au moyen des tinettes mobiles, dont on se sert encore aujourd'hui et que l'on vide chaque jour, sur la surface d'un champ très éloigné de toute habitation. On ne les remplit de nouveau qu'après les avoir bien lavées et désinfectées.

Dans l'emploi des tinettes, on doit éviter de les faire déborder ; il faut surtout se garder d'adapter le bas du tuyau de chute au couvercle de la tinette, hermétiquement close tout autour, si l'on veut préserver le cabinet du reflux des gaz fétides que les matières elles-mêmes déplacent en tombant.

Pour notre ville, des tinettes mobiles, vidées chaque jour, constitueraient un complément précieux d'un système général d'égouts. Les locaux situés trop loin de ces conduits seraient ainsi vite débarrassés de leurs ordures, mais l'on aurait tort de généraliser l'emploi de ces récipients pour l'ensemble des maisons de Lodève, souvent si morcelées au point de vue de la possession. A la caserne, malgré un très vigilant et très minutieux casernier, malgré la crainte de peines sévères, les soldats ne prennent pas toutes les précautions réclamées par les hygiénistes au sujet de l'utilisation des tinettes.

Est-ce que des agents de police, tous nés à Lodève, pourront ou voudront exiger une plus grande propreté de la part de personnes naturellement sales et dont la plupart sont pour eux ou des connaissances, ou des amis, ou des parents ? D'ailleurs, il y a beaucoup d'électeurs que le maire, chef de la police, tient à ménager.

Plusieurs égouts, qui semblent remonter à l'époque de la domination romaine, sont tout à fait hors d'usage ; ils renferment une foule d'objets divers, de matériaux de toute sorte, de substances organiques durcies. On a bâti des maisons sur un certain nombre d'entre eux.

Parmi les plus anciens encore utilisés, signalons ceux qui longent les boulevards du Collége et de l'Hôpital, la rue Châteaudun, la place Bouquerie, la Grand'Rue, l'ancienne rue Gazilier, la place au Blé, la rue du Mazel, la rue Basse, la rue de Lergue. C'est probablement par la bouche terminale d'un de ces derniers que, le 4 juillet 1573, les protestants entrèrent en ville.

De 1708 à 1744 furent construits les égouts des rues Vieille-Commune, Pénitents-Bleus, Récollets, Broussonnelle.

En 1816, après avoir établi des lieux d'aisance dans la mairie, Guillaume Rouaud, maire de Lodève, fit établir l'égout qui longe la rue du Parc et traverse la place Broussonnelle (Alsace-Lorraine), pour aller rejoindre celui de la rue Vieille-Commune.

Après 1832, l'administration Barbot en fit construire et restaurer plusieurs autres.

En 1866, le maire Jules Teisserenc fit reconstruire ceux de la rue de Lergue et du Gazilier.

La création des égouts de la rue Neuve-des-Marchés, de la partie inférieure du boulevard des Récollets, de Pétôous et de la rue Montbrun, date de 1873, 1874 et 1875.

Ces six derniers seuls offrent quelques-unes des conditions exigées par la salubrité publique. Leurs quatre parois sont étanches, très solides; leur section moyenne est de $0^m,70$, leur pente varie de 3 à 8 centimètres par mètre. La plupart des autres sont délabrés, obstrués, non étanches, plus grands à leur origine qu'à leur bouche terminale. Ces graves défauts proviennent surtout de l'incurie des municipalités, qui n'ont jamais eu de plan d'ensemble et qui ont laissé chaque propriétaire construire tel ou tel égout à sa guise.

A Lodève, tous les égouts, même les moins mauvais, ont le double inconvénient de laisser répandre leurs mauvaises odeurs en ville, d'abord par leurs vingt-huit bouches latérales constamment ouvertes, ensuite par leurs soixante-sept bouches terminales, dont dix-sept sont grandes, et qui s'ouvrent toutes sur la partie à sec du lit intra-urbain de nos rivières.

Les mauvaises conditions qui viennent d'être énumérées produisent dans le sol, les eaux des puits et surtout l'air atmosphérique, des contaminations constantes, qui servent à expliquer en partie la débilité de la plupart des Lodévois, les maladies endémiques et infectieuses dont ils sont souvent atteints, la proportion si forte de décès que l'on constate parmi eux, dans plusieurs de nos quartiers.

Cependant, à Lodève, l'intoxication fécale pourrait être combattue assez facilement. Notre ville n'a-t-elle pas, en effet, un sol très incliné, une petite superficie, de grandes quantités d'eau dans ses environs immédiats, d'excellents matériaux de construction, un assez grand nombre de contribuables riches ou aisés? C'est ce que semblent ignorer nos administrateurs.

Dans la zone agglomérée d'une ville qui, comme Lodève, a de fortes pentes et peut acquérir de grandes quantités d'eau, le système du « tout à l'égout » doit être appliqué sans hésitation aucune ; mais, naturellement, il faut que l'application en soit faite selon les règles du bon sens et de l'hygiène: pentes aussi prononcées que possible, solidité et étanchéité parfaites des parois, dimensions largement suffisantes sur tous les points et de plus en plus grandes à mesure que l'on se rapproche du point terminus, communication du bout inférieur de chaque égout principal avec un très grand égout collecteur qui aboutisse dans celui des terrains de la banlieue qui est le plus éloigné de toute habitation, bouches latérales s'ouvrant et se fermant automatiquement, chasses énergiques et fréquentes (1) opérées dans l'intérieur au moyen du contenu de plusieurs réservoirs très grands et très élevés. Comme on l'a déjà vu, nos égouts sont loin de ressembler à ceux que l'on établit d'après ces règles-là.

(1) Pourquoi n'emploierait-on pas à ces chasses les grandes quantités d'eau ayant déjà servi dans les lavoirs communaux, les piscines de natation, les établissements de bains, dont nous parlons au chapitre hydrologie ?

CHAPITRE IX

POPULATION

Dans son livre intitulé *La France avant ses premiers habitants,* Moreau de Jonnés dit que, sur toute la surface du pays appelé autrefois Gaule, la majeure partie des habitants a été et est encore formée par des peuples de race celtique (Celtes, Cimmériens, Volces, Kimris, Aquitains).

Cette proposition nous paraît erronée, surtout pour la Gaule méridionale, si longtemps occupée par des Ibères, des Ligures, des Sarrazins, des Grecs, des Romains, des Visigoths; d'autant plus que la plupart de ces colons, par suite de leur humeur pacifique, étaient très aptes à obtenir de bon gré des unions fréquentes avec les indigènes.

Dans quelles proportions exactes ces mélanges se produisaient-ils? Les documents nous font défaut pour répondre. Nous sommes mieux renseignés relativement aux mélanges actuels ou peu anciens.

Les montagnards des environs (ceux du Rouergue et de la Lozère en particulier) sont, en général, assez prolifiques et se trouvent sous un climat rude et sur un sol pauvre; aussi, chaque jour, plusieurs d'entre eux se voient-ils forcés d'aller se fixer dans un milieu plus favorable.

C'est avec une fraction importante de ces derniers qu'est comblée la presque totalité des vides qui se produisent à tout moment dans notre ville, soit par excédents de décès, soit surtout par défaut de naissances. A ces immigrants viennent s'ajouter certains individus de la plaine de l'Hérault et quelques-uns des soldats de la garnison.

En 1897, sur une population totale de 8,422 habitants, on comptait 1,000 militaires, 2,243 personnes nées hors de la commune et 2,000 au moins qui, nées à Lodève, avaient pour père ou mère des gens immigrés.

De tous ces faits et de tous ceux qui se trouvent exposés ci-après, dans les paragraphes taille, teint, etc., on peut conclure qu'il est impossible d'assigner un type ethnologique spécial à la généralité des habitants de Lodève.

La taille, caractère ethnique des plus constants, est plus élevée chez le conscrit lodévois que chez les autres conscrits de l'ensemble de la France. Les tableaux de recrutement de la commune de Lodève relatifs aux dix classes de 1881 à 1890 nous donnent, en effet, les proportions suivantes : 25 par 1,000 pour les jeunes gens dont la taille est inférieure à 1^{m},54 ; 390 par 1,000 pour les jeunes gens dont les tailles sont comprises entre 1^{m},54 et 1^{m},65 ; 361 par 1,000 pour tous ceux qui mesuraient de 1^{m},65 à 1^{m},70 ; tous les autres examinés, c'est-à-dire presque un quart du total, avaient des tailles variant entre 1^{m},70 et 1^{m},87.

En 1885, dans l'ensemble de la France, ces dernières tailles n'étaient fournies que par un sixième du contingent.

La Lodévoise offre, par rapport à l'homme, le degré d'infériorité de taille qui s'observe généralement ailleurs (10 à 12 centimètres).

L'habitant de Lodève a, d'ordinaire, le teint peu coloré (blanc mat et surtout brun, ses cheveux, blonds ou châtain clair durant l'enfance, deviennent le plus souvent châtain-foncé à l'âge adulte ; ses yeux sont bruns. Chez tous, les dents pèchent par manque de régularité et se carient de bonne heure.

Les constitutions, soit faibles, soit de force moyenne,

existent chez les neuf-dixièmes des habitants (40 pour 100 des premières et 50 pour 100 des autres); les fortes ne s'observent guère que chez les cultivateurs et les personnes aisées.

C'est particulièrement parmi les femmes que l'on constate une poitrine étroite, des épaules et les hanches resserrées, un corps faible, rachitique, peu développé et en partie contrefait. Les ouvrières des fabriques ont souvent la voix rude, enrouée ; cela provient sans doute des poussières qu'elles respirent en travaillant et des conversations à distance qu'elles ont entre elles, au milieu d'un grand bruit de machines.

Dans la commune, il est rare de rencontrer des personnes présentant un embonpoint considérable. Plus des deux tiers des habitants sont ou lymphatiques ou lymphatico-nerveux ; les tempéraments sanguins forment le dixième de la population, les bilieux sont encore deux fois moins nombreux.

Le goître véritable, volumineux, ne se rencontre qu'exceptionnellement à Lodève ; cependant, chez quelques femmes ou filles, les médecins reconnaissent un léger développement du corps thyroïde.

Les filles sont généralement pubères entre treize et seize ans. La plupart se marient entre dix-huit et vingt-cinq ans, c'est-à-dire plus tôt que les jeunes gens (Voir, pour plus de détails, notre chapitre sur la Statistique).

La fécondité chez les femmes est à un degré tout au plus moyen; les fausses couches ne sont pas rares. Quant aux accouchements à terme, ils deviennent souvent laborieux par suite de l'étroitesse du bassin et de la faiblesse constitutionnelle. L'allaitement se fait pourtant d'une manière normale et sans trop d'insucccès. Il est fâcheux que la nourrice donne à son bébé prématurément (parfois avant un an), des aliments autres que du lait. Aussi, n'est-il pas rare de voir de très jeunes enfants avec des membres débiles et un ventre énorme.

Les causes d'exemption du service militaire méritent une étude attentive lorsqu'il s'agit d'apprécier les caractères physiques d'une population.

A ce titre, nous allons exposer un résumé des examens que les conseils de révision ont fait subir aux conscrits de la commune de Lodève, durant la période décennale 1881-1890. Sur un total de 676 jeunes gens examinés alors, 482 ont été déclarés bons pour le service dès le premier examen, 51 autres ne l'ont été qu'après un premier ou second ajournement.

Parmi les maladies ou infirmités qui ont causé les 143 exemptions, signalons : faiblesse générale (plus d'un tiers); maladies des yeux (près d'un dixième); hernies (un douzième); hypertrophie du cœur (un quinzième); perte de doigts par suite de fractures (un vingtième); maladies de poitrine (un trentième).

De 1816 à 1822, d'après Creusé de Lesser, le total des exemptions, à Lodève, fut de 328 sur 1,057 examens : un huitième pour faiblesse générale, un dixième pour teigne, un dix-septième pour hernies, un vingt-deuxième pour scrofule, un vingt-cinquième pour maladies des yeux. On en élimina plus d'un tiers pour défaut de taille, parce qu'à cette époque on se montrait, sous ce rapport, plus exigeant qu'aujourd'hui.

Naturellement impressionnables et faciles à surexciter, les vrais Lodévois se montrent cependant presque tous pacifiques, conciliants, bienveillants: ils ont très peu de querelles entre eux. Les rares difficultés qui ont surgi entre ouvriers et patrons ne se sont prolongées qu'exceptionnellement. Exceptionnellement aussi, on a vu employer contre eux la force armée: il n'a été fait, chez nous, sérieusement usage de ce moyen de contrainte qu'une fois ou deux ; en 1724 et en 1785. A la première date, on avait envoyé des cavaliers de la maréchaussée ; à la seconde, tout le régiment de Vermandois; entre les deux, la garde bourgeoise suffisait.

Moins réfléchis, moins tenaces, moins économes, moins prévoyants, plus versatiles que les Aveyronnais, mes compatriotes sont beaucoup plus généreux, confiants, ennemis des procès. L'*affrayrament* (associations industrielles ou fusions de ménages entre frères mariés) a été longtemps commun à Lodève ; aujourd'hui encore, il en existe un échantillon.

Les Lodévois peuvent aussi être comparés, sans trop de désavantage, aux habitants de la plaine et du littoral de l'Hérault. Si, chez ceux-ci, l'intelligence est plus active, plus exercée, plus développée, il y a chez les premiers plus de modestie, de douceur, de naïveté.

Quelques-uns des préjugés qui ont cours à Lodève entraînent parfois de graves conséquences. A beaucoup de malades on entend encore assez souvent prononcer les paroles suivantes : « Vous avez beau soigner, appeler un médecin, médicamenter, la guérison ne se produira que si Dieu le veut; la mort surviendra malgré tout, si l'heure de mourir a sonné ». Les médecins publics, payés par les anciennes municipalités n'exigeaient aucun honoraire, et cependant ils n'étaient presque jamais appelés. Un tel fatalisme, s'il est partagé, ne peut que donner le découragement à celui qui souffre et rendre négligents ceux qui soignent.

Dans la classe ouvrière, la plupart des personnes gravement malades reçoivent presque continuellement des visites de parents et d'amis qui s'installent dans la chambre, causent, fatiguent le patient et le privent, sans s'en douter, du repos, du calme, de l'administration régulière des remèdes, et même des soins les plus indispensables. Les cautères sont encore employés contre une maladie quelconque, mais moins que jadis. Malgré les conseils de prudence du médecin, malgré les secours assez larges du patron, l'ouvrière nouvellement accouchée reprend trop tôt son travail, ses habitudes : de là, de fréquentes maladies utérines, qui nuisent à elle et à l'enfant. Le nouveau-né est trop tôt emporté à l'église pour le baptême. Beaucoup de mères lodévoises poussent l'ignorance jusqu'à se figurer que l'abus des vermifuges et le contact prolongé de la peau avec des langes imbibés d'urine et de fécès contribuent à maintenir le nourrisson en bonne santé. Ces pratiques, ces imprudences, jointes à la mauvaise habitude de supprimer l'allaitement avant la dentition, servent à expliquer la grande mortalité infantile signalée dans notre chapitre : Statistique.

N'est-ce pas qu'un cours d'hygiène populaire serait utile dans notre ville ?

Les mœurs ne sont pas plus dépravées à Lodève que dans les autres centres industriels du Midi : il est excessivement rare d'y rencontrer des ménages irréguliers.

Malgré une garnison de 1,000 hommes sur 8,000 habitants, la proportion des enfants illégitimes y est presque trois fois moindre que dans l'ensemble de la France. (Voir à ce sujet l'article Natalité, dans le chapitre consacré à la statistique.) Les naissances illégitimes ont dû être toujours très rares à Lodève : des documents anciens nous montrent que l'apparition d'une fille-mère causait toujours un grand scandale.

Sous le rapport de la criminalité, de 1840 à 1887 inclusivement, on a compté par 10,000 habitants : 1° En France, 2 crimes contre les personnes chaque 5 ans, 2 crimes contre la propriété tous les 3 ans, 53 délits ou contraventions chaque année ; 2° à Lodève, un seul crime contre les personnes chaque 5 ans, 2 crimes contre la propriété tous les 5 ans et une trentaine de délits ou contraventions chaque année.

Cette dernière moyenne se décompose ainsi : 13 délits communs et 17 contraventions spéciales, dont les neuf-dixièmes proviennent de l'application des lois sur la chasse et la pêche.

Les délits communs, chez les Lodévois, ont eu le vol pour mobile 1 fois sur 3. Les délits pour mendicité et vagabondage sont plus communs ; les condamnations pour coups et blessures, pour injures sont très rares. Quelques coalitions d'ouvriers contre patrons ont été observées, mais seulement pendant l'année 1840.

Parmi nos condamnés quelconques, on trouve une très faible proportion de filles ou de femmes. Environ un tiers du total des condamnés des deux sexes représente des récidivistes.

Les moyennes pour l'ensemble de la période ne nous paraissant pas assez instructives, nous avons partagé les quarante-huit années en quatre parties égales et cherché les chiffres de l'année moyenne pour chacune de ces quatre parties. L'examen successif de ces courtes périodes de douze ans nous fait constater deux vérités qui doivent nous donner à réfléchir sur l'état moral de nos futurs compatriotes : 1° les nombres des condamnations prononcées contre les Lodévois étaient tous, au milieu de ce siècle, trois ou quatre fois plus faibles que les nombres des condamnations encourues par d'autres Français ; 2° vers la fin du même siècle, ces nombres, pour Lodève, atteignent presque ceux qui se rapportent à la France entière. Ainsi, tandis que, pour la France, il y a *statu quo* et même décroissance dans les chiffres des crimes, légère augmentation dans celui des délits communs et des contraventions spéciales, on voit s'élever d'une manière effrayante les nombres de condamnations quelconques prononcées contre les Lodévois.

Un pareil fait ne mérite-t-il pas de fixer l'attention ? Ne serait-il pas dû, en grande partie, aux ravages de plus en plus considérables produits par l'alcoolisme dans notre population ?

Pendant la période de quarante-huit ans citée plus haut,

la consommation d'alcool déclaré à l'octroi s'est élevée, par adulte mâle et par an, de 1 à 10 litres. Mais si l'on considère : 1° que les quantités d'alcool entrées en fraude étaient à peu près nulles vers 1840 ; 2° qu'aujourd'hui, ces quantités (d'après des personnes très compétentes) représentent au moins les deux tiers de celles que l'on consomme en ville ; 3° que beaucoup de nos vignerons fabriquent clandestinement chez eux des eaux-de-vie qui ne sortent pas de Lodève, l'on peut dire, sans crainte d'exagérer, que, à l'heure actuelle, les Lodévois consomment trente fois plus d'alcool qu'ils n'en consommaient il y a cinquante ans.

Ainsi qu'il est dit plus loin, dans le chapitre Maladies, le Lodévois, au commencement du siècle, avait à sa disposition trois ou quatre cafés, établissements où alors on débitait des boissons, la plupart hygiéniques, telles que café, vins blancs ou rouges, bières, etc. ; aujourd'hui, il a plus de cent cafés ou débits, dans chacun desquels les liqueurs toxiques à bon marché sont les plus en vogue.

C'est là qu'il va, pendant ses heures de loisir, boire, fumer, jouer, affaiblir son sens moral, oublier qu'il a des fils à nourrir et surtout à élever.

Plus de ces exercices au grand air, si utiles au développement du corps et que savaient si bien pratiquer ses ancêtres : le tir, l'escrime, les jeux de paume, de ballon, de mail, sont depuis longtemps abandonnés. Le seul tir qui puisse passionner, à Lodève, c'est celui des fusées et serpenteaux ; or, on sait combien il est coûteux et dangereux. Sans doute, dans une partie de la population, les courses vélocipédiques commencent à être en faveur ; mais je crains qu'elles ne présentent, au point de vue médical, plus d'inconvénients que d'avantages.

A cause des nombreuses réclamations des parents, les leçons de gymnastique, forts rares et irrégulières d'ailleurs, ne sont données qu'à un petit nombre d'élèves.

L'éducation morale est presque autant négligée par la famille que l'éducation physique.

Les bons résultats obtenus à ce sujet dans l'école sont atténués, neutralisés, annihilés même par les mauvais exemples de la rue, du cabaret, etc.

En effet, nos jeunes gens, nos enfants mêmes, restent beaucoup trop livrés à eux-mêmes, sans surveillance, hors de la maison paternelle: aussi le respect qu'ils doivent au père, à la mère, aux voisins, aux amis, aux vieillards, a-t-il considérablement diminué. Devenus hommes, ils parlent toujours de leurs droits et jamais de leurs devoirs.

Si, comme je le redoute, l'éducation morale et l'éducation physique ne valent ailleurs pas plus qu'à Lodève, nos législateurs et le Gouvernement ont le devoir de prendre au plus tôt les mesures nécessaires : lois draconiennes contre l'alcoolisme, internats gratuits et obligatoires en faveur de la classe ouvrière, conférences sur la morale, l'hygiène, aux adultes, etc. ; plus grande sévérité dans l'application des lois contre les crimes, les délits et les contraventions, etc., etc.

Il y va du salut de la patrie. L'enfant à qui l'on aura laissé prendre les plus détestables habitudes pourra-t-il devenir bon ouvrier, bon soldat, bon citoyen ? Pourra-t-il à son tour créer plus tard de bons fils?

A Lodève, la presque unanimité des femmes et la grande majorité des hommes sont des catholiques pratiquants. Aussi les écoles laïques n'y florissent-elles pas. Il y a progrès sur le moyen âge ; mais aussi quelle était alors l'éducation laïque? Un seul maître ou une seule maîtresse agréés par l'évêque, enseignant dans un local de 8 à 9 livres de loyer annuel et avec un traitement mensuel de 3 à 4 livres !

Dans cette ville, les sciences et les lettres ne sont guère plus cultivées qu'autrefois. Et l'on sait comment on les y cultivait alors, malgré le grand nombre de professeurs et le petit nombre d'élèves! Dans de riches pensionnats tenus par des doctrinaires et des ursulines, les fils ou filles de nobles ou de bourgeois passaient presque tout leur temps dans les chapelles. Comment s'étonner après cela que la population ne protestât pas contre les injustices dont le clergé lodévois de jadis se rendait coupable : supplice du feu appliqué en 1323 à une multitude de chrétiens dissidents, qui n'avaient point voulu faire amende honorable devant le concile tenu cette année-là à Lodève même; avanies de toute sorte et fortes redevances imposées aux juifs, etc., etc.

Aussi les études complètes pour l'enseignement secondaire n'ont-elles, jusqu'à ce jour, été réalisées que par l'infime minorité des jeunes gens de la classe aisée. Toutefois, depuis surtout les lois républicaines contre l'ignorance et contre les patrons occupant des enfants illettrés, la population ouvrière possède la plupart des connaissances dont l'ensemble constitue l'instruction primaire.

Cependant sur, 100 nouveaux mariés, on en compte encore 8 qui ne savent pas apposer leur signature ; cette proportion est au moins double chez les nouvelles mariées. Ajoutons que plusieurs signataires se sont exercés à dessiner leur nom sans avoir appris à le lire.

L'enseignement professionnel reste à créer à Lodève. Il n'y existe pas même, pour nos futurs ouvriers de fabrique, des cours complémentaires de mécanique, de physique, de dessin, de chimie.

Pour achever de faire connaître l'état moral et intellectuel de la population lodévoise, voici quelques détails sur la bibliothèque de la ville: elle fut ouverte en 1868, par les soins du maire Teisserenc; et n'avait alors qu'un faible noyau de livres. Dix ans après, le savant et généreux Fabre lui laissa les milliers de livres qu'il possédait et une somme de 18,000 francs, destinée à l'achat de livres nouveaux. Ces richesses ont été encore augmentées par les dons des familles Vitalis (Jules), Fraisse, etc., etc. (1)

En l'année 1893, notre bibliothécaire communal a fourni des livres à 385 lecteurs (la vingt-quatrième partie environ du total des habitants de Lodève): 98 étaient des étrangers, tels que militaires, gendarmes, fonctionnaires, etc. Les 287 lecteurs indigènes étaient âgés de douze ans au moins: on n'en comptait que 75 du sexe féminin. Tous (indigènes ou non) ont lu 7,068 volumes sur place et 3,024 à domicile, soit en tout 10,092 (26 en moyenne chacun).

Les livres sérieux (sciences naturelles, histoire, géographie, philosophie, etc., etc.,) ont été demandés une fois sur trois par les garçonnets ou les hommes et une fois sur dix par les fillettes, les jeunes filles ou les dames.

L'année d'après, le nombre des lecteurs lodévois a diminué, sensiblement par suite d'une émigration d'ouvriers sans travail.

Pour donner plus de valeur à ces résultats, il ne sera pas sans intérêt de les comparer avec ceux qui ont été constatés dans une autre ville du département : Cette.

De 1872 à 1876, à Cette, les bibliothèques ouvertes au public ont prêté 46.929 volumes et en ont laissé consulter 33.300 sur place. Le total des lecteurs s'y est élevé à 1,814 (la quatorzième partie de la population cettoise d'alors); chacun a lu en moyenne et annuellement 27 volumes (un de

(1) Georges Fabre ne s'est pas contenté de donner des milliers de livres et de l'argent à notre bibliothèque; il a, en outre, donné à la ville un capital de 200,000 francs, produisant en ce moment un revenu annuel de 6 000 francs au moins, et qui, après la mort des bénéficiaires de quelques legs, restera la propriété exclusive de notre commune. C'est en reconnaissance de ces bienfaits que notre bibliothèque et une de nos rues portent le nom de Georges Fabre et qu'un monument a été édifié sur le tombeau du bienfaiteur, à l'entrée du cimetière actuel.

plus seulement que le lecteur lodévois). Comme à Lodève, les deux tiers des livres lus ou consultés étaient des romans, contes, pièces de théâtre.

Depuis lors, la proportion des lectures sérieuses va encore en s'affaiblissant à Cette, et, malgré une augmentation du total des habitants de cette ville, le nombre des lecteurs diminue notablement.

Il est on ne peut plus intéressant de connaître dans son ensemble la nature de l'alimentation habituelle des ouvriers lodévois, pendant les siècles derniers, au point de vue hygiénique; pour renseigner le lecteur à ce sujet, nous le renvoyons au chapitre : Maladies à Lodève (article Epidémies). Ici, nous allons nous contenter de fournir quelques chiffres indiquant pour notre ville : 1° les prix de plusieurs des principaux aliments à diverses époques; 2° les maxima et les minima des salaires quotidiens payés aux ouvriers pendant ces mêmes époques. Ces chiffres sont consignés dans le tableau suivant:

DÉSIGNATION des années	PRIX DU KILOGRAMME DE :									SALAIRES QUOTIDIENS (non compris la nourriture)	
	pain blanc	pain bis	pain de mixture	viande de mouton	viande de brebis	viande de bœuf	viande de porc	poisson rare	poisson commun	des femmes	des hommes
	fr. c.	fr. c.	fr. c.	fr. c.	fr. c.	fr. c.	fr. c.	fr. c.	fr. c.	fr. c.	fr. c.
1555	0 065	0 051	0 036	0 097		0 076	0 065	0 498	0 260	0 102	0 204
1558								0 520	0 260		
1638				0 341	0 225	0 225					
1668				0 215	0 130	0 130					
1676				0 341	0 175	0 232					
1702	0 195	0 153	0 070	0 408	0 325	0 278		0 650	0 282	0 256	0 705
1720											
1734								0 780	0 325		
1753	0 260	0 162									
1759		0 215									
1763				0 325	0 195	0 195					
1789						0 840					
1793	0 581	0 405									
1798	0 452	0 350		0 376	0 225	0 945		0 946	0 485	0 750	1 500

Dans ce tableau, le denier (douzième partie du sou) est converti en millimes ou dixièmes de centime ; la livre est convertie en grammes (420 environ). Il n'y a pas là tous les chiffres que nous voudrions y voir ; cependant, il y en a assez pour faire les remarques intéressantes que voici :

1° Il y a trois cent cinquante ans, dans un ménage ouvrier de Lodève, les salaires quotidiens réunis des deux époux équivalaient à environ 5 kilos de pain blanc, ou bien à 5 kilos de porc frais, ou bien à 3 kilos de mouton, ou bien à 4 kilos de bœuf, ou bien enfin à 11 ou 12 hectogrammes de poisson commun ;

2° Cent cinquante ans après, ces salaires équivalaient à la même quantité de pain blanc, à une quantité un peu plus petite de viande, à une quantité de poisson commun trois fois plus forte ;

3° A la fin du siècle dernier, l'ouvrier lodévois pouvait se procurer autant de pain et à peu près autant de poisson commun ; il avait à sa disposition deux fois plus de viande de mouton, deux fois moins de viande de bœuf ;

4° Actuellement (1898) dans la classe ouvrière de Lodève, un ménage où les deux époux travaillent peut acheter chaque jour ou 13 kilos de pain, ou 2 kilos de viande, ou 10 kilos de poisson ;

5° Avec un sétier de blé on faisait, au seizième siècle, environ 32 kilogrammes ou 75 livres de farine : un sétier valait alors de 20 à 40 sols.

6° Les consommateurs étaient protégés contre les fraudeurs par des visiteurs qui, au nom de l'évêque ou du chapitre, ou de la ville, veillaient à l'exécution des règlements sur la qualité, la quantité, les prix fixés de telle ou telle marchandise.

Aujourd'hui, dans notre ville, en dehors des époques de chômage, presque tous les ouvriers ont des salaires qui leur permettent de se procurer une nourriture saine, substantielle et suffisamment abondante ; d'autant plus que, sauf le gibier et la volaille, la plupart des aliments sont d'un prix très abordable.

Grâce aux cultures si variées et si productives de son arrondissement, Lodève voit toujours ses marchés et ses magasins de comestibles largement pourvus de blés, de viandes, de graisses, de fromages, de beurres, de vin, d'huile d'olive, de fruits et de légumes frais. La proximité de la mer contribue aussi notablement à cette alimentation saine, abondante et peu coûteuse. Quant au poisson d'eau douce, les matières chimiques déversées dans nos deux rivières par les manufactures l'ont détruit presque complètement, tant à l'intérieur de la cité que dans son voisinage immédiat.

Le vin récolté dans la commune suffit presque aux besoins de la population (une centaine de litres en moyenne par an et par habitant). A cause des coteaux et des cépages, cette boisson y serait généralement excellente, si les propriétaires lui donnaient des soins analogues à ceux qu'elle reçoit par exemple dans la Bourgogne et le Bordelais.

Toutes les classes de la population lodévoise usent de plus en plus de chocolat et de café. Les femmes y consomment habituellement trop de café au lait ; de là ces leucorrhées que l'on constate si souvent chez un grand nombre d'entre elles.

Dans quelques familles ouvrières, la nourriture laisse encore trop à désirer sous les rapports de la qualité et même parfois des quantités. Cette fâcheuse situation provient en partie des chômages, de l'insuffisance du salaire, en partie des dépenses que plusieurs lodévois pauvres ont l'exécrable manie de faire en tabacs et en boissons alcooliques.

Les causes diverses de misère qui viennent d'être indiquées influent encore plus sur les vêtements que sur l'alimentation. Sans doute, depuis un demi-siècle, l'ouvrier lodévois s'habille en général d'une manière beaucoup plus hygiénique :

il ne va plus nu-pieds ; il a des bas et même de la flanelle ; mais combien, sous ce rapport, il est loin encore de ce que réclame l'hygiène ! Aucune provision de linge et de vêtements, de linge surtout.

Aussi, presque chaque jour, à toute heure, par tous les temps, les pauvres ménagères qui aiment la propreté sont-elles forcées de s'en aller laver un petit paquet de hardes, même quand elles sont à l'époque des menstrues. Si encore ces malheureuses pouvaient faire leurs lavages à l'abri et dans des eaux propres ! Mais, comme on l'a vu dans le chapitre des besoins hydrologiques, elles n'ont, pour ce travail indispensable, que le lit intra-urbain de nos rivières, lit qui partout est infect ou exposé à toutes les intempéries. Elles n'ont, en effet, ni fontaine de ménage, ni lavoir spécial, et les lavages auprès des fontaines publiques leur sont absolument interdits par la police.

Comme l'eau du bord de la rivière est dormante et qu'elle surmonte un fond très vaseux, nos pauvres ouvrières, pour l'éviter, s'en vont pieds et jambes nus laver au beau milieu du courant. On devine les conséquences d'un pareil travail, surtout pendant la mauvaise saison.

Et puis, pas plus de séchoirs que de lavoirs. Il faut d'abord emporter le linge tout mouillé et tout puant chez soi; ensuite s'il pleut ou si l'on craint les procès-verbaux pour étendage de linge aux fenêtres, il faut faire sécher sur des cordes dans sa propre habitation, qui est le plus souvent exiguë.

Pour remédier à une situation aussi fâcheuse, j'ai, de 1883 à 1887, par la parole et le journal, fait tout mon possible pour que l'administration se décidât enfin à acheter une très grande source, à créer des fontaines de ménage, des lavoirs gratuits avec séchoirs : peine perdue. Je n'ai pas réussi davantage en proposant la création de piscines de natation et de bains publics. Ceux de nos ouvriers qui veulent régulièrement des soins de propreté continuent à rencontrer des obstacles réels. Il serait cependant si facile et si utile de les contenter sous ce rapport!

Ah ! s'ils savaient s'entendre pour imposer eux-mêmes à leurs édiles la réalisation de mes projets d'assainissement! Mais ils ne savent pas même s'unir pour se procurer à bon compte les objets de première nécessité.

Il y a une vingtaine d'années, avec un désintéressement absolu, des hommes intelligents (Barre, Pascal Hugounenq) fondèrent à Lodève une Société coopérative appliquée à la consommation du pain ; cette Société disparut bientôt : la population n'en comprit pas l'utilité. Elle ne sait encore acheter comptant que les choses inutiles ou nuisibles, telles que alcools, tabac, objets de luxe.

CHAPITRE X

MOUVEMENT DE LA POPULATION

La statistique, en général, peut rendre les plus grands services : en effet, elle fait connaître des phénomènes naturels ou sociologiques, et, par suite, elle incite à chercher les moyens d'atténuer ou de faire disparaître ceux qui sont nuisibles. Cependant, en France surtout, cette science est restée longtemps inappliquée, même après qu'on en eut signalé l'importance.

En 1796, le ministre de l'intérieur, François de Neufchâteau, créa dans son département le premier bureau de statistique ; il voulait donner à cette institution si utile une organisation conforme à l'idée que nous nous faisons d'un pareil service ; mais il n'en eut pas le temps. Ce fut son successeur, le célèbre montpelliérain Chaptal, qui organisa le bureau.

Pendant le mois de septembre 1853, un congrès de statistique tenu à Bruxelles adopta des résolutions remarquables et obligea moralement le chef du bureau français à remanier complétement son service. Dès lors, préfectures, sous-préfectures et mairies firent entendre les plus vives réclamations. Craignant le surcroît de travail qui leur était imposé, ou n'en comprenant pas l'importance, ces diverses administrations prétendaient qu'elles allaient être empêchées d'expédier les affaires administratives en temps opportun; aujourd'hui encore, quelques-unes de ces plaintes se font entendre. C'est dire quel peu de confiance méritent plusieurs des statistiques qui n'ont pas été faites par les particuliers eux-mêmes. C'est dire aussi quelles difficultés rencontrent les travailleurs qui, comme nous, veulent, loin des grands centres scientifiques, se procurer des documents sincèrement établis, d'après la méthode numérique.

Parmi les relevés provenant des fonctionnaires bureaucrates, on ne peut guère ajouter foi qu'à ceux dont les éléments (naissances, mariages, décès) viennent en quelque sorte se mettre automatiquement à la disposition des autorités.

Au sujet de ces relevés, nos archives communales, qui restent dans un grand désordre, qui n'ont pas encore un catalogue général complet, ne paraissent renfermer qu'un très petit nombre de documents antérieurs à la fin du dix-huitième siècle; aussi, pour les tableaux du présent chapitre, ne remontons-nous pas au delà de l'année 1794.

Afin de rendre plus instructives les proportions de naissances, de mariages et de décès trouvées à Lodève de 1794 à 1893, nous aurions voulu comparer chacune d'elles avec celles qu'auraient fournies séparément le canton de Lodève, le département de l'Hérault et l'ensemble de la France. Faute de documents, nous sommes obligé de n'établir le parallèle en question qu'au moyen des dix années qui se sont écoulées à partir du 1er janvier 1881 jusqu'au 31 décembre 1890.

Comme dans tous les petits centres de population, les chiffres varient extrêmement d'une année à l'autre à Lodève et, à plus forte raison, dans chacun des villages du canton dont cette ville est le chef-lieu; mais dans l'ensemble, soit du canton de Lodève, soit du département de l'Hérault, soit de la France, les nombres se rapportant à telle ou telle année de la période décennale sont tout à fait analogues aux moyennes annuelles de cette même période. Aussi, pour ces trois différentes étendues de territoire, nous contentons-nous de faire les comparaisons avec les seules moyennes.

En France, on constate moins de décès, plus de naissances et à peu près autant de mariages que dans notre département, que dans notre canton, que dans notre commune. Les excédents de décès sur les naissances sont particulièrement marqués dans chacune des communes tant soit peu urbaines du département, excepté à Lunel et à Cette : dans certaines villes (Lodève, Montpellier, Bédarieux), le nombre annuel des nouveau-nés est, par rapport à celui des décédés, comme deux est à trois. Partout, les nouveau-nés et les décédés du sexe masculin sont un peu plus nombreux que ceux de l'autre sexe; cependant les filles ou les femmes meurent en plus grand nombre de leur dixième à leur vingtième année, comme aussi entre l'âge de quatre-vingt-cinq ans et celui de quatre-vingt-quinze.

Les naissances illégitimes forment, en France, presque le douzième du total des naissances quelconques ; cette proportion, qui est moitié moindre à Lodève, s'élève au dixième et même au huitième à Béziers et à Montpellier. L'élévation de ces deux derniers chiffres est due en partie aux nombreuses filles-mères villageoises qui vont accoucher dans les hôpitaux des deux villes en question, en partie au relâchement des mœurs, qui est assez prononcé dans ces deux centres populeux.

Dans l'ensemble du département, les enfants naturels constituent le vingt et unième du total des enfants. Les communes rurales, celles du canton de Lodève, en particulier, fournissent des proportions dix fois plus faibles encore.

Sur les registres de l'état-civil, les mort-nés ne sont comptés que parmi les décès. A l'exemple de Bertillon et de feu le docteur Ronzier-Joly père, de Clermont-l'Hérault, nous les comptons aussi avec les naissances.

Le terme mort-nés devrait être complété par les mots « ou réputés tels », parce que, trois fois sur dix, on déclare comme mort-nés des enfants qui sont morts quelques heures après l'accouchement.

La proportion des mort-nés est assez élevée en France, dans l'Hérault et à Lodève (la vingt et unième, vingt-deuxième et vingt-troisième partie du total général des décès); elle atteint le dix-neuvième et même le onzième dans certaines villes du département. Chez nos paysannes, elle est au moins trois ou quatre fois moins forte.

Malgré des soins plus nombreux et plus éclairés que l'on donne aujourd'hui aux tout jeunes enfants, la mortalité, parmi ces petits êtres, reste énorme en France, dans tout l'Hérault, et principalement à Lodève, Montpellier, Cette, Agde. Il est triste de constater que, avant l'âge de cinq ans, on y meurt presque autant que de vingt à soixante et même que de soixante à cent ans et plus. C'est pendant la première année de leur existence que les enfants sont les plus exposés à la mort. La loi Roussel est insuffisante et, d'ailleurs, souvent inappliquée.

Malgré la diversité de climats qui existe dans l'ensemble de la France et même dans le département de l'Hérault, les maxima de mortalité infantile, dans celui-ci comme dans l'ensemble du territoire, ont lieu pendant les mêmes mois (janvier, février, août et septembre); les minima également (juin et octobre).

La mortalité générale a diminué partout. Ainsi, les communes de Vic, Mireval, Frontignan, etc., autrefois si constamment éprouvées, ont aujourd'hui des chiffres de décès presque aussi faibles que les villages montagneux de l'Hérault réputés les plus salubres (Rosis, Ceilhes, Avènes, le Caylar, etc.). Ce fait peut certainement résulter de la diminution de plus en plus prononcée des proportions des nouveau-nés; mais il résulte aussi : 1° de la plus grande somme de bien-être dont jouissent actuellement les populations rurales du littoral ; 2° des travaux d'assainissement privés ou publics exécutés dans cette région après 1868, selon les conseils et les directions du savant ingénieur Régy. C'est là un précieux encouragement pour les administrateurs qui ont à combattre des causes d'insalubrité.

Sur 1,000 personnes ayant contracté mariage avant l'âge de 20 ans, on a compté 21 garçons et 212 filles en France, 36 garçons et 252 filles dans l'Hérault, 6 garçons et 156 filles seulement à Lodève. La grande mortalité si souvent constatée dans cette ville ne saurait donc être attribuée à cette précocité des unions conjugales, contre laquelle Bertillon réclame avec raison une loi bien appliquée.

L'âge moyen des mariés ou remariés est, à Lodève, un peu plus élevé qu'en France (28,5 ans chez les garçons et 24 ans chez les filles). Sur 1,000 mariages célébrés dans notre ville, 862 ont lieu entre célibataires, 37 entre veufs, une centaine entre veufs et filles ou entre veuves et célibataires. Presque pas de mariages entre divorcés. Ces chiffres sont à peu près ceux de la France et de l'Hérault.

Au sujet du mouvement de la population en France, dans l'Hérault et à Lodève, nous avions primitivement constitué plusieurs tableaux très détaillés, mais où un trop grand nombre de proportions faisaient double, triple et même quadruple emploi. Pour éviter cet inconvénient, pour épargner au lecteur un examen de chiffres serrés et se répétant d'une manière fastidieuse, nous avons substitué à tous ces tableaux l'exposé ci-dessus, que nous complétons par le tableau résumé suivant. (Voir, en outre, p. 139, un tableau donnant le détail de ce mouvement dans chacune des communes du canton, pour la même période.)

TABLEAU RÉSUME DES NAISSANCES, DES MARIAGES ET DES DÉCÈS

DANS LA COMMUNE DE LODÈVE

dans l'ensemble du canton de Lodève, dans l'ensemble du département de l'Hérault, dans l'ensemble de la France, durant la période décennale 1881-1890

Désignation des Lieux	Sexes	MOYENNES ANNUELLES PAR 1,000 HABITANTS — des Naissances : Légitimes	Illégitimes	Totaux	Des mariages	Des mort-nés	Des décédés âgés de : 0 à 15 jours	15 à 30 jours	1 à 6 mois	6 mois à 1 an	1 à 5 ans	5 à 10 ans	10 à 15 ans	15 à 20 ans	20 à 25 ans	25 à 30 ans	30 à 35 ans	35 à 40 ans	40 à 45 ans	45 à 50 ans	50 à 55 ans	55 à 60 ans	60 à 65 ans	65 à 70 ans	70 à 75 ans	75 à 80 ans	80 à 85 ans	85 à 90 ans	90 à 95 ans	95 à 100 ans et plus	Des décédés de tout âge (mort-nés compris)
COMMUNE DE LODÈVE	masc.	9,33	0,41	9,74	6,87	0,82	0,20	0,21	0,64	0,94	1,82	0,21	0,19	0,17	0,59	0,47	0,51	0,38	0,51	0,45	0,67	0,75	1,05	1,16	0,86	0,75	0,69	0,28	0,09	0,02	14,68
	fémin.	8,99	0.40	9,39	6,87	0,55	0,19	0,23	0,63	0,83	1,74	0,21	0,20	0,25	0,5[illegible]	0,26	0,39	0,41	0,3	0,44	0,64	0,78	1,05	1,10	1,07	0,86	0,91	0,48	0,13	0.01	14,37
	2 sexes	18,32	0,81	19,13	6,8	1,37	0,39	0,44	1,27	1,77	3,56	0,42	0,30	0,42	1,57	0,83	0,90	0,79	0,87	0,89	1,31	1,53	2,10	2,26	1,93	1,61	1,60	0,76	0,22	0,03	29,05
CANTON DE LODÈVE	masc.	11,00	0,05	11,05	7,10	0,34	0,42	0,08	0,28	0,32	0,62	1,16	0,25	0,09	0,18	0,29	0,22	0,22	0,37	0,33	0,35	0,27	0,38	0,74	0,84	1,34	1,79	1,14	0,11	0,02	12,10
	fémin.	10,30	0,05	10,35	7,10	0,16	0,22	0,17	0,23	0,29	0,49	1,48	0,24	0,30	0,28	0,34	0,42	0,15	0,44	0,24	0,27	0,28	0,32	0,56	0,88	0,88	1,21	1,25	0,12	0,03	14,25
	2 sexes	21,30	0,10	21,40	7,10	0,50	0,64	0,25	0,51	0,61	1,11	2,64	0,49	0,39	0,40	0,63	0,64	0,37	0,81	0,57	0,60	0,55	0,70	1,30	1,69	2,22	3,00	2,39	0,23	0,05	23,35
DÉPARTEMENT DE L'HÉRAULT	masc.	10,6	0,50	11,13	7,06	0,64	0,53	0,20	0,67	0,54	1,72	0,26	0,16	0,25	0,33	0,37	0,34	0,38	0,43	0,44	0,51	0,52	0,69	0,83	1,02	1,06	0,82	0,36	0,11	0,62	13,20
	fémin.	10,02	0,50	10,52	7,06	0,43	0,37	0,16	0,59	0,51	1,58	0,34	0,24	0,28	0,33	0,39	0,38	0,36	0,22	0,36	0,40	0,50	0,63	0,80	0,95	0,99	0,80	0,44	0,17	0,02	12,34
	2 sexes	20,65	1,09	21,65	7,06	1,07	0,90	0,36	1,26	1,05	3,30	0,60	0,40	0,53	0,66	0,76	0,72	0,74	0,75	0,80	0,91	1,02	1,32	1,63	1,97	2,05	1,62	0,80	0,28	0,04	25,54
FRANCE	masc.	11,47	1,00	12,47	7,41	0,67	0,54	0,29	0,83	0,48	1,08	0,28	0,16	0,24	0,39	0,33	0,34	0,36	0,42	0,44	0,52	0,54	0,76	0,85	0,95	0,81	0,56	0,25	0,05	0.08	12,22
	fémin.	10,78	0,95	11,73	7,41	0,46	0.39	0,22	0,70	0,47	1,03	0,29	0,19	0,27	0,32	0.32	0,32	0,39	0,34	0,35	0,41	0,50	0,68	0,79	0,92	0,82	0,61	0,31	0,11	0,01	11,22
	2 sexes	22,25	1,95	24,20	7,41	1,13	0.93	0,51	1,53	0,95	2,11	0,57	0,35	0,51	0,71	0,65	0,66	0,75	0,76	0,79	0,93	1,04	1,44	1,64	1,87	1,63	1,17	0,56	0,16	0.09	23,44

Quoique les lois de l'hygiène soient encore fort mal observées dans les campagnes, quoique chez les villageois on rencontre fréquemment des tas de fumier sous les fenêtres de la chambre et parfois dedans, quoiqu'on y consomme de mauvaises eaux potables, quoiqu'on n'y prenne pas toutes les précautions voulues contre les refroidissements, etc., les quinze communes rurales du canton de Lodève nous fournissent, pour les décès, des proportions qui, comparées à celles de la ville de Lodève, rendent très vrai le précepte *aer pabulum vitæ* et donnent grandement tort à cette multitude de paysans qui, incessamment, vont s'établir dans les centres populeux. Ainsi, beaucoup moins de décès avec beaucoup plus de naissances.

La répartition des décès, suivant les âges, y est aussi très instructive : trois fois moins de mort-nés, moins de mortalité chez les enfants, presque deux fois moins de décès chez les personnes âgées de vingt à soixante-dix ans ; enfin, une plus grande proportion de vieillards. Si l'on examine séparément chacune des quinze communes, on voit que des chiffres représentant un même ordre de faits peuvent varier du simple au double, d'une commune à l'autre.

D'aussi grands écarts ne peuvent guère être attribués, ni aux différences dans l'élévation du sol (100 à 700 mètres), ni à celles du nombre des habitants (110 à 9,500). En effet, des communes à peu près semblables, sous le rapport de l'altitude et de la population (Parlatges et Saint-Privat), fournissent des proportions très différentes, tandis que d'autres, dont l'altitude et la population diffèrent beaucoup (Saint-Privat et Saint-Jean-de-la-Blaquière), donnent des chiffres analogues.

La cause des écarts signalés plus haut ne serait-elle pas due à la brièveté de la période d'observation, dans des communes où le nombre des habitants est si faible ? Pendant une période aussi courte que celle de 1881 à 1890, un maximum ou un minimum quelconque ne peut-il pas résulter d'un concours de circonstances accidentelles, pouvant changer passagèrement la moyenne normale?

Dans la toute petite commune d'Olmet et Villecun, par exemple, on ne constate aucun cas de morti-natalité, on ne compte aucun décès ayant eu lieu entre l'âge de trente ans et celui de soixante. Est-ce à dire qu'il n'y a là jamais de mort-né? Jamais de décédé âgé de trente à soixante ans ? Non : la période est trop courte, voilà tout. Il faudrait un siècle d'observations dans les petits centres, comme nous le disions en commençant ce chapitre. Pour plus de détails, voir le tableau ci-contre :

Examinons maintenant, d'une façon plus approfondie, le mouvement de la population à Lodève même.

De 1794 à 1893, inclusivement, le nombre de personnes habitant Lodève a varié de 7,906 à 12,765. Les recensements qui ont été opérés dans cette ville, pendant ces cent années. ont donné comme chiffre moyen de population 10,780.

Au cours des vingt-deux premières années de cette longue période, le nombre des habitants, qui, alors comme aujourd'hui, était à son minimum, ne s'accrut que d'une quinzaine d'unités par an, en moyenne. Ce fait est-il imputable aux guerres incessantes de cette époque ?

De 1815 à 1854 (période pacifique), l'augmentation annuelle de ce nombre fut de 72 (14 par excédents de naissances et 58 par immigration) La proportion des immigrants fut exceptionnellement élevée de 1855 à 1856, c'est-à-dire lorsque, à cause de la guerre de Crimée, nos fabricants recevaient des commandes à la fois pressantes et considérables. Alors, dans notre ville, on compta près de 18,000 personnes, dont 12,765 inscrites à la mairie. Cinq ans après, on n'y pouvait en compter que 10,310.

TABLEAU DES NAISSANCES, MARIAGES ET DÉCÈS

DANS CHACUNE DES COMMUNES DU CANTON DE LODÈVE, DE 1881 A 1890 INCLUSIVEMENT

DÉSIGNATION des COMMUNES composant LE CANTON	MOYENNES ANNUELLES PAR 1,000 HABITANTS — des Naissances: Légitimes	Illégitimes	Totaux	DES MARIAGES	DES MORT-NÉS	DES DÉCÉDÉS DES DEUX SEXES AGÉS DE: 0 à 15 jours	15 à 30 jours	1 à 6 mois	6 mois à 1 an	1 à 5 ans	5 à 10 ans	10 à 15 ans	15 à 20 ans	20 à 25 ans	25 à 30 ans	30 à 35 ans	35 à 40 ans	40 à 45 ans	45 à 50 ans	50 à 55 ans	55 à 60 ans	60 à 65 ans	65 à 70 ans	70 à 75 ans	75 à 80 ans	80 à 85 ans	85 à 90 ans	90 à 95 ans	95 à 100 ans et plus	DES DÉCÉDÉS DE TOUS AGES
Lodève	18,32	0,81	19,13	6,87	1,37	0,39	0,44	1,27	1,77	3,56	0,42	0,30	0,42	1,57	0,83	0,30	0,79	0,87	0,99	1,31	1,53	2,10	2,26	1,93	1,61	1,60	0,76	0,22	0,03	29,05
Les Plans.. ..	24,00	zéro	24,00	6,00	1,60	2,00	zéro	1,20	1,60	1,60	0,40	zéro	0,80	zéro	zéro	zéro	0,40	zéro	1,20	0,80	0,40	1,20	1,60	2,00	4,40	3,20	0,80	0,40	zéro	25,60
Lauroux......	18,80	zéro	18,80	7,00	zéro	1,00	zéro	2,50	0,30	2,60	0,30	0,30	0,60	0,60	0,90	0,90	1,20	0,30	0,60	0,30	1,20	0,60	zéro	1,50	1,20	1,90	1,20	0,30	zéro	20,30
Poujols.......	20,50	zéro	20,50	6,00	zéro	zéro	zéro	1,00	0,50	3,00	0,50	0,50	1,00	zéro	1,00	zéro	1,00	1,00	0,50	1,00	zéro	2,00	1,00	3,30	5,20	3,40	1,50	zéro	zéro	27,40
Soubès........	20,50	zéro	20,50	6,70	0,24	1,18	0,72	1,54	1,80	2,40	0,48	0,24	0,48	0,75	0,72	0,36	0,36	0,84	1,00	0,81	0,36	1,80	2,60	2,00	2,00	2,20	0,36	0,12	zéro	25,39
St-Étien.-d-Gourgas.	20,50	0,22	20,72	8,00	0,66	0,88	0,22	0,88	1,10	3,39	0,44	0,44	0,22	0,22	zéro	0,44	0,22	1,10	0,22	0,44	0,66	0,88	2,20	2,20	2,88	2,42	0,88	zéro	0,22	23,10
St-Pierre-de-la-Fage et Parlatges. ...	24,00	zéro	24,00	4,95	zéro	zéro	zéro	1,50	1,00	2,50	2,50	zéro	zéro	1,00	1,00	zéro	2,50	zéro	0,50	zéro	zéro	0,50	2,00	3,50	3,50	2,00	0,50	0,50	zéro	25,00
La Vacquerie..	25,00	zéro	25,00	8,30	0,50	zéro	0,45	3,00	1,45	4,20	0,40	0,40	0,30	0,70	0,70	0,35	1,05	0,17	0,34	0,35	0,60	1,25	1,25	2,50	3,00	2,10	1,00	1,80	zéro	27,76
St-Privat......	25,50	0,50	26,00	9,00	0,25	1,00	0,25	0,75	3,50	4,25	0,50	0,50	0,25	1,25	0,50	0,75	0,25	1,00	0,50	0,75	0,25	1,50	2,50	2,00	3,25	2,25	0,75	0,25	zéro	29,00
Fozières.	27,00	zéro	27,00	8,00	zéro	zéro	zéro	2,00	zéro	2,00	zéro	zéro	1,00	zéro	1,00	1,00	1,00	1,00	zéro	1,00	zéro	3,00	4,00	1,00	5,00	4,00	1,00	zéro	zéro	28,00
Soumont......	21,60	zéro	21,60	6,80	0,80	2,00	zéro	0,40	1,20	zéro	1,20	0,40	0,40	0,80	zéro	zéro	0,40	0,40	0,80	zéro	0,40	zéro	1,20	4,00	3,20	1,20	1,20	zéro	zéro	20,00
Usclas-du-Bosc	15,00	zéro	15,00	7,30	zéro	zéro	zéro	0,80	zéro	0,80	zéro	0,80	zéro	0,80	zéro	zéro	zéro	1,60	0,80	zéro	4,00	0,80	1,60	1,60	3,20	zéro	zéro	zéro	zéro	16,80
St-Jean-de-la-Blaquière. ..	18,70	0,26	18,96	7,80	zéro	1,04	0,26	1,30	1,04	4,16	0,78	0,26	0,78	0,52	1,04	0,26	1,30	0,26	1,04	0,77	0,26	2,54	0,78	2,08	1,82	2,64	1,56	0,26	zéro	26,75
Le Bosc	16,70	zéro	16,70	7,40	0,78	0,92	0,15	0,30	1,38	2,51	zéro	0,15	0,60	0,92	0,30	0,45	0,15	1,05	0,46	zéro	0,15	1,28	1,68	1,84	1,69	2,45	1,22	zéro	zéro	20,46
Le Puech......	24,00	zéro	24,00	8,00	0,50	zéro	zéro	1,50	1,00	1,00	0,50	zéro	zéro	1,00	0,50	0,50	zéro	zéro	0,50	0,50	0,50	0,50	0,50	2,50	3,00	2,00	zéro	zéro	0,50	17,00
Olmet et Villecun ...	22,50	zéro	22,50	6,30	0,90	zéro	zéro	zéro	zéro	3,60	zéro	1,80	zéro	0,90	1,80	zéro	zéro	zéro	zéro	zéro	zéro	1,80	zéro	2,70	0,90	2,70	zéro	zéro	zéro	17,10

En 1891, le recensement accusa seulement 9,060 individus, y compris les 1,000 hommes qui, depuis 1875, composent la garnison de Lodève.

La diminution de la population lodévoise, pendant les trente années 1862-1891, a pour causes principales : 1° la fermeture définitive, en 1865, d'une usine très importante, celle de la maison Barbot et Fournier, dont les fournitures furent cédées à une maison du nord de la France ; 2° le perfectionnement rapide de l'outillage appliqué à l'industrie drapière ; 3° la concurrence qui a été faite à nos industriels et qui en a amené huit d'entre eux à s'associer, de manière à ne former que trois maisons ; 4° l'excédent énorme des décès, constaté chaque année sans exception pendant cette période trentenaire, par suite surtout de l'affaiblissement de plus en plus prononcé du chiffre des naissances.

Dans notre ville, comme en France, du reste, la proportion des mariages est très variable d'une année à l'autre, surtout vers le siècle dernier et le commencement du siècle actuel : elle était, en 1813, au moins trois fois plus élevée qu'en 1814. D'une manière générale, on peut dire qu'elle est devenue graduellement deux fois moindre (13 à 12 par an et par 1,000 habitants vers la fin du dix-huitième siècle, 7 à 6 seulement à la fin du dix-neuvième).

En 1794, la mortalité fut presque deux fois plus forte que la natalité. Ce fait n'a pas lieu d'étonner quand on apprend que, cette année-là, de très nombreux blessés de la guerre des Pyrénées vinrent mourir dans l'hospice de Lodève, transformé en hôpital militaire.

Pendant les quarante-deux premières années de la période centenale 1794-1893, les nombres annuels de naissances l'emportèrent trente-trois fois sur ceux des décès.

De 1836 à 1862, on constate des prédominances alternatives des décès sur les naissances et des naissances sur les décès ; mais, en définitive, la population lodévoise aurait alors, sans les immigrés, diminué d'une quinzaine d'individus par an.

Depuis 1863, nous avons, chaque année, sans exception, un excédent de décès tout à fait élevé : 292 enterrements par an, en moyenne, et 205 accouchements. Si à ces 87 pertes annuelles, on ajoute les 60 départs de Lodévois allant, chaque année, s'établir ailleurs pour toujours, on atteint, pour toute la période tri-décennale, le total de 4,410. Or, pendant ce laps de temps, le nombre des habitants, à Lodève, n'est tombé que de 11,000 à 9,000 ; par conséquent, le chiffre des étrangers qui sont venus demeurer dans notre ville, depuis 1863, n'est que de 2,500 environ, y compris les 1,000 soldats de la garnison.

Au cours des cent années dont il s'agit ici, la mortalité et surtout la natalité ont diminué d'une manière très sensible. Le chiffre annuel des naissances, qui, par 1,000 habitants, variait de 33 à 42, durant les vingt premières années de la période, ne varie plus que de 25 à 15 pendant les vingt dernières années.

La proportion des décès, quoique très élevée encore aujourd'hui (presque 30), ne représente cependant que les deux tiers environ de celle qui était constatée au commencement du siècle.

Quoique, comme ailleurs, il y ait à Lodève beaucoup plus de sécurité, de propreté, de bien-être, d'actions charitables qu'autrefois, quoiqu'il y ait eu beaucoup moins de naissances, la mortalité n'y a pas diminué autant qu'il l'aurait fallu (de moitié au moins).

Les étrangers morts à Lodève ont-ils, plus que les Lodévois, contribué à grossir le total général des décès ? Non, pourvu que, comme nous le pensons, la proportion moyenne de gens nés hors de Lodève et habitant cette ville se soit, pendant ce siècle, élevée au quart.

En effet, dans cette catégorie d'habitants, on a compté 2 décès sur 11 durant les vingt-cinq premières années ; 2 sur

9 durant les cinquante suivantes ; 2 sur 6 durant les vingt-cinq dernières.

Pour toute cette longue période de cent ans, il nous a paru utile de faire la somme des âges des décédés de Lodève, étrangers ou non, et de diviser ladite somme par le nombre total de ces décédés. L'âge moyen ainsi obtenu a été de 26 ans 7 semaines pendant les quarante premières années du siècle et de 40 ans, 2 mois, pendant les quarante dernières. L'écart qui se trouve entre ces deux chiffres nous ferait douter de l'exactitude de nos calculs si, dans le *Traité d'hygiène* de Michel Lévy, nous ne lisions ce qui suit :

« La plus longue vie moyenne appartient aux départements qui ont la moindre fécondité De 1853 à 1864, les six départements où la fécondité était la plus forte avaient une vie moyenne de 26 ans. Au contraire, dans les six départements à très faible fécondité la vie moyenne s'élevait à 41 ans, 8 mois, 15 jours. »

Or, dans notre ville, quand l'âge moyen était de 26 ans, la natalité était de 33 à 43, par an et par 1,000 habitants, tandis que l'âge moyen de 40 ans coïncidait avec une proportion de naissances variant entre 26 et 14.

L'élévation des nombres indiquant les âges moyens des décédés est, à Lodève comme ailleurs, graduelle et presque constante. Elle a les mêmes causes que la diminution des chiffres de mortalité, causes dont nous avons parlé plus haut : faiblesse de plus en plus prononcée de la natalité, pénétration du bien-être dans toutes les classes de la société, rareté des guerres, assainissements réalisés chaque jour davantage dans les centres tant soit peu populeux, charité publique et privée de mieux en mieux pratiquée.

Les statisticiens se félicitent avec raison de l'augmentation de la vie moyenne et de la plupart de ses causes, mais ils ne peuvent s'empêcher de constater que cette médaille a son revers. L'homme, disent-ils, vit en général plus longtemps, c'est vrai; mais il n'accomplit ses fonctions et sa destinée que difficilement et d'une manière incomplète : il a moins de force constitutionnelle; il serait incapable de mener la vie si rude de nos ancêtres. Tout vieillard, aujourd'hui, est impressionné en constatant la débilité de la jeunesse ! Il y a tant d'enfants élevés douillettement, tant d'adolescents et d'hommes jeunes adonnés aux funestes habitudes d'une civilisation trop raffinée (fréquentation des cafés, des théâtres, etc., etc.).

De 1881 à 1895, dans notre ville, les nombres annuels des décès ont varié de 27 à 36 par 1,000 individus de population civile, de 1 à 11 par 1,000 militaires. Quoique considérable, la différence entre ces deux sortes de mortalité n'a rien qui doive nous étonner, on comprend facilement pourquoi :

D'un côté, une cause morbifique qui pourra n'atteindre que quelques civils, habitant un même quartier, aura d'ordinaire infiniment plus de prise sur la généralité des soldats : ils ont des âges analogues, ils vivent de la même vie, ils prennent la même nourriture, ils boivent la même eau, ils se livrent aux mêmes exercices, aux mêmes plaisirs, enfin couchent sous le même toit et dans des lits très souvent rapprochés les uns des autres; ce qui explique le plus grand écart entre les chiffres annuels de décès chez les militaires. D'un autre côté, ceux-ci se trouvent à l'âge où la mortalité générale est la plus faible; ils sont dans des conditions hygiéniques bien supérieures, dans leur ensemble, à celles de la population ouvrière; d'où la faiblesse de leur mortalité comparativement à celle des civils.

En exposant tous ces faits, nous avons à dessein omis des détails dont les plus essentiels se trouvent dans les deux tableaux qui suivent.

TABLEAU DES NAISSANCES,

DURANT LA PÉRIODE

Désignation des Années	Désignation des Sexes	PROPORTIONS PAR AN — DES NAISSANCES — Légitimes	Illégitimes	Totaux	DES MARIAGES	DES MORT-NÉS	0 à 15 jours	15 à 30 jours	30 jours à 6 mois	6 mois à un an	1 à 5 ans	5 à 10 ans	10 à 15 ans	15 à 20 ans	20 à 25 ans
1881	masc.	11,20	0,30	11,50	6,20	0,50	0,26	0,20	0,60	1,00	2,70	0,20	zéro	0,10	0,40
	fémin.	8,10	0,30	8,40	6,20	0,50	0,17	0,20	0,70	1,10	1,60	0,50	0,20	0,30	0,30
	2 sexes	19,30	0,60	19,90	6,20	1,00	0,43	0,40	1,30	2,10	4,30	0,70	0,20	0,40	0,70
1882	masc.	9,90	0,50	10,40	7,40	1,00	0,35	0,30	0,80	1,00	1,40	0,20	zéro	0,30	0,50
	fémin	9,80	0,70	10,50	7,40	0,40	0,12	0,15	0,30	0,30	1,50	0,20	0,50	0,60	0,60
	2 sexes	19,70	1,20	20,90	7,40	1,40	0,47	0,40	1,10	1,30	2,90	0,40	0,50	0,90	1,10
1883	masc.	8,81	0,19	9,00	6,20	0,60	0,16	0,35	1,00	1,30	3,10	0,20	0,10	0,20	1,50
	fémin.	9,20	0,30	9,50	6,20	0,50	0,38	0,57	1,00	1,10	3,60	zéro	0,10	0,10	0,50
	2 sexes	18,01	0,49	18,50	6,20	1,10	0,54	0,92	2,00	2,40	6,70	0,20	0,20	0,30	2,00
1884	masc.	7,95	0,35	8,30	6,90	1,30	0,28	0,36	0,38	1,30	1,40	0,10	0,10	0,15	0,80
	fémin.	10,10	0,20	10,30	6,90	0,70	0,20	0,18	0,76	1,10	1,10	0,10	0,10	0,15	0,80
	2 sexes	18,05	0,55	18,60	6,90	2,00	0,48	0,54	1,14	2,40	2,50	0,20	0,20	0,30	1,60
1885	masc.	8,22	0,38	8,60	6,40	0,60	0,19	0,15	0,38	0,40	2,20	0,20	0,20	0,40	1,00
	fémin.	9,50	0,50	10,00	6,40	0,20	0,19	0,15	0,76	1,00	2,10	0,10	0,20	0,30	0,20
	2 sexes	17,72	0,88	18,60	6,40	0,80	0,38	0,30	1,14	1,40	4,30	0,30	0,40	0,70	1,20
1886	masc.	9,55	0,35	9,90	6,80	0,45	0,16	0,12	0,50	1,00	1,70	0,40	zéro	0,10	1,30
	fémin.	9,00	0,40	9,40	6,80	0,22	0,16	0,24	0,60	1,10	2,40	0,30	0,20	0,30	1,70
	2 sexes	18,55	0,75	19,30	6,80	0,67	0,32	0,36	1,10	2,10	4,10	0,70	0,20	0,40	3,00
1887	masc.	11,85	0,65	12,50	8,80	1,03	0,10	0,10	0,40	0,70	1,70	0,10	0,10	0,15	1,50
	fémin.	8,93	0,57	9,50	8,80	1,08	zéro	0,10	0,40	0,70	1,10	0,50	0,10	0,15	0,30
	2 sexes	20,78	1,22	22,00	8,80	2,11	0,10	0,20	0,80	1,40	2,80	0,60	0,20	0,30	1,80
1888	masc.	10,60	0,70	11,30	7,90	1,70	0,16	0,20	0,60	1,00	1,40	0,30	0,30	0,20	1,50
	fémin.	10,02	0,18	10,20	7,90	0,70	0,10	0,10	0,60	0,30	1,50	0,20	0,20	0,30	0,70
	2 sexes	20,62	0,88	21,50	7,90	2,40	0,26	0,30	1,20	1,30	2,90	0,50	0,50	0,50	2,20
1889	masc.	8,08	0,22	8,30	6,20	0,35	0,22	0,10	0,90	0,80	0,80	0,30	0,10	zéro	0,60
	fémin.	8,25	0,55	8,80	6,20	0,75	0,37	0,40	0,60	0,16	0,90	0,10	0,10	0,10	0,30
	2 sexes	16,33	0,77	17,10	6,20	1,10	0,59	0,50	1,50	0,96	1,70	0,40	0,20	0,10	0,90
1890	masc.	7,15	0,45	7,60	5,90	0,67	0,17	0,25	0,80	0,96	1,80	0,10	0,10	0,10	0,80
	fémin.	7,08	0,32	7,40	5,90	0,45	0,17	0,25	0,60	1,43	1,60	0,10	0,30	0,20	0,40
	2 sexes	14,23	0,77	15,00	5,90	1,12	0,34	0,50	1,40	2,39	3,40	0,20	0,40	0,30	1,20
Moy. nnes annuelles	masc.	9,33	0,41	9,74	6,87	0,82	0,20	0,21	0,64	0,94	1,82	0,21	0,10	0,17	0,99
	fémin.	8,99	0,40	9,39	6,87	0,55	0,19	0,23	0,63	0,83	1,74	0,21	0,20	0,25	0,58
	2 sexes	18,32	0,81	19,13	6,87	1,37	0,39	0,44	1,27	1,77	3,56	0,42	0,30	0,42	1,57

…ARIAGES ET DÉCÈS A LODÈVE

…CENNALE 1881-1890

PAR 1,000 HABITANTS															
DES DÉCÉDÉS AGÉS DE															DES DÉCÉDÉS DE TOUS AGES
… à 30 ans	30 à 35 ans	35 à 40 ans	40 à 45 ans	45 à 50 ans	50 à 55 ans	55 à 60 ans	60 à 65 nas	65 à 70 ans	70 à 75 ans	75 à 80 ans	80 à 85 ans	85 à 90 ans	90 à 95 ans	95 à 100 ans et plus	
…50	0,60	1,00	0,90	0,90	0,30	1,20	0,30	0,60	0,50	0,50	0.80	0,10	0,10	»	14,16
…50	0,10	0,30	1,60	0,30	0,90	0,50	1,80	1,00	1,00	1,00	1,15	0,30	0.20	»	15,22
…00	0,70	1,30	1,50	1,20	1 20	1,70	2,10	1,60	1,50	1,50	1,95	0,40	0,30	»	29,38
…90	0,50	0,50	0,40	0,20	0,50	0,60	0,90	1,60	0,50	0,50	0,90	0,20	0,20	»	13,25
…60	0,90	0,90	0.50	0,50	0,80	0,80	1,50	0,80	0,30	0,20	0,60	0,30	0,10	»	13,42
…50	1,40	1,40	0,90	0,70	1,30	1,40	2,40	2,40	0,80	0,70	1,50	0,50	0,30	»	26,67
…20	0,90	0,20	0,80	0,40	0,50	0,60	1,20	1,00	0.60	0,60	0,60	0,30	0,10	0,1	16,31
…30	0,20	0,60	0,20	0,30	0,30	0,70	1,50	1,60	0,70	0,50	1,10	0,80	0.10	»	16,75
…50	1,10	0,80	1,00	0,70	0,80	1,30	2,70	2,60	1,30	1,10	1,70	1,10	0,20	0,1	33,06
…40	0,40	0,20	0,20	0 40	0,30	0.80	0,60	1.40	0,80	0,80	1,00	0,30	»	»	13,77
…20	0,20	0.30	0,40	0,40	0,60	0,50	0,90	0,60	[illegible]	1,20	1,00	0.60	0,10	»	14,09
…30	0,60	0,50	0,60	0,80	0,90	1,30	1,50	2,00	2,70	2,00	2,00	0,90	0,10	»	27,86
…20	0,30	0,60	0,10	0,10	0,55	0,70	1,50	0,50	1,10	1,00	1,00	0,40	»	»	13,77
…40	0,80	0,20	0,10	0.20	0,45	0,50	0,80	1,10	0,60	0,30	0,80	0,60	»	0,1	12,15
…60	1,10	0,80	0,20	0,30	1,00	1,20	2,30	1,60	1,70	1,30	1,80	1,00	»	0,1	25,92
…70	0,20	0,10	0,20	0,80	0,70	0,80	1,10	1,00	1,20	1,10	0,40	»	0,10	»	14,13
…40	0.40	0,20	0,30	0,80	0,50	1,20	0,80	0,70	1,30	1,10	0,80	0,20	0,10	»	16,02
…10	0,60	0,30	0,50	1,60	1,20	2,00	1,90	1,70	2,30	2,20	1,20	0,20	0,20	»	30,15
…70	0,70	0,10	0,70	0,20	0,90	0,30	1,80	1,20	1,70	1,40	1,20	0,40	»	0,1	17,28
…70	0,20	0,20	0,60	0,40	1,20	0,40	0,70	1,30	1,00	0,90	0,90	0,80	0,20	»	13,23
…70	0,90	0,30	1,30	0,60	2,10	0,70	2,50	2,50	2,70	2,30	2,10	1,20	0,20	0,1	30,51
…10	0,70	0,20	0,45	0,60	0,20	0,90	0,90	1,10	0,80	0,70	0,70	0,30	0,20	»	15,21
…90	0,40	0,60	0,15	0,60	0,60	1,10	0,50	2,20	1,60	1,40	2.10	[illegible]	»	»	17,75
…00	1,10	0,80	0,90	1,20	0,80	2,00	1,40	3,30	2,40	2,10	2,80	0,90	0,20	»	32,96
…30	0,10	0,20	0,45	0,20	1,10	0,70	1,00	1,40	0,90	0,50	0,90	0,30	0,10	»	12,32
…20	0,30	0,40	0,45	0,20	0,70	1,00	1,60	1,10	1,40	1,30	1,30	0,30	0,10	»	14,13
…50	0,40	0,60	0,90	0,40	1,80	1,70	2,60	2,50	2,30	1,80	2,20	0,60	0,20	»	26,45
…40	0,40	0,70	0,20	0,70	1,60	0,90	1,20	0,80	0,50	0,40	0,40	0,50	0,10	»	14,55
…10	0,80	0,40	0,30	0,70	0,40	1,10	0,40	0,60	0,90	0,70	0,40	0,30	0,40	»	13,00
…,50	1,20	1,10	0,50	1,40	2,00	2,00	1,60	1,40	1,40	1,10	0,80	0,80	0,50	»	27,55
…47	0,51	0,38	0,51	0,45	0,67	0,75	1,05	1,16	0,86	0,75	0,69	0,28	0,09	0,2	14,68
…,36	0,39	0,41	0,36	0,44	0,64	0,78	1,05	1,10	1,07	0,86	0,91	0,48	0,13	0,1	14,37
…,83	0,90	0,79	0,87	0,99	1,31	1,53	2,10	2,26	1,93	1,61	1,60	0,76	0,22	0,3	29,05

TABLEAU DU MOUVEMENT DE LA POPULATION A LODÈVE

DE 1794 A 1893 INCLUSIVEMENT

DÉSIGNATION DES PÉRIODES quinquennales		1794-1798 inclus	1799-1803	1804-1808	1809-1813	1814-1818	1819-1823	1824-1828	1829-1833	1834-1838	1839-1843	1844-1848	1849-1853	1854-1858	1859-1863	1864-1868	1869-1873	1874-1878	1879-1883	1884-1888	1889-1893
Population de Lodève d'après le recensement opéré vers le milieu de chaque période.		7,906	8,182	8,182	8,182	8,531	9,036	9,842	9,919	11,208	10,477	10,372	10,793	12,765	11,861	10,310	10,571	10,328	10,185	9,532	9,000
NOMBRES de	naissances..	1,551	1,381	1,505	1,746	1,581	1,708	1,770	1,827	1,815	1,661	1,539	1,574	1,701	1,536	1,252	1,110	1,083	1,113	921	686
	mariages...	503	504	384	441	243	342	372	352	419	382	396	445	501	483	361	390	378	344	358	271
	décès.......	1,699	1,132	1,335	1,482	1,649	1,523	1,432	1,755	1,733	1,807	1,658	1,464	1,857	1,761	1,537	1,572	1,588	1,551	1,400	1,217
NOMBRES de décès chez les habitants	nés à Lodève	1,412	984	1,063	1,167	1,333	1,210	1,120	1,387	1,334	1,357	1,245	1,065	1,373	1,342	1,164	1,125	1,043	1,036	884	755
	nés hors de Lodève....	287	148	272	315	316	313	312	368	399	450	413	399	484	419	373	447	545	515	516	462
EXCÉDENTS de	naissances..	»	249	170	264	»	185	338	72	82	»	»	110	»	»	»	»	»	»	»	»
	décès.......	148	»	»	»	68	»	»	»	»	146	119	»	156	225	285	462	505	438	479	531
PROPORTIONS par an et par 1,000 habitants	naissances..	39,24	33,76	36,74	42,56	37,10	37,95	36,05	36,88	32,42	31,62	29,06	29,14	26,80	25,60	24,50	24,88	24,60	25,80	19,40	15,02
	mariages...	12,79	12,34	9,35	10,77	5,73	7,60	7,55	7,30	7,45	7,27	7,60	8,22	8,00	8,10	7,00	7,36	7,20	6,74	7,50	5,96
	décès.......	43,00	27,68	32,56	37,27	38,60	33,90	29,20	35,25	30,90	34,30	31,92	27,15	29,20	29,40	29,82	29,60	30,20	30,40	29,40	26,86
AGES MOYENS DES DÉCÉDÉS		26 ans, 1 mois, 22 jours									30 ans, 1 mois, 10 jours	29 ans, 3 mois, 5 jours	30 ans, 9 mois	30 ans, 3 mois, 25 jours	30 ans, 9 mois, 10 jours	32 ans, 10 mois, 5 jours	38 ans, 5 mois	38 ans, 2 mois, 10 jours	40 ans, 4 mois, 9 jours	44 ans, 7 mois, 24 jours	49 ans, 7 mois, 20 jours

A cause de ses détails plus nombreux, le premier tableau montre encore mieux que les autres du présent chapitre combien, à chaque âge de la vie, le chiffre des décès reste élevé dans notre ville. On ne trouve une mortalité ausssi forte ni dans l'ensemble du département de l'Hérault (un des plus frappés pourtant), ni dans les localités les plus insalubres de ce département (Mireval, Vic, Frontignan), ni dans l'arrondissement le plus insalubre de Paris (le 20me).

Ce mal est d'autant plus grave que les proportions de décès constatées à Lodève sont forcément affaiblies: : 1° par une natalité deux fois plus faible que la mortalité ; 2° par une très grande fraction de population militaire (un huitième à un dixième), dans laquelle naturellement les décès sont très rares (6 par an et par 1,000 soldats); 3° par une fraction plus grande encore d'émigrants jeunes et robustes, venant incessamment des Cévennes, de l'Aveyron, etc., pour combler les vides que forment dans notre ville les excédents continuels des décès sur les naissances.

Parmi les causes d'une situation aussi regrettable, signalons les suivantes : étroitesse et malpropreté encore grande de la plupart des rues ; exiguité de presque tous les logements ; chômages longs et répétés qui, dans les ménages ouvriers (de beaucoup les plus nombreux), réduisent le salaire annuel du chef de famille à environ 600 francs; dépenses inutiles et nuisibles (alcools, tabac) faites par un bon quart des travailleurs et s'élevant, en moyenne, à 150 francs par an.

Avec si peu de recettes et des dépenses inutiles relativement si fortes, que peut faire la mère de famille, pour donner à ses vieux parents, à ses enfants et à son mari, au moins le minimum de ce qui est nécessaire à la conservation de la santé, à la prolongation de la vie ? Elle est presque toujours obligée d'exercer une profession pénible qui l'affaiblit, qui la tient longtemps hors de la maison et, par suite, l'empêche non seulement de tenir cette maison propre, mais même de donner, pendant le jour, les soins les plus urgents à ses malades, à ses enfants, à ses parents infirmes. Et puis, est-ce que tout consommateur d'alcool ne contracte pas des maladies très graves et souvent transmissibles par hérédité? (Voir à ce sujet nos chapitres: Causes des décès, p. 149 et Maladies, p. 160).

Des gouvernements et des parlements amis du peuple, des administrations paternelles, des citoyens riches et bienfaisants, pourraient, sinon faire disparaître, du moins atténuer beaucoup les maux que nous signalons.

Pourquoi, par exemple, ne frapperait-on pas la richesse d'impôts dont le produit serait assez fort pour parer à toutes les dépenses qu'exige la réalisation des bons projets de salubrité et de charité publiques ?

Pourquoi ne chercherait-on pas à éloigner l'ouvrier du cabaret, au moyen d'impôts et d'amendes qui rendraient les dépenses en boissons toxiques des plus onéreuses, et surtout au moyen d'une éducation nationale mieux entendue et continuée plus longtemps chez chaque individu ?

CHAPITRE XI

CAUSES DES DÉCÈS

Mon intention première était d'exposer, dans ce chapitre, une statistique comparée des causes des décès se produisant à Lodève dans chaque quartier séparément, de considérer ces causes selon les âges, le sexe, la profession, le genre de vie, le degré d'aisance, etc., etc.

Je me proposais de fournir deux séries de renseignements bien distinctes l'une de l'autre. La première aurait spécifié la vraie cause connue de chaque décès, sans exception, comme l'a fait M. Ronzier-Joly pour Clermont-l'Hérault; la deuxième aurait signalé la cause unique ou l'ensemble des causes ayant produit la maladie qui a entraîné la fin du sujet. Les deux se seraient trouvées réunies parallèlement dans un tableau unique.

Il ne suffit pas de signaler une maladie mortelle. Il importe, en outre, essentiellement, que l'Etat ou les communes cherchent à réduire le plus possible le nombre proportionnel des décès; mais on n'obtiendra ce résultat précieux qu'en acquérant la connaissance des causes ou de la cause unique rendant très fréquentes, dans une ville ou dans un des quartiers de cette ville, telles ou telles maladies dangereuses. N'oublions pas l'adage : *Principiis obsta.*

La réunion des éléments d'une statistique sanitaire ainsi

comprise existe en Angleterre, mais elle fait totalement défaut en France ; la seule indication de toutes les causes des décès n'est même donnée convenablement que par l'armée et quelques-unes de nos grandes villes.

Pour recueillir ces sortes de documents, Montpellier n'a créé un bureau spécial qu'à une date relativement récente ; cependant cette ville est le siége d'une Faculté de médecine célèbre. Les bureaux de Paris ne fonctionnent régulièrement que depuis 1876.

On a dit que le principal obstacle à l'extension d'un pareil service était la crainte qu'ont les praticiens de violer le secret médical et d'encourir, par suite, les pénalités édictées par l'article 378 du Code. Cette crainte existe sans doute ; mais, pour indiquer nettement à l'administration la cause de chacun des décès qu'ils ont constatés durant l'année, les médecins sont-ils bien obligés de nommer le décédé ? S'exposent-ils à être frappés légalement, ceux d'entre eux qui, comme le veut l'Académie nationale de médecine, se contentent, par exemple, d'apprendre aux bureaux de statistique que, sur 100 décès annuels, par eux constatés, 20 ont été causés par phtisie, 2 par cancer de tel ou tel organe, 1 par maladie vénérienne, 2 par maladies cérébrales, 1 par suicide, etc.? Pourquoi donc, dans la plupart des communes de France, le médecin s'abstient-il presque toujours de signaler ces maladies ?

Pendant chacune des années de la période quinquennale 1886-1890, et dans chaque ville de France ayant plus de 10,000 habitants, une bonne moitié des causes de décès connues ne sont pas du tout spécifiées sur les bulletins sanitaires officiels envoyés à toutes les communes. On s'est contenté de les y réunir au n° 27, sous la rubrique « Autres causes de mort. » Il y a là une extrême insuffisance de renseignements, qui laisse l'esprit du lecteur dans le vague et qu'il appartient à l'administration supérieure de faire disparaître. Pourquoi ne pas exiger que toutes les causes connues soient énumérées dans l'ordre de leur fréquence?

Pour l'établissement des bulletins statistiques, le Comité de direction des services de l'hygiène a adopté une instruction spéciale, dont quelques passages pourraient être avantageusement modifiés. En effet, on semble y oublier qu'il y a des maladies et aussi des décès dus à la réunion de plusieurs causes agissant soit successivement, soit simultanément.

A Lodève, pendant la période décennale 1888-1897, on a compté annuellement et en moyenne 239 décès, dont 52 (près d'un quart) par causes non spécifiées, quoique connues. Suivant les saisons, ces décès se répartissent ainsi : hiver, 83 ; printemps, 53; été, 48; automne, 55. En hiver dominent les décès par sénilité, bronchites, pneumonies; en été, ceux qui sont imputables aux maladies de l'appareil digestif. Les causes de mort qui se constatent en toute saison sont les suivantes: fièvre typhoïde ou muqueuse, méningite simple, congestion et hémorrhagie cérébrales, paralysies sans causes indiquées, maladies du cœur, ramollissement cérébral. (Voir, pour plus de détails, notre chapitre Maladies, p. 160 et suiv.).

Parmi les proportions les plus élevées, citons celles des morts causées par: bronchites et pneumonies (191 sur 1,000); sénilité (147 sur 1,000); maladies du cœur (83 sur 1,000); maladies connues, mais non spécifiées (219 sur 1,000). Des causes de mort autres que la vieillesse auraient été sans doute reconnues, si l'on avait examiné plus attentivement chacun des vieillards décédés dans notre ville de 1888 à 1897.

Quelques proportions faibles méritent aussi d'être signalées: ainsi, sur 1,000 décès, 32 seulement seraient dus à la phtisie pulmonaire et autres tuberculoses. Ce chiffre diffère énormément de celui qu'indique le docteur Rame, en 1841, dans son *Essai historique et médical sur Lodève.* « Il est, dit-il, ordinaire d'être appelé dans des ménages dont tous les enfants meurent ou sont morts successivement d'une toux chronique, lentement émaciés, malgré tous les soins que les parents ont donnés pour les conserver. Cette mortalité, nous l'avons vue dépendre souvent d'une influence héréditaire funeste, qui a fini par se dessiner chez l'un ou l'autre des époux et qui a fini par l'entraîner phtisique au tombeau..... Parmi les adolescents ou les adultes lodévois, la phtisie pulmonaire cause plus d'un dixième des décès. »

Cette proportion n'a rien qui doive surprendre, puisque, tout récemment, Laveran et Teissier imputaient à cette terrible maladie plus d'un tiers des décès qui se produisent dans nos climats tempérés.

On voit par là à quel point, dans notre ville comme ailleurs, certains chiffres des bulletins sanitaires officiels sont loin de la vérité. Les médecins lodévois, ainsi que la plupart de leurs confrères, ne déclarent guère, comme victimes de la phtisie, que leurs malades hospitalisés ou inscrits au Bureau de bienfaisance. Ils craignent, ou de désobliger les familles des autres, ou de tomber sous les coups de la loi sur le secret professionnel.

Sous ce rapport, comme sous bien d'autres, le tableau ci-après donnera des détails intéressants :

TABLEAU (PAR SAISONS ET PAR ANNÉES) DES CAUSES DES DÉCÈS QUI SONT SURVENUS DANS LA COMMUNE DE LODÈVE

DU 1er JANVIER 1888 AU 1er JANVIEL 1898

NOMBRES DES DÉCÈS

NUMÉROS D'ODRE	ÉNUMÉRATION OFFICIELLE des causes de décès (1)	en 1888 Hiver	Printemps	Eté	Automne	Année entière	en 1889 Hiver	Printemps	Eté	Automne	Année entière	en 1890 Hiver	Printemps	Eté	Automne	Année entière
1	Fièvre typhoïde ou muqueuse	2	1	1	1	5	2	2	»	2	6	2	1	1	»	4
2	Variole	3	»	1	1	5	1	»	»	»	1	»	»	»	»	»
3	Rougeole	»	»	»	»	»	1	»	»	»	1	10	8	5	1	24
4	Scarlatine	»	»	1	»	1	2	»	»	»	2	»	»	»	»	»
5	Coqueluche	»	»	»	»	»	3	»	»	»	3	»	»	»	1	1
6	Diphtérie, croup, angine couenneuse	»	1	»	»	1	»	»	»	»	»	»	»	»	2	2
7	Choléra asiatique	»	»	»	»	»	»	»	»	»	»	»	»	»	»	»
8	Phtisie pulmonaire	2	»	»	1	3	1	»	»	»	1	4	1	1	»	6
9	Autres tuberculoses	1	2	1	»	4	»	1	»	15	16	»	1	»	1	2
10	Tumeurs	1	2	2	»	5	1	»	»	»	1	»	»	»	1	1
11	Méningite simple	2	»	3	1	6	3	2	»	»	5	»	1	1	1	3
12	Congestion et hémorrhagie cérébrales	4	2	1	1	8	3	4	1	7	15	3	2	3	»	8
13	Paralysies sans causes indiquées	1	1	5	6	13	3	3	1	5	12	2	»	3	»	5
14	Ramollissement cérébral	5	1	2	»	8	2	»	3	»	5	3	»	»	»	3
15	Maladies organiques du cœur	2	5	1	9	17	6	»	1	4	11	1	4	3	2	10
16	Bronchite aiguë	3	2	1	1	7	1	»	»	1	2	2	1	»	»	3
17	Bronchite chronique	4	3	1	1	9	»	1	1	2	4	»	»	2	1	3
18	Pneumonie, broncho-pneumonie	25	18	6	6	55	9	4	2	6	21	19	3	4	7	33
19	Diarrhée, gastro-entérite	1	3	7	»	11	1	»	9	8	18	2	2	8	2	14
20	Fièvre et péritonite puerpérales	»	»	1	1	2	»	1	»	»	1	»	»	»	»	»
21	Autres affections puerpérales	1	1	»	2	4	»	»	»	»	»	»	»	1	»	1
22	Débilité congénitale, vices de conformation	5	1	3	1	10	3	2	1	»	6	2	3	5	2	12
23	Sénilité	10	9	5	10	34	11	9	»	12	32	17	8	11	12	48
24	Suicide	»	»	»	»	»	1	1	»	»	2	1	1	2	»	4
25	Autres morts violentes	4	»	»	»	4	3	1	»	»	4	»	»	»	»	»
26	Autres causes de mort	25	20	17	23	85	19	17	16	6	58	23	11	14	14	62
27	Causes restées inconnues	»	1	»	»	1	1	»	5	6	12	»	4	»	»	4
	Causes des décès quelconques. TOTAUX	101	73	59	66	299	77	48	40	74	239	99	48	60	46	253

NUMÉROS D'ODRE	ÉNUMÉRATION OFFICIELLE des causes de décès (1)	en 1891 Hiver	Printemps	Eté	Automne	Année entière	en 1892 Hiver	Printemps	Eté	Automne	Année entière	en 1893 Hiver	Printemps	Eté	Automne	Année entière
1	Fièvre typhoïde ou muqueuse	3	3	1	3	10	»	1	1	»	2	1	3	2	1	7
2	Variole	»	»	2	»	2	1	»	»	»	1	»	»	»	»	»
3	Rougeole	»	»	»	»	»	»	»	»	»	»	2	10	»	»	12
4	Scarlatine	»	»	»	»	»	»	»	»	»	»	»	»	»	»	»
5	Coqueluche	»	1	2	»	3	»	»	»	»	»	»	1	»	»	1
6	Diphtérie, croup, angine couenneuse	4	2	»	1	7	2	»	»	»	2	»	»	»	1	1
7	Choléra asiatique	»	»	»	»	»	»	»	»	»	»	»	»	»	»	»
8	Phtisie pulmonaire	5	»	1	1	7	1	»	»	1	2	»	1	2	1	4
9	Autres tuberculoses	5	»	1	1	7	»	1	»	»	1	1	»	»	»	1
10	Tumeurs	»	1	»	3	4	1	1	»	1	3	»	1	»	»	1
11	Méningite simple	4	»	3	2	9	»	2	2	1	5	1	2	»	»	3
12	Congestion et hémorrhagie cérébrales	3	2	5	1	11	1	2	5	2	10	2	2	2	»	6
13	Paralysies sans causes indiquées	»	»	2	1	3	1	1	»	2	4	8	3	3	2	16
14	Ramollissement cérébral	2	1	3	»	6	2	2	2	1	7	2	4	3	»	9
15	Maladies organiques du cœur	2	3	1	7	13	5	1	3	5	14	8	7	6	6	27
16	Bronchite aiguë	»	1	»	4	5	1	»	1	1	3	»	2	»	1	3
17	Bronchite chronique	5	3	2	2	12	1	»	1	»	2	2	1	2	1	6
18	Pneumonie, broncho-pneumonie	14	11	3	10	38	12	9	4	3	28	14	7	8	3	32
19	Diarrhée, gastro-entérite	1	3	5	3	12	»	1	6	1	8	2	1	11	1	15
20	Fièvre et péritonite puerpérales	1	»	»	»	1	»	»	»	»	»	»	3	»	»	3
21	Autres affections puerpérales	»	»	»	1	1	»	»	»	»	»	»	»	»	»	»
22	Débilité congénitale, vices de conformation	3	1	»	1	5	»	1	»	2	3	4	3	4	3	14
23	Sénilité	8	3	6	11	28	12	9	4	9	34	20	8	7	12	47
24	Suicide	2	2	1	»	5	1	»	»	1	2	»	»	»	»	»
25	Autres morts violentes	»	1	»	»	1	2	1	1	2	6	»	»	»	»	»
26	Autres causes de mort	16	13	7	4	40	48	12	14	29	103	4	8	7	15	34
27	Causes restées inconnues	»	»	»	2	2	»	»	»	»	»	»	7	2	4	13
	Causes des décès quelconques. TOTAUX	78	51	45	58	232	94	44	44	61	240	71	74	59	51	255

NUMÉROS D'ODRE	ÉNUMÉRATION OFFICIELLE des causes de décès (1)	en 1894 Hiver	Printemps	Eté	Automne	Année entière	en 1895 Hiver	Printemps	Eté	Automne	Année entière	en 1896 Hiver	Printemps	Eté	Automne	Année entière
1	Fièvre typhoïde ou muqueuse	1	»	»	1	2	»	»	1	1	2	»	1	1	1	3
2	Variole	»	»	»	»	»	»	»	»	»	»	»	»	»	»	»
3	Rougeole	»	»	»	»	»	»	1	»	»	1	»	»	»	»	»
4	Scarlatine	»	»	»	»	»	»	»	»	»	»	»	»	»	»	»
5	Coqueluche	»	1	»	»	1	2	»	1	1	4	»	»	»	»	»
6	Diphtérie, croup, angine couenneuse	3	»	»	»	3	1	»	»	»	1	»	2	»	»	2
7	Choléra asiatique	»	»	»	»	»	»	»	1	»	1	»	»	»	»	»
8	Phtisie pulmonaire	2	»	3	2	7	»	1	»	»	1	»	1	»	»	1
9	Autres tuberculoses	»	»	»	1	1	1	2	2	»	5	1	»	1	»	2
10	Tumeurs	»	»	1	»	1	»	1	1	»	2	»	1	»	»	1
11	Méningite simple	1	2	»	1	4	»	»	2	1	3	»	1	»	»	1
12	Congestion et hémorrhagie cérébrales	2	5	5	4	16	4	3	1	2	10	»	3	2	5	10
13	Paralysies sans causes indiquées	6	»	2	2	10	2	3	3	2	10	2	4	2	»	8
14	Ramollissement cérébral	2	2	»	4	8	3	»	2	5	10	1	1	2	2	6
15	Maladies organiques du cœur	7	7	8	7	29	8	3	9	7	27	12	7	5	4	28
16	Bronchite aiguë	5	»	»	5	10	1	»	»	1	2	»	1	»	1	2
17	Bronchite chronique	9	5	4	»	18	10	1	1	»	12	»	»	1	7	8
18	Pneumonie, broncho-pneumonie	21	5	4	4	34	20	11	1	8	40	9	10	4	3	26
19	Diarrhée, gastro-entérite	1	2	2	1	[illegible]	4	2	4	2	12	3	4	6	1	14
20	Fièvre et péritonite puerpérales	»	»	»	»	»	»	»	»	»	»	»	»	2	»	2
21	Autres affections puerpérales	1	»	»	»	1	1	»	1	»	2	»	1	»	»	1
22	Débilité congénitale, vices de conformation	1	2	3	2	[illegible]	8	»	3	»	11	2	2	3	1	8
23	Sénilité	15	1	8	8	32	14	7	3	9	33	10	8	7	9	34
24	Suicide	»	»	1	»	[illegible]	»	1	»	»	1	1	»	»	»	1
25	Autres morts violentes	»	»	1	1	2	1	»	1	»	2	»	»	»	»	»
26	Autres causes de mort	17	5	2	13	[illegible]	11	9	8	4	32	17	4	8	12	41
27	Causes restées inconnues	»	»	»	»	»	»	2	»	3	5	2	5	»	»	7
	Causes des décès quelconques. TOTAUX	94	37	44	56	23[illegible]	91	47	45	46	229	60	56	44	46	206

NUMÉROS D'ODRE	ÉNUMÉRATION OFFICIELLE des causes de décès (1)	en 1897 Hiver	Printemps	Eté	Automne	Année entière	pendant la période décennale 1888-1897 MOYENNES Hiver	Printemps	Eté	Automne	Année entière	PROPORTIONS PAR 1,000 DÉCÈS
1	Fièvre typhoïde ou muqueuse	»	3	2	1	6	1,1	1,5	1 »	1,1	4,7	19,67
2	Variole	»	»	»	»	»	0,5	»	0,3	0,1	0,9	3,75
3	Rougeole	»	»	»	»	»	2,1	1,6	0,1	»	3,8	15,99
4	Scarlatine	»	»	»	»	»	»	»	»	»	»	1,26
5	Coqueluche	»	2	2	»	4	0,5	0,5	0,5	0,2	1,7	7,11
6	Diphtérie, croup, angine couenneuse	»	»	»	»	»	1,0	0,5	»	0,5	2,0	8,37
7	Choléra asiatique	»	»	»	»	»	»	»	0,1	»	0,1	0,42
8	Phtisie pulmonaire	1	»	2	1	4	1,6	0,4	0,9	0,7	3,6	15,07
9	Autres tuberculoses	1	»	»	»	1	1,0	0,7	0,4	1,8	3,9	16,32
10	Tumeurs	1	»	»	»	1	0,4	0,7	0,1	0,5	2,0	8,37
11	Méningite simple	»	1	1	1	3	1,1	1,1	1,2	0,8	4,2	17,57
12	Congestion et hémorrhagie cérébrales	2	1	3	4	10	2,4	2,6	2,9	2,4	10,3	43,10
13	Paralysies sans causes indiquées	»	3	3	3	9	2,5	1,8	2,4	2,3	0,9	37,65
14	Ramollissement cérébral	2	4	»	3	9	2,4	1,5	1,7	1,5	7,1	29,70
15	Maladies organiques du cœur	10	8	3	2	23	6,1	4,5	4,0	5,3	19,9	83,26
16	Bronchite aiguë	1	»	»	»	1	1,4	0,7	0,2	1,5	3,8	15,90
17	Bronchite chronique	2	»	»	4	6	3,3	1,4	1,5	1,8	8,0	33,47
18	Pneumonie, broncho-pneumonie	18	10	3	3	34	16,4	8,8	3,4	5,3	33,9	141,84
19	Diarrhée, gastro-entérite	3	3	3	2	11	1 8	2,1	6,1	2,1	12,1	50,62
20	Fièvre et péritonite puerpérales	1	»	»	»	1	0,2	0,4	0,3	0,1	1,0	4,18
21	Autres affections puerpérales	»	»	»	»	»	0,3	0,2	0,2	0,3	1,0	4,18
22	Débilité congénitale, vices de conformation	2	1	6	3	12	3,0	1,6	2,8	1,5	8,9	37 23
23	Sénilité	9	11	4	6	30	12,6	7,3	5,5	9.8	35,2	147,28
24	Suicide	»	1	»	»	1	0,6	0,6	0,4	0,1	1,7	7,11
25	Autres morts violentes	»	1	»	»	1	1,0	0,4	0,3	0,3	2,0	8,37
26	Autres causes de mort	10	6	6	9	31	19,0	10 4	10.0	12 9	52,3	218,85
27	Causes restées inconnues	5	»	»	»	5	0,8	1,9	0,7	1,5	4,9	20,50
	Causes des décès quelconques. TOTAUX	67	55	38	43	203	83,3	53,3	47,8	54,7	239,3	

(1) Modifiée depuis 1898.

Dans l'ensemble des villes de France et dans celui de l'Hérault, les proportions de décès causés par tuberculoses sont bien moins mensongères qu'à Lodève. En effet, sur 1,000 décédés, on trouve 156 tuberculeux dans le premier groupe de localités et 96 dans le second.

Les maladies des voies aériennes, en France et dans l'Hérault, sont à peu près aussi meurtrières que dans notre ville; c'est-à-dire que près de 1/6 de décès leur sont imputables.

La proportion des morts par maladies de l'appareil digestif est plus élevée en France qu'à Lodève et dans le département : 1/12 au lieu de 1/20.

Dans les villes de l'Hérault et dans les autres villes françaises, les fièvres éruptives déterminent, comme à Lodève, plus de 1/25 des décès.

Les maladies diphtéritiques n'occasionnent, dans notre ville, que 4 décès sur 1,000 (5 fois moins que dans les grandes localités de l'Hérault et 7 fois moins que dans celles de la France).

La proportion des décès par fièvre typhoïde ou muqueuse est de 1/50 à Lodève et en France, de 1/30 dans la population urbaine de l'Hérault.

Dans ce dernier groupe, les proportions de décès par telle ou telle cause sont très différentes d'une ville à l'autre : elles varient souvent du simple au décuple. Le présent parallèle sera un peu complété par la lecture du tableau suivant ; mais il restera, néanmoins, très insuffisant, puisque la période d'observations n'est que de trois ans (1886-1888), puisque, surtout, pour la moitié environ des décès, aucune cause n'est spécifiée.

TABLEAU COMPARATIF DES CAUSES DES DÉCÈS

SURVENUS DURANT LA PÉRIODE TRIENNALE 1888-1890

1° Dans l'ensemble des 229 villes de France ayant chacune 10,000 habitants au moins; 2° Dans l'ensemble des 10 localités les plus peuplées de l'Hérault (au moins 5,000 âmes chacune); 3° Dans la commune de Lodève seulement.

NUMÉROS D'ORDRE	ÉNUMÉRATION DES CAUSES DES DÉCÈS	PROPORTIONS PAR 1,000 DÉCÈS: dans l'ensemble des 229 villes de France ayant chacune 10,000 habit. au moins	dans l'ensemble des 10 localités les plus peuplées de l'Hérault, celles qui ont au moins 5,000 habitants.	dans la commune de Lodève seulement	NOMS DES VILLES DE L'HÉRAULT QUI ONT FOURNI: les proportions maxima	les proportions minima
1	Fièvre typhoïde ou muqueuse..........	21,6	29,8	19,1	Béziers, Pézenas, Cette, Clermont, Lunel.	Mèze, *Lodève*, Montpellier, Bédarieux, Agde.
2	Variole..............................	11,2	13,2	7,6	Béziers, Bédarieux, Montpellier, Agde, Lunel.	*Lodève*, Clermont, Cette, Mèze, Pézenas.
3	Rougeole.............................	25,3	28,5	31,8	*Lodève*, Béziers, Mèze, Lunel, Montpellier.	Pézenas, Bédarieux, Clermont, Cette, Agde.
4	Scarlatine...........................	2,9	0,4	3,3	Montpellier, Béziers, *Lodève*.	Lunel, Mèze, Pézenas, Bédarieux, Clermont, Cette, Agde.
5	Coqueluche...........................	7,5	4,6	5,0	Clermont, Béziers, Pézenas, *Lodève*.	Cette, Mèze, Agde, Montpellier, Bédarieux.
6	Diphtérie, croup, angines............	27,6	19,7	3,9	Lunel, Cette, Agde, Béziers, Montpellier.	*Lodève*, Pézenas, Mèze, Clermont, Bédarieux.
7	Diarrhée, gastro-entérite............	86,8	52,6	54,0	Lunel, Cette, Agde, Béziers, Montpellier.	*Lodève*, Bédarieux, Clermont, Mèze.
8	Phtisie pulmonaire...................	156,2	76,4	12,7	Cette, Béziers, Bédarieux, Montpellier, Lunel.	*Lodève*, Agde, Pézenas, Clermont, Mèze.
9	Autres tuberculoses..................		29,5	28,0	Agde, Bédarieux, Pézenas, Clermont, Montpellier.	Cette, Lunel, Mèze, Béziers, *Lodève*.
10	Bronchites aiguë et chronique........	75,9	82,4	35,5	Clermont, Béziers, Agde, Lunel, Cette.	*Lodève*, Mèze, Montpellier, Bédarieux, Pézenas.
11	Pneumonie, broncho-pneumonie.........	98,4	101,3	128,0	Pézenas, *Lodève*, Montpellier, Bédarieux, Clermont.	Cette, Béziers, Mèze, Lunel, Agde.
12	Causes restées inconnues.............	20,0	18,4	21,6	*Lodève*, Bédarieux, Montpellier, Cette, Agde.	Clermont, Lunel, Mèze, Pézenas, Béziers.
13	Causes autres, connues, mais non spécifiées..........	465,6	543,2	649,5	Cette, Clermont, Mèze, Pézenas, Bédarieux.	*Lodève*, Lunel, Montpellier, Agde, Béziers.

Dans chacune des colonnes où sont inscrits tels ou tels noms des villes de l'Hérault, c'est à gauche que se trouvent, ou les noms des villes qui ont fourni les plus forts maxima ou les noms de celles dans lesquelles on a constaté les minima les plus faibles. Sept villes de l'Hérault n'ont eu aucun décès par scarlatine.

Les si nombreuses causes de décès connues, mais qu'on n'a spécifiées ni à Lodève, ni même dans aucun des deux cent vingt-neuf centres français de population ayant plus de 10,000 habitants, ont été toutes, sans exception, énumérées pour Clermont-l'Hérault, de 1881 à 1896, à la suite du cadre officiel. Cette énumération, due au regretté docteur Ronzier-Joly père, montre combien l'auteur désirait rendre instructive la statistique sanitaire de la petite localité dont il était maire.

L'extrême rareté d'un pareil document et les nombreux points de ressemblance qui existent entre le Lodévois et le Clermontais, son voisin, nous avaient décidé à fournir, dans ce chapitre, tous les nombres relatifs aux causes des décès survenus à Clermont de 1881 à 1896. Mais, par suite de l'irrégularité dans les observations, ce tableau aurait présenté trop de lacunes, et nous avons, en dernier lieu, renoncé à le donner. Nous le remplaçons par un résumé succinct; nous nous contentons de dire, par exemple, que, durant les années sans lacunes de la période indiquée, la fièvre typhoïde a été deux fois et demie plus meurtrière à Lodève qu'à Clermont, que les décès attribués à la sénilité ont été au moins deux fois plus fréquents dans la première de ces villes, que les maladies de l'appareil respiratoire, celles de l'appareil digestif et celles du cœur ont fait le même nombre de victimes dans l'une et dans l'autre localité (20 pour 100 des premières et de 7 à 7 et demi pour 100 de chacune des autres), enfin et surtout que, dans le groupe intitulé officiellement (paresseusement) « Autres causes de mort », M. Ronzier-Joly a trouvé, pour les décédés de sa ville natale, 49 causes différentes, désignées chacune par le nom qu'il a jugé convenable.

Ainsi que le docteur Ronzier-Joly, la plupart des médecins militaires dressent leur statistique sanitaire, de manière à ne laisser ignorée du public aucune des causes de décès qu'ils connaissent ou qu'ils croient connaître eux-mêmes. Aussi avons-nous, avec persévérance, demandé de pareils chiffres à l'armée, jusqu'au jour où il nous a été possible de constituer le tableau ci-après.

Nous signalons, dès à présent, quelques-uns des faits très intéressants que l'examen de ce tableau met en relief et qui ont tous eu lieu pendant la période décennale 1881-1890.

Une des proportions les plus élevées des décès chez les militaires a été due alors à la fièvre typhoïde (32,8 pour 100 dans la garnison de Lodève, 36,2 pour 100 dans l'ensemble des autres régiments français d'infanterie, 36,5 pour 100 dans la totalité de l'armée française). Si, sous ce rapport, notre garnison se trouve un peu moins frappée que les autres, ne serait-ce pas à cause de la salubrité que présentent les locaux qu'elle occupe ?

Les décès produits par les maladies de l'appareil respiratoire forment le 13,2 pour 100 dans l'ensemble de l'armée française, le 15,8 pour 100 dans nos régiments de ligne, le 31,2 pour 100 parmi les soldats de Lodève. L'élévation de ce dernier chiffre ne surprendra pas ceux qui connaissent les variations atmosphériques si brusques et si fréquentes observées dans la vallée lodévoise : elle rappelle d'ailleurs celle qui, au sujet des broncho-pneumonies ayant frappé la population civile, se trouve signalée au premier tableau du présent chapitre.

Les tuberculoses et les scrofuloses ont déterminé environ les 13 pour 100 des décès dans l'ensemble de l'armée et dans celui des régiments d'infanterie, les 9 pour 100 seulement dans notre garnison.

Les maladies du système nerveux et cérébro-spinal ont entraîné la mort 9 fois sur 100 à l'hôpital militaire de Lodève, 5 fois sur 100, tout au plus, dans les autres hôpitaux.

TABLEAU RELATIF AUX MILITAIRES MORTS SOUS LES DRAPEAUX

DURANT LA PÉRIODE DÉCENNALE 1881-1890

1° Dans la garnison de Lodève *(infanterie)*; 2° Dans l'ensemble des régiments de ligne; 3° Dans la totalité de l'armée française

NUMÉROS D'ORDRE	ÉNUMÉRATION DES CAUSES DES DÉCÈS	PROPORTIONS par 1,000 décès pendant toute la période			PROPORTIONS PAR 1,000 DÉCÈS PENDANT TELLE OU TELLE ANNÉE de la période						DÉSIGNATION DES ANNÉES qui ont fourni les proportions maxima			DÉSIGNATION DES ANNÉES qui ont fourni les proportions minima		
					dans la garnison		dans les régiments de ligne		dans toute l'armée							
		dans notre garnison	dans les régiments de ligne	dans toute l'armée	maxima	minima	maxima	minima	maxima	minima	dans notre garnison	dans les régiments de ligne	dans toute l'armée	dans notre garnison	dans les régiments de ligne	dans toute l'armée
1	Fièvre typhoïde ou muqueuse	328	362	365	777	zéro	615	205	601	254	1888	1881	1881	1881-1882 1886-1890	1890	1890
2	Variole, varioloïde, varicelle	zéro	4,1	4,7	»	»	8	0,6	6	1,2	»	1881	1882	»	1890	1890
3	Rougeole	45	16,6	12	200	zéro	43	5,0	27	3	1887	1887	1887	Presque toutes	1881	1882
4	Scarlatine et suette miliaire	zéro	20	16,5	»	»	23	5,0	16	5	»	1886	1888	»	1883	1883
5	Fièvre intermittente et rémittente	30	10,8	31,5	285	zéro	24	0,6	43	12	1883	1881	1881	Presque toutes	1888-1889	1888
6	Choléra sporadique	15	14,2	5,7	100	zéro	25	0,6	30	0,6	1885	1885	1885	Presque toutes	1887-1888	1887-1888
7	Rhumatisme et goutte	zéro	7,6	7	»	»	17	7	6	2	»	1881	1883	»	1885	1885
8	Tuberculoses et scrofuloses	90	128	127	272	zéro	165	117	161	122	1888	1882	1890	Presque toutes	1883	1887
9	Alcoolisme et autres intoxications	zéro	2,1	2,5	»	»	13	3	3	1,2	»	1888	1883	»	1885	1881
10	Syphilis, morve, pustule maligne	zéro	1,1	1	»	»	2	zéro	2	zéro	»	1881	1881	»	1883-1885	1890
11	Grippe	zéro	22,8	15,5	»	»	1	zéro	50	zéro	»	1890	1890	»	Presque toutes	Presque toutes
12	Oreillons	zéro	0,5	0,2	»	»	8	zéro	4	zéro	»	1889	1889	»	Presque toutes	Presque toutes
13	Anémie, albuminurie, purpura, diabète, etc.	zéro	12,7	10,5	»	»	16	3	13	2	»	1882	1885	»	1888	1888
14	Maladies du système nerveux et cérébro-spinal	90	50	47	300	zéro	64	57	62	56	1885	1886	1882	Presque toutes	1889	1889
15	Maladies de l'appareil respiratoire	312	158	132	636	zéro	242	198	240	199	1888	1890	1890	1885	1889	1889
16	Maladies de l'appareil circulatoire et lymphatique	zéro	16,8	18	»	»	41	18	40	20	»	1885	1885	»	1889	1887
17	Maladies de l'appareil digestif et de ses annexes	45	53,1	46	100	zéro	75	28	78	60	1887	1882	1882	Presque toutes	1888	1888
18	Diphtérie, croup, angine couenneuse	zéro	20,9	18,5	»	»	20	14	19	14	»	1890	1890	»	1888	1888
19	Malad. non vénérien. de l'appar. génito-urinaire	zéro	6,4	7,7	»	»	14	2	21	2	»	1888	1890	»	1881	1881
20	aladies des os et des articulations	zéro	4	4,2	»	»	4	2	5	2	»	1881	1882	»	1886	1889
21	Maladies des yeux et des oreilles	15	0,5	0,7	143	zéro	1	zéro	1,5	0,3	1883	1886	1884 1886	Presque toutes	1882	1881
22	Maladies de la peau et du tissu cellulaire	15	12,7	12,2	100	zéro	9	7	10	6	1887	1881	1890	Presque toutes	1883	1883
23	Lésions traumatiques et maladies chirurgicales	15	8,9	18,5	533	zéro	12	8	18	7	1882	1881	1881	Presque toutes	1885	1884
24	Accidents, morts violentes	zéro	21,2	33	»	»	30	6	41	18	»	1881	1881	»	1886	1886
25	Suicides	zéro	40,2	49	»	»	51	42	51	44	»	1886	1882	»	1890	1890
26	Autres causes de mort	zéro	4,8	7,1	»	»	6	zéro	11	zéro	»	1882	1883	»	1890	1890
	Proportions des décès par an et par 1,000 soldats (causes quelconques)	6,7	7,8	8,4	11	1	12	5,4	12	6,2	1888	1881	1881	1881	1889	1889

Nous ne sommes pas en mesure d'expliquer ces dernières différences. La faiblesse ou l'élévation de tels ou tels des chiffres trouvés à Lodève sont-elles dues à la brièveté de la période d'observation, unie à la faiblesse du nombre des militaires composant la garnison de notre ville? C'est plus que probable.

Le tableau ci-dessus pourrait servir d'exemple à la plupart des médecins civils s'occupant de statistique sanitaire; on n'y voit qu'une proportion insignifiante de décès classés sous la dénomination si vague, quoique officielle, de « Autres causes de mort ».

Dans les tableaux analogues des médecins civils, la proportion des décès ainsi indiqués est presque toujours la plus élevée; on l'a vu déjà, d'ailleurs, dans le cours de ce chapitre.

Nos médecins militaires préfèrent, avec raison, indiquer la vraie cause à laquelle ils attribuent telle ou telle mort. Ils indiquent des syphilis, des lésions traumatiques, l'alcoolisme, le diabète, la grippe, etc. Leurs confrères de la population civile n'indiquent rien de tout cela. Est-ce à dire que dans cette population aucune personne n'est syphilitique, alcoolique, diabétique, grippée, etc.

On peut donc dire que, si l'on excepte l'armée et quelques-unes de nos grandes villes, la statistique sanitaire est encore chez nous, presque partout, dans l'enfance.

A notre avis, pour améliorer cette situation si regrettable, il importe, ou bien que la loi sur le secret professionnel soit modifiée, ou bien qu'on adopte un mode de déclaration exacte des décès survenus, par lequel aucune famille ne puisse être lésée. Il importe aussi : 1° qu'on oblige chaque médecin, sous peine d'interdiction, à faire chaque année un rapport médical aussi exact que celui des chirurgiens-majors ; 2° qu'on adopte une liste officielle des causes connues des décès tout à fait complète et facile à appliquer ; 3° qu'on décerne des récompenses aux statisticiens les plus consciencieux.

Lorsque satisfaction aura été donnée à ces *desiderata*, il restera encore une lacune considérable à combler ; il faudra, en effet, constituer une statistique spéciale destinée à faire connaître la cause ou les causes de la maladie mortelle, et plus particulièrement de la maladie qui, dans chaque commune, a occasionné le plus grand nombre de décès.

CHAPITRE XII

MALADIES. — CONSIDÉRATIONS PRÉALABLES

Il ne s'agit pas ici d'un traité de pathologie locale; notre programme tout à fait spécial est beaucoup plus restreint.

Nous allons d'abord faire connaître la physionomie pathologique de Lodève, dans les temps passés et dans le présent ; nous étudierons ensuite, dans des paragraphes particuliers, les principales maladies qu'on y observe, en insistant sur leurs causes productrices ; nous terminerons par l'indication sommaire des moyens, les uns préventifs, les autres curatifs qu'il convient de leur opposer.

Dans cet ensemble de maux, d'influences morbifiques et de remèdes, quelques détails méritent de fixer plus particulièrement l'attention.

Ainsi : les caractères distinctifs (sous le rapport médical) qu'offrent, d'une part, la population de la commune, d'autre part le climat de Lodève, et les degrés de salubrité, d'insalubrité de ce vieux centre industriel, sont donnés par les maladies endémiques du pays et leurs causes, par les maladies professionnelles et les accidents professionnels, par les épidémies.

Une débilité constitutionnelle, un tempérament soit lymphatique, soit lymphatico-nerveux, un état d'anémie existent chez une proportion considérable de Lodévois. La faiblesse générale est, une fois sur trois, la cause d'exemption du service militaire chez nos conscrits. Le climat de la vallée est humide et variable ; en outre, dans notre ville natale, la plupart des logements et une grande partie de la voie publique sont insalubres.

Les conditions précédentes, individuelles et locales, devaient être particulièrement mentionnées à nouveau, au milieu de beaucoup d'autres plus ou moins défavorables, qui ont été signalées dans plusieurs chapitres de la présente monographie.

Des obstacles de nature diverse rendent ce travail difficile. Parmi ces obstacles, rappelons les suivants : jamais aucun médecin de Lodève (à notre connaissance) n'a tenu un journal des observations relatives à ses malades, hospitalisés ou non ; la statistique sanitaire officielle de notre commune est incomplète et sur certains points inexacte : son utilité pour la connaissance des maladies qui sévissent sur la population reste souvent, par suite, en partie contestable.

L'histoire générale des maladies endémiques à Lodève ne saurait être présentée d'une façon tant soit peu complète, les médecins successifs de cette ville ne nous ayant pas transmis les écrits nécessaires. Cependant il existe des documents qui permettent d'exposer un tableau des conditions hygiéniques, donnant une notion approximative de la physionomie pathologique de notre ville à diverses époques.

Ainsi que nous l'avons vu dans l'Aperçu historique, le mur d'enceinte de Lodève, de création fort ancienne, ne finit par disparaître tout à fait qu'après la Révolution. Pendant de longs siècles, notre vieille cité resta donc entourée de hautes murailles, qui diminuaient à un degré considérable son aération, son ensoleillement ; et c'était justement à cette époque qu'elle était le plus misérable, qu'elle se trouvait le plus dépourvue de lieux d'aisance publics, d'égouts convenables et en nombre suffisant, d'eaux courantes pour le lavage des rues et surtout d'eaux potables de bonne qualité.

Les fossés entourant immédiatement la base extérieure des remparts recevaient, dans leurs parties basses, les matières organiques provenant des habitations, de la voie publique et des égouts, qui y aboutissaient tous ; ils servaient en outre de dépôts de fumier. Aussi, des miasmes putrides s'élevaient-ils sans cesse de ces points. De plus, dans les rues, dont la plupart n'étaient pas ou étaient mal pavées, on déversait nuit et jour les matières fécales, urinaires et autres.

Les dix-neuf vingtièmes des Lodévois habitaient des locaux dont les chambres à coucher, beaucoup trop petites, sans cheminée, ne renfermaient qu'un air à la fois insuffisant, non renouvelé et conséquemment vicié. Les rez-de-chaussée étaient obscurs et humides, par suite de l'étroitesse des rues, de la hauteur des maisons. Les lieux d'aisance étaient tout à fait primitifs; encore n'en trouvait-on que dans des habitations privilégiées occupées par le clergé, les communautés religieuses et quelques rares familles nobles.

Ce n'étaient pas seulement les logements particuliers qui étaient mal disposés ; il faut en dire autant des fabriques, dans lesquelles une grande partie de la population passait son existence et qui péchaient également par l'humidité, le défaut de lumière et d'aération, etc.

Telles étaient les conditions antihygiéniques que présentait l'intérieur de la vieille cité, surtout dans les quartiers bas. Le faubourg Montbrun, depuis longtemps très populeux, et entouré lui aussi d'un mur d'enceinte, n'était pas moins insalubre.

Quant à la partie supérieure et occidentale de la ville proprement dite, elle a offert de tout temps des conditions de salubrité beaucoup plus favorables; aussi, le clergé et plusieurs ordres religieux y avaient-ils élu domicile. On a lu plus haut que la cathédrale avait été édifiée sur ce point. Le couvent des Carmes et celui des Cordeliers furent installés sur des points non encore habités, en pleine campagne et par suite très sains.

Aux conditions d'insalubrité présentées par les parties populeuses du vieux Lodève, s'ajoutaient celles qui provenaient d'une alimentation malsaine et même insuffisante, encore au dix-huitième siècle. Dans un ouvrage publié en 1753, le docteur Chassanis, médecin lodévois, nous fait à ce sujet un tableau navrant.

Naturellement, le vêtement et la chaussure laissaient également beaucoup à désirer, et il en fut ainsi jusqu'au siècle actuel, comme on l'a vu.

De ces causes multiples, agissant d'une manière continue, pendant un si grand nombre d'années, est résulté nécessairement une détérioration de la race. Ainsi s'expliquent l'apparition, le développement, les degrés de gravité des maladies endémiques chez les Lodévois indigènes, surtout chez ceux qui sont le plus mal logés, le plus mal nourris, le plus soumis aux travaux sédentaires, débilitants.

L'ensemble des conditions antihygiéniques, individuelles ou topographiques, qui viennent d'être en partie énumérées, a été toujours aggravé par l'humidité et les variations atmosphériques de notre vallée et a produit, dans de très grandes proportions, des maladies qu'on pourrait considérer comme endémiques et dont voici les plus communes :

L'anémie,

La chlorose,

Les affections catarrhales ou infectieuses des voies aériennes (angines, peumonies, bronchites aiguës ou chroniques, etc.),

Le rhumatisme,

La scrofule,

La tuberculose, pulmonaire, glandulaire et osseuse (mal de Pott),

Les maladies de la peau,

Le rachitisme, et, comme conséquences de ce qui précède, les vices de conformation, les hernies, etc.

Ce sont ces maladies que nous étudierons en premier lieu ; nous examinerons ensuite, en insistant plus spécialement sur les particularités que leur imprime le milieu lodévois, les suites de la syphilis et de l'alcoolisme, les dermatoses, les affections de nature infectieuse susceptibles de revêtir le caractère épidémique (diphtérite, coqueluche, érysipèle, fièvres éruptives, dothiénentérie), les maladies des différents systèmes ou appareils organiques (digestif, circulatoire, respiratoire et nerveux), les maladies mentales, les maladies professionnelles, les saisonnières et les épidémies, et enfin les maladies observées dans l'hôpital-hospice de Lodève. L'étude des maladies observées chez les animaux dans l'arrondissement de Lodève, qui terminera ce chapitre, constituera, croyons-nous, un complément utile des recherches faites sur les maladies humaines.

Cependant, comme nous l'avons vu plus haut, depuis le milieu du dix-septième siècle, mais surtout à partir de l'année 1790, des changements favorables, au point de vue de la salubrité et de l'hygiène publiques, ont été obtenus. Voici les principaux : disparition graduelle du mur d'enceinte, ouverture de quelques rues, élargissement de plusieurs autres, démolition de porches obscurs et infects, création de vastes usines en pleine campagne, extension graduelle des habitations vers l'extérieur, sur chacune de nos avenues ; acquisition d'une grande quantité d'eau potable, lavage quotidien à l'eau courante de la plupart de nos rues, édification d'écoles salubres, telles que celle de César-Vinas ; fondation d'un cours de gymnastique, construction d'un vaste abattoir dans la campagne ; enfin progrès très marqué, au point de vue de la nourriture et des vêtements, dans la classe ouvrière.

Actuellement (1897), de nombreux désidérata restent toutefois à satisfaire à Lodève. Ainsi les ressources hydrologiques, communales et privées, sont très insuffisantes (1) ; les neuf dixièmes des logements laissent encore beaucoup à désirer sous le rapport de la salubrité ; on peut en dire autant d'une très grande partie de la voie publique. (Voir à ce sujet le chapitre V, Description générale, p. 51.)

Les moyens d'évacuation des immondices restent tout à fait défectueux, antihygiéniques, surtout pour la partie civile de la population, malgré la création de quelques égouts et d'importantes réparations à certains autres. (Voir le chapitre VIII : Evacuation des immondices, p. 109). De la sorte s'explique la contamination du sol et de la nappe d'eau souterraine alimentant les puits, ainsi que l'infection de l'atmosphère dans la ville, surtout dans la partie intra-urbaine de nos deux rivières.

Comment s'étonner, après cela, de la débilité constitutionnelle dont souffrent les ouvriers lodévois en général et, en particulier, ceux qui habitent ou les quartiers bas et riverains ou le quartier du centre ? Comment s'étonner de rencontrer encore parmi eux une prédominance de l'anémie, de la scrofule, de la tuberculose, une proportion très élevée de sujets atteints par des maladies infectieuses, un chiffre considérable de décès, surtout chez les très jeunes enfants ?

ANÉMIE

Commençons par rappeler qu'à Lodève la population indigène est représentée par environ 40 pour 100 de sujets ayant une constitution faible, une proportion analogue d'autres

(1) Voir, p. 86, une note relatant l'acquisition de nouvelles sources.

habitants de force moyenne, et 20 pour 100 au plus de personnes fortement constituées.

L'anémie occupe une place considérable parmi les maladies qui y sont chaque jour constatées.

En outre, elle prédispose puissamment à la production de la tuberculose, dans une vallée où l'on compte un grand nombre de scrofuleux et dont le climat est humide et variable. En second lieu, des explorations minutieuses conduisent souvent le praticien à lui attribuer certains cas d'hydropisie, quelques paralysies et en particulier celles des membres inférieurs, surtout chez les jeunes enfants.

Se basant sur les principes généralement admis, nos praticiens proposent pour combattre l'anémie, d'une part : une hygiène rationnelle (aliments substantiels, de digestion facile, promenades régulières à la campagne, la gymnastique, beaucoup trop négligée; l'éloignement de certaines causes débilitantes, telles que les lactations répétées, les travaux excessifs, l'existence dans un air confiné); d'autre part, les ferrugineux, les amers et divers agents toniques. En considérant l'insuffisance des ressources communales et privées, ils regrettent de ne pouvoir conseiller, comme il conviendrait, un séjour suffisamment prolongé dans des stations soit maritimes, soit montagneuses.

L'hydrothérapie administrée avec soin, suivant les règles communes, pourrait rendre de grands services; malheureusement, parfois mal dirigée, elle occasionne des accidents graves qui en font redouter l'emploi.

CHLOROSE

La chlorose, entité morbide confinant à la fois aux anémies et aux névroses, s'observe très fréquemment à Lodève, chez les filles et les femmes, surtout dans la période qui s'étend de la quinzième à la trente-cinquième année.

Parmi les causes généralement admises de cette maladie, il convient de signaler plus spécialement, pour notre ville : l'hérédité, la faiblesse constitutionnelle, un tempérament lymphatico-nerveux, les habitations obscures, peu ou point ensoleillées, très peu aérées, une vie trop sédentaire.

Il serait superflu d'insister sur la symptomatologie bien connue de cette affection ; bornons-nous à noter qu'à Lodève, les troubles psychiques se montrent plus fréquents dans la chlorose que dans l'anémie. Au traitement appliqué d'ordinaire à cette dernière maladie, il convient d'ajouter, pour la chlorose : les sédatifs et antispasmodiques tels que le bromure de potassium, l'hygiène morale (l'éloignement des causes d'émotion), un genre de vie et un régime appropriés.

AFFECTION CATARRHALE

La plupart des Lodévois âgés de plus de cinquante ans et ayant habituellement vécu dans leur ville natale sont plus ou moins atteints de catarrhe.

A Lodève, cette affection est moins fréquente chez les femmes, ainsi que chez les enfants et adolescents des deux sexes. Les maladies catarrhales les plus communes y sont celles des voies aériennes, des yeux, des oreilles, de l'utérus, du tube digestif; puis viennent, mais beaucoup moins souvent, celles de la vessie. D'ordinaire, leur marche se développe avec une certaine lenteur, sous l'influence de conditions qui augmentent la sécrétion des tissus affectés.

Le catarrhe complique, dans le pays, presque toutes les fièvres éruptives. Il rend ainsi quelquefois le pronostic inquiétant. Son extrême fréquence provient des vicissitudes réitérées de l'atmosphère, dans une vallée qu'habitent un nombre très considérable d'individus pour la plupart mal logés, ayant une constitution faible ou moyenne et des tempéraments lymphatiques et nerveux.

Dans notre commune, l'état catarrhal est traité comme partout ailleurs; seulement les toniques y sont d'ordinaire plus utiles que dans beaucoup d'autres centres populeux. Parmi les remèdes spéciaux les plus employés, signalons : le tolu, le goudron, les Eaux-Bonnes et celles de Cauterets. Des vêtements chauds, des bas de laine, des gilets de flanelle, assez souvent renouvelés, de bonnes chaussures, un chauffage régulier des habitations en hiver, sont indispensables aux catarrheux. Malheureusement les soins hygiéniques sont trop coûteux pour les familles pauvres d'une cité industrielle telle que la nôtre.

La surdité due à cette maladie n'est pas rare parmi mes compatriotes. Le cathétérisme de la trompe d'Eustache, opération généralement simple et facile, n'est pas assez souvent pratiquée en province, même à Montpellier (1).

RHUMATISME

Cette affection, très commune à Lodève, l'est cependant moins que le catarrhe.

L'un et l'autre de ces états morbides s'y trouvent souvent réunis sur un même sujet.

La fréquence du rhumatisme articulaire soit aigu, soit chronique, sert à expliquer le nombre relativement considé-

(1) Cette observation, fondée jadis, n'est plus exacte aujourd'hui, pour Montpellier au moins, où la laryngologie et l'otologie, avec consultations publiques gratuites, font, depuis une quinzaine d'années, l'objet d'un enseignement de la Faculté de médecine, à l'Hôpital Général.

rable (74 sur 1,000) des décès par lésions organiques du cœur, dans notre ville.

Dans la vallée, l'affection rhumatismale atteint très souvent les muscles, surtout ceux des lombes, du cou, des parois thoraciques ; certains nerfs, tels que le sciatique, et, en outre, assez fréquemment le globe oculaire: iris, choroïde.

A Lodève, comme ailleurs, sa cause la plus ordinaire est l'impression du froid humide et prolongé. Les attaques de rhumatisme articulaire aigu y sont presque toujours déterminées par un refroidissement ou par la fatigue.

On n'emploie pas assez généralement, dans cette ville, les agents préventifs ou prophylactiques empruntés surtout à l'hygiène.

Parmi les médicaments quotidiennement conseillés par les médecins du pays, contentons-nous d'indiquer le salicylate de soude et l'iodure de potassium.

Quelques Lodévois rhumatisants se rendent chaque année dans des établissements thermaux, tels que ceux de Lamalou, Sylvanès, Bagnols en Lozère, Barèges et autres.

La paraplégie et l'atrophie musculaire rhumatismales, ainsi que le rhumatisme noueux, sont assez souvent traités avec un grand avantage aux eaux de Balaruc, même à la suite de cures infructueuses dans d'autres stations thermales.

SCROFULE

L'existence de la scrofule, du moins en tant que maladie distincte et même spécifique, telle qu'elle avait été admise par les anciens pathologistes et magistralement décrite et délimitée, à une époque relativement récente, par Bazin, — l'existence de la scrofule, disons-nous, a été vivement contestée, dans ces dernières années, d'abord par certains anatomopathologistes, et ensuite par un grand nombre de bactériologues, après la découverte du bacille tuberculeux par Koch, en 1882. Pour ces auteurs, la scrofule n'aurait pas d'existence propre, ses lésions rentrant dans le cadre de la tuberculose, avec le bacille caractéristique, ou, beaucoup plus rarement, dans celui de la syphilis.

Tout au plus, quelques-uns veulent-ils bien concéder que, dans un certain nombre de lésions (pour les superficielles au moins), il s'agit d'une tuberculose locale, atténuée, plus difficilement inoculable, par exemple (Arloing).

D'autres laisseraient cependant à la scrofule certaines inflammations subaiguës et chroniques, sans spécificité d'ailleurs, de la peau et de quelques muqueuses, et encore quand elles ne s'accompagnent pas d'adénites chroniques (Cornil et Babès, *les Bactéries*, etc., 3me édit., 1890 ; t. II, p. 361).

Il ne nous paraît pas que les médecins praticiens puissent souscrire sans réserve à ces manières de voir, beaucoup trop absolues, à notre humble avis, et surtout en contradiction avec les faits. Nous savons d'ailleurs que des cliniciens distingués, à la tête du mouvement scientifique contemporain, comme M. le professeur Bouchard, persistent à admettre la réalité de la scrofule, comme diathèse distincte.

En effet, la scrofule, état constitutionnel, avec viciation de la nutrition et qui, par suite, imprime à la vie un cachet spécial, est un véritable tempérament morbide, c'est-à-dire une diathèse, suivant l'expression de F.-A. Jaumes (1), acceptée par M. Bouchard ; elle existe indépendamment de toute assotion ou complication bacillaire, — le microbe, d'ailleurs, n'ayant que la valeur de la réaction à laquelle sa présence ou ses produits donnent lieu.

(1) F.-A. Jaumes, de la Diathèse, etc., in *Montpellier médical*, 1864, t. XIII, p. 502 ; et *Traité de pathologie générale*, 1879, p. 132.

Nous ne méconnaissons pas les rapports étroits de la scrofule et de la tuberculose, rapports connus depuis assez longtemps, puisque Graves, par exemple, considérait la phtisie comme de nature scrofuleuse; nous acceptons parfaitement que certaines lésions osseuses et articulaires, etc., sont plus fréquemment de nature tuberculeuse qu'on ne le pensait jadis. Mais nous nous refusons à admettre qu'elles le soient constamment, en nous appuyant, d'une part, sur l'observation des malades ; d'autre part, précisément sur les recherches mêmes des bactériologistes les plus autorisés : R. Koch lui-même (qui, dans un cas de lupus, a dû examiner jusqu'à 43 coupes avant de trouver *un* bacille, etc.; cité par Babès et Cornil), Cornil et Leloir, Malassez, etc. (pour le lupus encore: *Soc. de biol.*, juin 1883), Cornil et Babès (pour les tumeurs blanches, les ganglions scrofuleux : *loc. cit.*, p. 357), Ritter (pour les ganglions également : 18 recherches et inoculations négatives sur 19 autopsies, 50 cas négatifs également sur 42 cas de curettage et 13 cas d'extirpation de paquets ganglionnaires, etc.; voir *Rev. des sc. méd.*, de Hayem, t. LI, p. 164, 1898), etc., etc.

Nous continuerons donc à considérer, dans ce qui suit, la scrofule comme une affection distincte de la tuberculose, pour laquelle elle constitue cependant un terrain favorable.

La scrofule complète, telle qu'elle a été décrite par les auteurs les plus compétents, fut tout à fait endémique à Lodève avant le dix-neuvième siècle.

En 1832, au commencement de mes études médicales, cette opinion était celle de tous les médecins de la ville, MM. Teisserenc (Pierre-Marie-Raymond), Damian, Lacassaigne, Savy, Colombié, Caisso, Rouaud. Le premier de ces honorables confrères, né en 1766, dans notre vieille cité, où il mourut, fils et petit-fils de médecins, se plaisait à raconter les observations médicales qui lui avaient été transmises verbalement par ses ancêtres.

A cette tradition orale s'ajoutent les écrits publiés: en 1831, par le docteur Rouaud (*Coup d'œil sur le vice scrofuleux*); en 1853, par le docteur Grimal (*de l'Affection scrofuleuse*); mais surtout, en 1841, par le docteur Rame (*Essai historique et médical sur Lodève*).

L'ancienne insalubrité de la ville et de son très populeux faubourg Montbrun, ainsi que les autres conditions antihygiéniques au milieu desquelles a vécu, pendant fort longtemps, l'immense majorité de la population, sert à expliquer cette endémicité spéciale.

A l'époque actuelle, cette maladie doit être attribuée, non pas à une cause unique, mais à plusieurs, telles que (avant tout) l'hérédité, la misère, l'habitation, plus particulièrement pendant la première enfance, dans des logements insalubres, dans des chambres à coucher beaucoup trop petites, sans cheminée, sombres, dont l'air est vicié; l'encombrement, une mauvaise alimentation, etc.; sans compter d'autres influences propres à détériorer et à affaiblir l'économie (quelques professions, excès, chagrins).

Rappelons qu'à Lodève les neuf dixièmes des logements particuliers manquent de water-closets ; en outre, ses 1,085 maisons ne renferment que 190 fontaines de ménage. 161 logements ouvriers, examinés sur notre demande, offrent 233 chambres à coucher, occupées par 498 personnes. Ceux qui les habitent n'y disposent en moyenne, par tête, que de 13^{mc}9 d'air. On n'en compte que 20 avec cheminée. Beaucoup d'enfants y sont allaités par des mères scrofuleuses, dans des conditions tout à fait déplorables.

Le degré d'importance de ces diverses conditions antihygiéniques, pour la production de la scrofule, a été ainsi établi, en 1887, par Rabl (de Vienne), qui confirme sur ce point, pour la capitale de l'Autriche, ce que nous avons observé à Lodève (1).

Sur 1,004 cas de scrofule, cet auteur a trouvé comme étiologie :

Logements humides	356	cas
Mauvaises conditions hygiéniques plus complexes	29	—
Scrofulose des parents	79	—
Tuberculose des parents	446	—
Décrépitude du père	7	—
Proches parentés	4	—
Maladies infectieuses aiguës	69	—
Vaccinations	14	—

Rame en 1841, Grimal en 1853, considéraient la scrofule comme étant encore, à ces deux époques, endémique à Lodève. Ceux des praticiens actuels avec lesquels j'ai eu l'occasion de m'entretenir de ce sujet semblent partager la même manière de voir.

Mais Rame et Grimal ont-ils bien vu nettement toute la vérité ? A mon avis, l'observation démontre que, depuis la fin du siècle dernier, sous l'influence d'un ensemble d'améliorations réalisées au point de vue de l'hygiène publique et privée, l'affection strumeuse d'autrefois s'est atténuée peu à peu à Lodève, sous le rapport surtout de la gravité des cas.

A la fin de ce siècle (1897), la scrofule, probablement moins fréquente, est surtout moins intense, même en tenant compte de l'attribution, à la tuberculose notamment et à la syphilis, de nombreux états pathologiques rattachés autrefois à la scrofule.

On constate plus souvent, chez les sujets atteints, les seuls

(1) Cité par P. Legendre, art. Scrofule du *Traité de médecine* de Charcot, Bouchard et Brissaud, t. I. p. 252, 1re éd., 1892.

symptômes des deux premières périodes admises par Bazin, c'est-à-dire la petite scrofule.

Parmi ces manifestations, nous signalerons plus particulièrement : 1° l'eczéma sécrétant et l'impétigo, qui se montrent généralement au cuir chevelu et à la face, ainsi qu'au sein, aux parties génitales, aux mains ; 2° les adénites, qui sont surtout fréquentes chez les enfants à la région cervicale. Toutes exigent un traitement général et local de très longue durée.

A Lodève, plus encore que dans la plupart des centres populeux, l'hygiène publique et privée devrait remplir le rôle prépondérant dans le traitement de la scrofule. Cependant les agents pharmaceutiques ont une utilité incontestable.

Parmi les principaux moyens conseillés dans le pays, comme ailleurs, soit pour combattre cette affection, c'est-à-dire l'unité morbide, soit pour prévenir ou affaiblir certaines de ses manifestations, rappelons les suivants : au point de vue hygiénique, vêtements de laine, régime tonique, chambres à coucher grandes, bien aérées, ensoleillées, avec cheminée ; exercices, aussi variés que possible, en plein air ; propreté du corps, des vêtements, du logement ; séjour très prolongé dans une des parties les plus saines des bords immédiats de l'Océan ou de la Méditerranée ; et, comme médicaments, l'huile de foie de morue, l'iode et ses composés, les amers, le sirop de raifort, les préparations ferrugineuses et, en particulier, l'iodure de fer, les bains de mer et les eaux chlorurées sodiques bromo-iodurées.

Les eaux de Balaruc, administrées avec modération (intus et extra), pendant plusieurs années, produisent des résultats remarquables, à la condition que chaque cure soit suffisamment prolongée (deux ou trois mois chaque année). Pour les sujets délicats, débiles, ce traitement est à la fois plus facile à appliquer, plus inoffensif, plus complet, que les bains de mer. En 1858, j'inaugurai avec un réel succès l'addition, aux eaux de Balaruc, des eaux-mères empruntées aux salines de Villeroy, qui existent dans le voisinage de l'établissement thermal.

Les indigents lodévois atteints de scrofule ou d'autres maladies chroniques ne sont jamais envoyés dans les stations maritimes pour un séjour suffisamment prolongé. Quant au très petit nombre de ceux auxquels sont conseillés les bains de mer ou les eaux thermo-minérales, leur traitement ne dure jamais plus de quinze jours.

Dans les intervalles des cures thermales et lorsque les malades scrofuleux ne peuvent pas quitter leur domicile, des bains généraux tièdes, tantôt simples, tantôt salins, ou sulfuro-salins, devraient leur être administrés, dans la commune, avec régularité, plus ou moins fréquemment, surtout pendant toute la durée de la belle saison.

TUBERCULOSE

La tuberculose, maladie microbienne, contagieuse, inoculable d'après les travaux contemporains, est, on le sait, anatomiquement caractérisée par le développement, au sein des tissus, d'éléments spéciaux (nodules ou follicules tuberculeux), contenant le plus ordinairement une bactérie spécifique (le bacille de Koch).

Sans insister sur ses caractères, retenons, pour la prophylaxie, que ce bacille conserve très longtemps sa virulence, même après son élimination par certains produits de l'organisme. Les crachats bacillifères, par exemple, restent actifs pendant un temps fort long, s'ils ont été lentement desséchés et quoiqu'ils aient été soumis à une chaleur de plus de 60° et à un froid de — 18° et même à la putréfaction.

Tous les organes peuvent être atteints de tuberculose par l'arrivée du bacille spécifique à leur niveau ; toutefois les organes respiratoires sont beaucoup plus souvent affectés que les autres. La différence de localisation initiale des lésions tuberculeuses dépend, d'une part, de la voie par laquelle le bacille a pénétré dans l'économie; d'autre part, de la prédisposition tenant à un défaut de résistance du point atteint. C'est par les voies respiratoires, par l'inhalation d'un air renfermant des particules de crachats riches en bacilles, que l'agent pathogène se transmet le plus fréquemment, d'un homme affecté à un sujet sain, à condition que la muqueuse de ces voies soit desquamée, par suite d'une inflammation préalable. La tuberculose peut d'ailleurs se généraliser ou rester locale.

L'infection ne se produit que chez les individus débilités, présentant une disposition naturelle ou acquise. La tuberculose est héréditaire, mais moins par transmission directe du germe tuberculeux que par transmission d'autres maladies héréditaires (scrofule, arthritisme, syphilis). On ne naît pas tuberculeux, mais tuberculisable, et la maladie se développe alors sous l'influence des causes qui, en affaiblissant l'organisme, le mettent en état de réceptivité vis-à-vis de l'agent spécifique.

« La débilité constitutionnelle est la cause commune de la scrofule et de la tuberculose, et, comme la scrofule est propre à l'enfance et que la tuberculose est spéciale à la jeunesse, on conçoit que, si la cause première n'est pas éteinte, un enfant scrofuleux peut très bien devenir tuberculeux un peu plus tard. Dans beaucoup de cas, la tuberculose se développe isolée et indépendante de la scrofule, ce qui suffit à prouver que celle-ci n'est point l'antécédent de celle-là. » (Jaccoud, *Pathologie interne*, 5e édition, Paris, 1877.)

Cependant la délimitation entre le domaine de la scrofule

et celui de la tuberculose étant encore tout à fait impossible à préciser, il convient, à notre avis, de diviser provisoirement la tuberculose en : 1° primitive, essentielle, idiopathique ; 2° secondaire, symptomatique, surtout de la scrofule.

« On peut dire que la tuberculose est l'aboutissant commun de toutes les détériorations constitutionnelles de famille et d'individu.

» Les causes les plus communes de la diathèse tuberculeuse acquise sont : l'allaitement artificiel ou insuffisant, l'application intellectuelle précoce ou forcée, les travaux excessifs, l'insuffisance qualitative ou quantitative de l'alimentation, l'habitation dans des locaux obscurs et mal aérés, les excès d'onanisme, l'abus des alcooliques, les chagrins prolongés, les grossesses trop rapprochées, les allaitements trop fréquents.» (Jaccoud, *loc. cit.*)

Toutes ces conditions, nous l'avons déjà dit, se rencontrent fréquemment à Lodève ; aussi la tuberculose y est-elle très commune.

Les seuls renseignements écrits que nous possédions sur cette affection, observée dans cette ville, sont dus au docteur Rame.

On lit ce qui suit, dans l'*Essai historique et médical sur Lodève*, publié en 1841 par ce praticien distingué : « Il est ordinaire d'être appelé dans des ménages dont tous les enfants meurent ou sont morts successivement en bas âge, d'une toux chronique, lentement émaciés ou rachitiques, malgré tous les soins que leurs parents leur ont donnés pour les conserver.

» Cette mortalité, nous l'avons vue dépendre souvent d'une influence héréditaire funeste, quelquefois inappréciable jusqu'à un âge avancé chez les deux époux, mais qui a fini par se dessiner chez l'un ou chez l'autre et par l'entraîner, phtisique, au tombeau.

» La multiplicité de ces faits nous a fait prendre l'habitude d'interroger minutieusement les parents chez qui les vices héréditaires peuvent être à *priori* soupçonnés, afin d'éclaircir nos doutes et de conjurer des maux malheureusement trop prompts à survenir.

» .....La phtisie pulmonaire est la principale des maladies endémiques qui sévissent sur les adolescent et sur les adultes. Cette funeste affection cause parmi eux plus d'un dixième des décès ; elle frappe plus de femmes que d'hommes, et, parmi elles, les jeunes filles sont ses victimes de prédilection ; elle atteint surtout celles qui vivent le plus retirées et dont la vie est partagée entre des exercices de piété et les devoirs que leur profession leur impose. C'est que la vie contemplative, les passions concentrées, sont un puissant levier pour hâter le développement de la phtisie, pour peu qu'on y soit prédisposé.

» A Lodève, l'hérédité a beaucoup d'influence sur le développement de cette maladie. »

Dans le même livre, on lit quelques pages plus loin : « L'esquisse rapide que nous venons de tracer des maladies endémiques à Lodève et les observations que nous avons présentées dans les trois chapitres précédents de cet *Essai*, se donnent un mutuel appui. En effet, la plupart de ces maladies, apanage des tempéraments lymphatiques, sont provoquées ou aggravées par les causes débilitantes que nous avons signalées, tandis qu'un régime tonique, des médicaments fortifiants et surtout un bon système d'hygiène, les préviennent, les pallient, les guérissent.

» Beaucoup de ces maux forment les principales variétés de l'affection scrofuleuse, qui prend à Lodève toutes les formes imaginables, devient le satellite du plus grand nombre des maladies et imprime, même aux plus aiguës, à quelques exceptions près, un caractère particulier que nous ne devons jamais perdre de vue, sous peine de commettre, en thérapeutique, les erreurs les plus graves. Ce caractère est une disposition à l'atonie, qu'une réaction, forte en apparence, couvre souvent d'un voile trompeur. »

Pour faire mieux comprendre la signification de cet extrait, ajoutons : dans notre ville natale, chez les enfants âgés de moins de dix ans, la mortalité fut de 525 sur 1,000 naissances, pendant la période décennale 1857-1866 ; elle fut de 479, de 1881 à 1890 inclusivement.

D'après ces faits, nous pouvons présumer que la léthalité par phtisie pulmonaire y est supérieure au cinquième de la mortalité générale. Ce chiffre n'offre rien d'anormal, lorsqu'on entend Laveran et Teissier rappeler, en 1894, dans leurs *Nouveaux éléments de pathologie médicale*, que, dans nos climats tempérés, la mortalité par tuberculose représente, à elle seule, un tiers environ du total des décès.

En attribuant à la tuberculose un cinquième au moins des décès qui se produisent à Lodève, nous sommes en très grand désaccord avec la statistique sanitaire officielle de notre commune. Les causes de cette énorme différence sont exposées au chapitre spécialement consacré à cette statistique. (Voir chapitre X, p. 151-152.)

Dans l'état actuel de la science, on ne saurait déterminer les proportions numériques des décès dus, d'une part, à la tuberculose primitive ou idiopathique ; d'autre part, à la tuberculose secondaire ou scrofuleuse.

On compte, à Lodève, de nombreux sujets lymphatiques, scrofuleux, anémiques, atteints de débilité native. Beaucoup d'entre eux sont affectés de maladies de la peau, souvent de nature strumeuse, telles que l'eczéma, l'impétigo, etc., qui constituent une porte ouverte au bacille de Koch ; le chiffre des phtisiques, dans notre ville, doit donc être considérable.

Quant à la marche et à la durée de la phtisie pulmonaire,

on observe, sous ces rapports, à Lodève, des différences notables. En effet, la marche de l'affection y est, d'ordinaire, fort lente chez les scrofuleux et chez beaucoup de sujets très lymphatiques. Au contraire, les symptômes sont généralement plus aigus, la marche du mal est plus rapide chez les adultes de forte constitution, ne devenant phtisiques qu'à un âge quelque peu avancé, qui souvent continuent à se livrer à des travaux plus ou moins fatigants, à des abus de divers genres (abus de régime, de tabac, de boissons alcooliques, etc), ou qui passent leurs soirées dans les lieux de réunion insalubres, après une longue journée de fatigues.

La maladie évolue également avec rapidité chez les femmes phtisiques, qui, parfois mères de plusieurs jeunes enfants, sont obligées de gagner leur vie par un travail quotidien dans les usines, exposées aux intempéries, et qui, ajoutant les fatigues de leur profession aux soins du ménage, négligent d'ordinaire leur santé et vivent trop souvent de privations.

La prophylaxie de la tuberculose peut se résumer dans les deux règles suivantes : 1° éviter toutes les causes de contagion ; 2° fortifior l'organismo.

Les crachats, étant le véhicule le plus habituel du bacille, seront reçus dans des vases pleins de liquide, afin que la dessiccation ne puisse se faire et répandre dans l'air des particules nuisibles. On nettoiera soigneusement ces vases avec des substances antiseptiques. Quelques hôpitaux possèdent des appareils particuliers, permettant de désinfecter les crachoirs et leur contenu à l'eau bouillante.

Les objets souillés par les crachats : literie, linge, mouchoirs, etc., servent souvent à la transmission de la maladie. Lorsqu'un tuberculeux quitte une chambre ou lorsqu'il meurt, il faut donc désinfecter avec soin l'appartement et surtout la literie.

Il importe de ne boire le lait que bouilli, de porter la

viande à une température élevée, de ne pas livrer les animaux suspects à la consommation. Les administrations locales devront faire saisir, dans les abattoirs, la viande des animaux tuberculeux, toutes les fois que sera constatée l'existence d'une tuberculose généralisée.

La vie en commun dans les milieux encombrés, où l'air est confiné, amenant une débilitation de l'organisme (comme on le constate dans notre ville natale), la ventilation des logements, des ateliers, des écoles, de l'hôpital, des casernes, etc., compte parmi les meilleurs moyens préventifs de la tuberculose. S'il s'agit d'individus tuberculisables par hérédité, la vie active au grand air s'impose, ainsi qu'une alimentation fortement réparatrice. Éviter, autant que possible, les bronchites, les laryngites, les pneumonies.

Le traitement spécifique de la tuberculose reste à trouver. Sans doute, on peut beaucoup, au point de vue chirurgical, contre les tuberculoses locales; sans doute, on arrive à ralentir notablement la marche du mal dans les poumons par la médication créosotée et par une hygiène et une diététique bien comprises ; mais on ne sait point encore par quels moyens enrayer le développement du bacille, considéré, soit comme la cause indispensable, soit comme une complication du tubercule.

Le traitement de la tuberculose aiguë ne peut-être que symptomatique. La digitale sert à combattre la fièvre qui épuise les malades, à augmenter l'énergie du cœur et à régulariser la circulation.

Il serait à désirer que les administrations municipales organisassent un ensemble de moyens hygiéniques susceptibles de fortifier les enfants des deux sexes. Ainsi on pourrait éviter ou atténuer certaines maladies très redoutables, telles que la tuberculose. Au nombre de ces moyens, en particulier pour Lodève, rappelons surtout les suivants :

Construire des habitations ouvrières hors de la ville, dans les meilleures conditions de salubrité ; en attendant, améliorer celles des demeures actuelles qui laissent le plus à désirer ;

Installer un gymnase municipal vaste, bien aéré et ensoleillé, pour chacun des deux sexes ;

Créer un service médical sérieux de nos écoles publiques, soit maternelles, soit primaires, analogue à celui qui existe depuis fort longtemps à Paris; exiger, du médecin chargé de ce service, des consultations chez lui pour les élèves, des visites régulières aux écoles, un rapport semestriel, etc.

RACHITISME

En 1841, le docteur Rame, déjà cité, écrivait : « Parmi les ouvriers des ateliers se trouve cette foule de sujets contrefaits, peu développés, rachitiques, que l'on voit en si grand nombre dans notre ville. » Actuellement encore, les étrangers venus à Lodève ne tardent pas à constater les mêmes maux. Ce qui les frappe le plus, c'est le nombre relativement élevé des déviations latérales et antéro-postérieures du rachis, des torticolis chroniques, des luxations spontanées de la hanche, des tumeurs blanches, des visages jeunes mal conformés par suite de la perte prématurée de toutes les dents ou de quelques-unes.

Les difformités dues au rachitisme, assez nombreuses dans la première enfance, deviennent rares plus tard, à cause de l'excessive mortalité infantile à Lodève. Les rachitiques qui survivent y sont approximativement de 12 à 15 par 1,000 habitants. Dans cette proportion, sont compris de 2 à 3 sujets atteints du mal de Pott, de nature tuberculeuse ordinairement.

Les nombres proportionnels de rachitiques seraient deux fois plus faibles à Montpellier, d'après notre ami et compatriote, M. le professeur Baumel. On ne doit nullement être surpris par une moindre fréquence du rachitisme dans une ville où l'aisance des habitants est si commune et dont la salubrité est si grande. Le professeur Baumel aurait trouvé un chiffre encore plus faible, s'il avait, dans ses calculs, élagué les rachitiques qui lui étaient amenés des localités autres que Montpellier.

Contre le rachitisme et les déviations de la colonne vertébrale, les praticiens lodévois emploient des moyens hygiéniques et thérapeutiques qui ne diffèrent pas notablement de ceux que l'on utilise ailleurs contre ces maladies.

GOITRE

Quelques Lodévoises, même jeunes, dissimulent de petits goîtres au moyen d'une cravate; mais le goître véritable, volumineux, ne se montre qu'exceptionnellement parmi elles. Le développement du corps thyroïde est encore plus rare dans la population masculine.

En 1878, on s'émut beaucoup, dans le pays, d'une manifestation de goître aigu survenue rapidement, en été, chez un grand nombre de soldats en garnison à Lodève. Cette maladie, qui n'existait pas du tout alors dans l'élément civil, fut attribuée à tort au climat du pays par les officiers de notre régiment, tous nouveaux venus. Après enquête, ils ne tardèrent pas à reconnaître que l'hypertrophie de la glande thyroïde, chez certains de leurs hommes, était le résultat d'une imprudence : les malades avaient contracté leur mal en tenant longtemps un mouchoir imbibé d'eau froide autour de leur cou, afin d'avoir moins chaud. Tous furent guéris promptement par l'air marin et les bains de mer.

SYPHILIS ET PROSTITUTION

Au quatorzième et au quinzième siècles, des maisons de prostitution existaient à Lodève: on lit dans le compoix (sorte de cadastre) de la commune, pour l'année 1401 : « Ysabèle abadesse (abbesse) del bordel, occupant une maison au Barry de Montbrun, tenancière du seigneur de Fontès, vicomte de Lodève, lui payait 3 deniers. » Sur celui de 1438, une maison pour les filles publiques est inscrite sous cette dénomination : « Un hostal per las publicas, ès franc. » Franc signifiait ici affranchi de tout impôt. En 1454, un acte de donation d'une maison ayant servi de bordel, située au Barry de Montbrun, fut faite par Bernard Luques ou Hugues, en faveur de la commune. Il serait inutile, pour notre but, de poursuivre cet historique. Arrivons à l'époque contemporaine.

En 1876, c'est-à-dire un an après l'installation à Lodève d'une garnison d'environ mille hommes, deux maisons de tolérance venaient d'être bâties et allaient recevoir une quinzaine de filles. L'une de ces maisons reste inhabitée depuis l'année 1885 ; l'autre ne renferme que de six à huit pensionnaires. Cette diminution du nombre primitif est due à la concurrence que font clandestinement à la maison publique les prostituées insoumises, et par conséquent non visitées par le médecin spécialiste. La proportion de ces dernières filles dépasse celle des premières et tend à s'accroître encore : il faut donc s'attendre à voir augmenter le nombre des cas de syphilis à Lodève.

On lit dans l'ouvrage que Léon Colin a publié, en 1885, sous le titre de *Paris, sa topographie, son hygiène, ses maladies :* « A mesure que les prostituées soumises diminuent, les femmes se livrant à la prostitution clandestine augmentent. Or, c'est ici qu'est surtout le danger..... Sur 5,008 syphilitiques de Paris, 4,012 ont été contaminés par 4,012 insoumises. »

A Lodève, les visites médicales des filles inscrites sont payées par l'établissement qu'elles habitent. Aucune fille ne vit isolément. Les visites sont hebdomadaires, ordinairement; mais on en compte un assez grand nombre de supplémentaires. Il est très regrettable que les syphilitiques militaires soient les seuls à recevoir des soins dans notre hôpital.

Les maladies syphilitiques n'ont commencé à devenir fréquentes à Lodève qu'après les premières années du dix-neuvième siècle.

En 1841, le docteur Rame écrivait : « La maladie vénérienne est toujours apportée à Lodève de l'extérieur. » A l'époque actuelle (1896), il existe dans notre commune des malades ayant contracté, presque tous, la syphilis en dehors de l'unique maison de tolérance qu'il y a en ville. Cela montre combien l'administration municipale a tort de ne pas astreindre les filles insoumises à un examen médical fait régulièrement (deux fois par semaine).

Les cas d'arthrites syphilitiques ne sont pas rares à Lodève, et on y a rencontré plusieurs cas de nourrices auxquelles le mal avait été transmis par un nourrisson ayant une mère infectée. Il importe que l'allaitement maternel soit rigoureusement prescrit, toutes les fois que l'on peut soupçonner l'imminence de la syphilis chez un nouveau-né. Lorsque la mère infectée ne peut pas allaiter, il y a lieu de se résigner au biberon, pour l'administration du lait à l'enfant, à moins que l'on n'ait une chèvre pour cet office.

Les médecins du pays sont quelquefois consultés par des Lodévois encore atteints de syphilis au moment de leur mariage. Un tel état ne peut que nuire gravement aux forces constitutionnelles et à la santé des enfants. Les maladies héréditaires résultant de ces unions seraient moins funestes, si les praticiens consultés pouvaient plus souvent empêcher ou retarder le mariage projeté.

Le traitement antisyphilitique est, ainsi qu'ailleurs, commencé beaucoup plus tôt qu'autrefois dans notre commune. Il y est aussi dirigé d'une manière plus rationnelle; aussi compte-t-on peu de syphilitiques auxquels les mercuriaux administrés par la bouche causent une trop vive irritation gastrique, une agitation extrême, des démangeaisons intolérables, des insomnies persistantes. Il est rarement nécessaire d'avoir recours aux lavements mercuriels, arsenicaux, iodurés.

Pendant longtemps, les syphilitiques de la contrée se rendaient aux thermes de Balaruc, dont la température élevée et l'action purgative inspiraient une grande confiance. Aujourd'hui, on se rend de préférence à Luchon, et surtout à Aulus, où le docteur Garrigou croit avoir découvert du mercure.

On a renoncé, même à Montpellier, aux préparations d'or, prônées au commencement de ce siècle par le célèbre docteur Chrestien et quelques autres de ses contemporains.

DERMATOSES

Il nous suffira de rappeler que les dermatoses, ou maladies de la peau, peuvent avoir des origines très différentes, les unes étant de cause interne (herpétique, arthritique, scrofuleuse, syphilitique), les autres de cause externe (artificielle, parasitaire, irritante, inflammatoire), et que l'on en sépare les éruptions cutanées liées à certaines fièvres.

Nombreux sont les Lodévois, des deux sexes, atteints de

maladies cutanées; celles-ci, qui apparaissent aux divers âges de la vie, sont de formes très variées, et sont surtout de nature inflammatoire, scrofuleuse et herpétique.

A l'époque actuelle, on rencontre moins souvent, à Lodève, les maladies de peau de nature syphilitique, arthritique et parasitaire. La gale y est très rare; les teignes y deviennent de moins en moins fréquentes. On n'y compte que très peu de goutteux; quoique le rhumatisme soit très répandu dans notre localité, les dermatoses rhumatismales sont peu nombreuses.

L'eczéma est, de beaucoup, la plus commune des maladies de la peau observées dans notre vieille cité. (Voir plus haut l'article: Scrofule.) L'herpès en général, ainsi que le zona en particulier, n'y est pas rare. Il se développe souvent chez les femmes après la menstruation et cause un prurit spécial; parfois il est périodique. Il ouvre le plus ordinairement la marche des accidents scrofuleux, débute dès la plus tendre enfance, disparaît vers l'âge de trois ou quatre ans, pour faire place à de nouveaux accidents, tels que ophtalmie. Toutefois, il peut se continuer, comme gourme, pendant la jeunesse et l'âge adulte.

L'impétigo scrofuleux bénin commence dès les premiers mois de vie et s'en va un peu avant la cinquième année; mais il peut se continuer encore, avec des intermissions plus ou moins complètes, pendant un certain nombre d'années.

La propagation de l'inflammation aux tissus sous-jacents et aux ganglions lymphatiques du voisinage constitue l'un des caractères les plus remarquables des dermatoses scrofuleuses que l'on observe dans le pays.

L'impétigo scrofuleux malin semble avoir le nez pour siége de prédilection.

Le traitement de ce mal réclame l'emploi des agents thérapeutiques indiqués pour la deuxième période de la scrofule.

L'impétigo artificiel (ou plutôt l'eczéma) est observé d'ordinaire chez les individus malpropres ou chez ceux qui, par le fait de leur profession, se trouvent en contact avec des substances plus ou moins irritantes (épiciers, maçons, fileurs de laine ou de soie). Cependant, à Lodève, les fileurs de laine ne le contractent que très rarement.

Le furoncle, assez fréquent dans le pays, est dû surtout à la malpropreté, à des substances irritantes et quelquefois à l'arthritis. L'érythème de cause interne s'y montre souvent, chez des sujets atteints de scrofule (érythème *pernio* ou engelure et érythème induré). L'urticaire ou cnidosis, de nature arthritique, ne se rencontre guère que chez quelques Lodévois du sexe masculin.

Le prurit herpétique peut exister en l'absence de toute manifestation papuleuse; son pronostic est beaucoup plus grave que celui des autres espèces. Pour combattre ce mal, les médecins du pays conseillent : les préparations arsenicales, dont les effets sont un peu lents à se produire; les eaux de Plombières, de la Bourboule, d'Uriage, de Saint-Gervais, etc. Dans notre voisinage immédiat, les eaux émollientes d'Avène, près Lunas, administrées en bains et boissons, le calment presque toujours sur place, pendant la cure; mais assez souvent le prurit reparaît bientôt, si les malades n'adoptent pas un genre de vie, un régime convenables, un traitement médical approprié.

Comme ceux de tout autre pays, nos cuisiniers, nos forgerons, nos verriers, etc., éprouvent souvent le prurigo artificiel, à cause de la chaleur intense qu'ils ont à endurer, surtout s'ils négligent les soins de propreté, s'ils habitent une chambre petite, mal aérée.

Le lupus, que l'on a considéré depuis quelques années comme le type des affections cutanées tuberculeuses, est ou scrofuleux, ou syphilitique. La première espèce est excessivement rare dans notre ville, même chez les enfants scrofuleux, qui y sont en si grand nombre. Quant au lupus syphilitique, nous n'en connaissons actuellement que deux cas dans l'ensemble de la population.

ALCOOLISME

L'alcoolisme est une maladie produite par l'abus des alcools éthyliques, purs et impurs, additionnés ou non de certaines essences.

Dans le département de l'Hérault, contrairement à ce qu'on lit dans plusieurs traités récents de pathologie, et qui peut-être s'observe ailleurs, l'alcoolisme aigu n'est pas l'ivresse. En effet, il est produit par l'ingestion excessive, en une séance, ou dans un temps fort court, de liqueurs alcooliques, et il présente des caractères différents de ceux que l'on remarque chez les hommes ivres, c'est-à-dire chez les individus ne devant leur état qu'à une trop copieuse absorption de vins naturels du pays, non additionnés d'eau-de-vie.

Les effets de l'alcool sur la santé sont plus ou moins prononcés, suivant la nature de ce liquide, le tempérament du buveur et son genre de vie. Avec de l'alcool bien rectifié, si le buveur n'est pas nerveux, s'il mène une vie active, au grand air, il a d'autant plus de chances d'éliminer le poison et d'échapper ainsi à son action nocive. Mais lorsque l'alcool est impur, quand le buveur a un système nerveux impressionnable et délicat, quand ses occupations sédentaires le forcent à vivre dans un atelier ou dans un bureau, l'empoisonnement lent, désigné sous le nom d'alcoolisme chronique, se produit presque sûrement.

A Lodève, par une consommation journalière de 80 à 90 grammes d'eau-de-vie de vin (la moins dangereuse, celle qui est prise surtout dans les ménages), l'alcoolisme chronique est souvent contracté au bout de huit à dix ans. Les alcools les plus toxiques, c'est à-dire provenant de grains avariés ou contenant des essences, ont des effets plus rapides, même chez ceux qui en boivent deux ou trois fois moins.

La nature du liquide ingéré imprime fréquemment un cachet spécial à l'alcoolisme. C'est ainsi qu'on a pu décrire spécialement l'alcoolisme proprement dit ou intoxication par l'alcool de différentes origines; l'absinthisme ou intoxication par l'absinthe.

Parmi les cinq ou six cents alcooliques que l'on peut compter à Lodève, une moitié environ ne présente que les symptômes de la première période, c'est-à-dire des troubles gastro-intestinaux divers; pour la deuxième, cette moitié s'accroît d'un cinquième à peu près.

Presque tous les sujets dont le mal est encore à ses débuts restent aptes à un travail professionnel régulier; quant aux autres, généralement incapables de se livrer à des occupations tant soit peu productives, ils sont, pour la plupart, à charge à leur famille ou à la société.

Les alcools à essences, généralement désignés sous le nom d'absinthes, sont ceux que l'on consomme le plus dans les débits et cafés de Lodève. Ces liqueurs, plus toxiques même que les alcools de mauvaise qualité, déterminent un ensemble de troubles gastriques et surtout nerveux, avec prédominance de convulsions épileptiformes, conduisant rapidement à la démence ou à la paralysie générale.

A Lodève comme ailleurs, l'alcoolisme chronique se produit ordinairement d'une manière insensible et sans avoir été précédé par des symptômes d'acuité. Il n'est pas facile de suivre l'évolution de la maladie, la plupart des familles ayant l'habitude de cacher l'état réel de ceux de leurs membres qui en sont atteints. Cet état morbide est d'autant plus grave qu'il imprime un caractère de malignité à toutes les maladies accidentelles (pneumonie, traumatisme, etc.).

L'auteur d'un travail sur l'alcoolisme estime que, dans les hôpitaux de Paris, le vingtième des malades succombe à cette intoxication. Une telle proportion n'est malheureusement pas exagérée, car il est certain que l'alcoolisme intervient dans bon nombre de maladies, pour en augmenter la gravité et en hâter le dénouement fatal.

Sur les 55 ou 60 adultes mâles qui meurent annuellement à Lodève, 10 au moins étaient atteints d'alcoolisme. Cette proportion est à peine inférieure à celle des hôpitaux parisiens.

Le cadre officiel de la statistique sanitaire envoyée, tous les ans, dans chaque mairie de France, n'indique point l'alcoolisme (malgré sa fréquence et sa gravité) parmi les 27 ou 28 causes de décès. Ce silence ne provient-il pas de ce que cette maladie serait considérée non pas comme déterminant la mort d'une manière directe, mais seulement comme une cause éloignée, médiate, prédisposante ?

A Paris, vers 1830, les alcooliques formaient le onzième des aliénés. On en comptait plus d'un quart, trente-cinq ans après. Cette dernière proportion doit être encore plus élevée aujourd'hui.

Parmi les cent cinquante aliénés lodévois admis à l'asile départemental, du 1er janvier 1840 au 1er janvier 1896, il serait intéressant de connaître la proportion de ceux qui étaient ou sont affectés d'alcoolisme chronique ; mais les documents qu'a bien voulu nous transmettre la direction de l'Assistance publique ne signalent pour aucun de ces malheureux, à notre grande surprise, l'existence de cette intoxication.

En France, durant les soixante dernières années, le chiffre de la consommation d'alcool pur (100 degrés) est monté de 1 à 4 litres par an et par habitant.

A Lodève, pendant la période qui s'étend de 1843 à 1894, la quantité d'alcool pur, déclarée à l'octroi, s'est élevée presque graduellement de 0l,3 à 4 litres par an et par habitant.

Si l'on considère qu'un quart seulement de la population boit de l'alcool, le chiffre moyen actuel doit être porté à 16 litres. Ces derniers nombres pourraient faire supposer que, dans notre ville, les abus alcooliques sont douze fois plus considérables qu'il y a cinquante ans ; mais, en réalité, ils le sont au moins quarante fois plus.

En effet, au commencement de la longue période 1843-1894, la contrebande était à peu près nulle. Depuis une vingtaine d'années, d'après des Lodévois tout à fait compétents, la quantité d'alcool introduite en fraude, à Lodève, constitue plus des deux tiers de celle qu'on y consomme.

Cela est d'autant plus fâcheux, que les boissons alcooliques peuvent être livrées, par suite, à plus bas prix, et que leur consommation s'en accroît d'autant.

A part les 4,000 ou 5,000 litres d'eau-de-vie de vin ou de marc de raisins distillés en ville chaque année et dont le prix varie de 1 fr. 50 à 2 francs le litre, les eaux-de-vie d'autres provenances (grains, betteraves, pommes de terre, fruits à noyaux), les seules que l'on consomme hors de la maison, sont, grâce à la contrebande, payées par le marchand à raison de 0 fr. 40 à 0 fr. 50 (1).

Actuellement (1897), on compte dans notre ville 102 cafés, débits ou cabarets, soit 1 par 82 habitants ; l'ensemble de la France en a 1 par 88 habitants. Tous les alcools qu'on y boit

(1) La mévente des vins de 1900 et aussi la qualité médiocre de ces produits ont amené un certain nombre de viticulteurs à transformer leurs vins en alcool; par suite, le prix de cette funeste substance s'est encore abaissé. On vend couramment à Lodève des eaux-de-vie de 60° aux prix de 0 fr. 75 ou de 1 franc le litre. Ces prix sont, il est vrai, ceux des eaux-de-vie entrées en contrebande ; mais on a vu ci-dessus l'importance de cette fraude, à Lodève.

sont plus dangereux que les alcools de vins. La plupart proviennent, en effet, de grains avariés, de pommes de terre, et contiennent des essences variées, dont on connaît les effets désastreux pour la santé.

A Lodève, les débits de boissons alcooliques sont fréquentés d'une manière plus ou moins assidue par un millier d'adultes mâles. Cinq ou six cents d'entre eux y ont contracté l'alcoolisme chronique. Ces derniers, d'après des personnes bien renseignées, y dépensent chacun, annuellement, 200 francs en moyenne ; presque tous appartiennent à la classe ouvrière. Les femmes abusant de l'alcool sont en très petit nombre dans notre ville.

Il n'est pas rare de rencontrer des adolescents de quinze à dix-huit ans qui usent déjà avec excès de ce liquide. Mais c'est surtout à leur retour du régiment que les jeunes gens s'adonnent à cette funeste habitude, dont les dangereux effets ne tardent pas à être constatés. Les quelques rares alcooliques de notre commune signalés comme étant parvenus à un âge avancé ont pu vieillir, soit grâce à leur bonne constitution, soit parce qu'ils n'ont commencé que fort tard à abuser de mauvaises boissons.

Dans notre ville comme ailleurs, le danger pour l'ouvrier c'est la multiplicité des débits ; c'est aussi la croyance que l'alcool, donnant de la force, peut, pour une bonne part, remplacer les aliments, leur être même substitué tout à fait, au repas du matin. Or, c'est l'inverse qui a lieu. En effet, comme le dit Bouchardat dans son excellent *Traité d'hygiène :* « A jeun, l'alcool, étant plus concentré, a une action physiologique plus intense. »

En 1875, dans la Grande-Bretagne, les quantités d'alcool pur consommé avaient presque atteint 3 litres et demi par an et par habitant. Mais, depuis, il y a une forte décroissance. La moyenne, en 1887, était déjà tombée à 2 litres et demi.

Un tel résultat peut s'expliquer : 1° par la vulgarisation des boissons hygiéniques ; 2° par le taux élevé de l'impôt : 477 francs pour chaque hectolitre d'alcool pur.

En France, l'hectolitre d'alcool pur ne paie que 156 francs d'impôt. Si le Parlement élevait de beaucoup ce chiffre, il rendrait un immense service au pays (1), à la condition, toutefois, que l'administration se montrât impitoyable pour les fraudeurs (fabricants et débitants de vins artificiels, aussi bien que contrebandiers). Ainsi l'alcoolisme, dont les ravages sont déjà si effrayants, serait arrêté dans sa marche ascendante, pour le plus grand bien des familles.

Dans plusieurs États américains, on applique contre les cabarets le régime des hautes licences, et le nombre en est restreint proportionnellement à celui des habitants. C'est ainsi qu'à Chicago chaque licence a été portée de 260 à 2,500 francs. A Boston, on n'autorise un débit que par 580 habitants, avec interdiction absolue d'en établir autour des écoles et d'en tenir ouverts après onze heures du soir.

Grâce à ce salutaire régime, Lodève aurait, non plus 102 cafés ou débits, mais *quinze* seulement.

AFFECTIONS DIPHTÉRITIQUES

D'après les travaux contemporains, la formation des membranes, dans la diphtérite, est provoquée par la présence d'un bacille dit de Klebs-Lœfflers ; les symptômes d'intoxication sont dus au poison élaboré par ce bacille, les symptômes d'infection, principalement aux *adjonctions microbiennes*.

La diphtérite, rare en France, il y a cinquante ans à peine,

(1) On sait que la loi sur les boissons de 1900 a porté ce chiffre de l'impôt à 210 francs et a augmenté les licences des débitants, comme compensation de l'abaissement des droits sur les boissons hygiéniques.

y sévit aujourd'hui avec une intensité et une fréquence progressivement croissantes. Elle est d'ailleurs endémique dans la plupart des grandes villes ; elle y présente, comme à Paris, des recrudescences épidémiques et se propage surtout par contagion.

Le croup, qui en est la manifestation la plus commune, s'observe surtout pendant l'hiver et au commencement du printemps, dans les lieux bas, humides et froids, dans les cités populeuses et les quartiers malsains.

Ces dernières conditions étiologiques sont, nous l'avons vu, assez développées à Lodève. Certains milieux semblent plus particulièrement favorables à la pullulation du germe diphtérique ; parmi eux, les fumiers et les détritus du balayage des villes occupent la première place, et les poussières qui s'en dégagent sont très vraisemblablement une des causes de propagation les plus efficaces de la maladie (40 fois pour 100).

Cette maladie atteint tous les âges, mais surtout les enfants, en particulier ceux de deux à huit ans. Généralement plus grave chez les adultes que chez les très jeunes sujets, elle l'est davantage chez ceux qui offrent une constitution débilitée. Les enfants de tuberculeux meurent presque tous lorsqu'ils la contractent.

Le croup, quand il s'observe dans une maladie infectieuse, est presque toujours suivi de mort. Les paralysies diphtériques du voile du palais et du pharynx, caractérisées par le nasonnement et la difficulté de la déglutition, sont très fréquentes.

A Lodève, pendant la période qui s'étend du 1er janvier 1888 au 31 décembre 1897 inclusivement, la proportion par 1,000 décès a été de 8,37 pour la diphtérite (croup et angine couenneuse).

(La mortalité du croup livré à lui-même est très élevée. Guersant, Andral, Trousseau, donnent les chiffres de 80 à 90 pour 100).

Nous verrons plus loin l'immense amélioration apportée par l'introduction de la sérumthérapie.

A Lodève, plus obligatoirement encore que dans les autres villes, l'inspection sévère des marchés, l'enlèvement des détritus du balayage, des fumiers, etc., sont indispensables, comme mesures prophylactiques.

Les cas de diphtérite qui s'y produisent devraient être déclarés, comme le prescrit la loi de novembre 1892, à l'autorité, afin qu'elle pût prescrire toutes les mesures nécessaires.

La désinfection à outrance et l'antisepsie la plus rigoureuse, aussi bien en ville qu'à l'hôpital, peuvent seules, en effet, enrayer la propagation du mal.

Le croup exige une thérapeutique très active. Il est nécessaire de combattre un double élément pathogène : 1° l'état général infectieux, l'intoxication diphtéritique ; 2° l'obstacle mécanique qui obstrue les voies aériennes.

Contre la diphtérite, on a conseillé un grand nombre de mécations. L'emploi des parasiticides à l'intérieur n'est pas négligé par les praticiens lodévois.

Dès que la dyspnée s'accentue, il faut chercher à provoquer l'expulsion de la pseudo-membrane; à ce point de vue, la première indication est de faire vomir.

Il m'est arrivé à Lodève, surtout à Montpellier, dans des cas de croup constatés par plusieurs de mes confrères, d'administrer moi-même avec succès, dans l'espace de quatre à cinq heures, jusqu'à douze doses d'émétique et d'appliquer en même temps plusieurs vésicatoires extemporanés, dont les plaies étaient pansées, bientôt après leur formation, au moyen de l'onguent napolitain.

La trachéotomie doit être pratiquée dès l'instant où il y a menace d'asphyxie; il est essentiel qu'elle ne soit pas trop retardée.

Depuis quelques années, une nouvelle méthode de traitement, la sérumthérapie, découlant de la découverte de Pasteur et des travaux de Behring et de Roux, est venue modifier considérablement la thérapeutique de la diphtérie et en atténuer singulièrement le fâcheux pronostic (1).

Les applications, par les praticiens lodévois, de la méthode proposée par le docteur Roux pour le traitement du croup, ne me sont pas encore (avril 1898) assez complétement connues pour que je puisse les exposer ici.

COQUELUCHE

La coqueluche, maladie contagieuse, souvent épidémique, probablement microbienne, présente, avec les fièvres éruptives, surtout la rougeole, des analogies qui doivent la faire considérer comme une affection à détermination morbide locale, sans doute, mais d'origine générale et infectieuse.

On l'observe rarement chez les nouveau-nés ou chez des enfants de plus de dix ans, et plus rarement encore parmi les adultes; son maximum de fréquence est constaté chez les sujets âgés de un à sept ans. A Lodève, cette maladie frappe les fillettes de préférence. Elle sévit surtout au printemps et en automne.

Ses causes directes sont encore difficilement saisissables. Serait-elle due aux variations atmosphériques du printemps ? au froid humide et prolongé de l'automne ? Sa nature intime nous échappe encore.

(1) On sait qu'un Institut a été créé à Montpellier, sous la direction du professeur de bactériologie de la Faculté de médecine, pour la fabrication du sérum antidiphtérique et que cet établissement fournit en très grande abondance ses produits à la plupart des communes de la région du sud-est, lesquelles peuvent ainsi parer aux besoins urgents.

Le rôle du médecin consiste principalement à éviter les complications, dont les plus communes sont, dans notre vallée, la bronchite capillaire et la broncho-pneumonie. La hernie, l'emphysème pulmonaire, la dilatation bronchique et surtout la dilatation permanente du cœur droit, sont au nombre des conséquences ordinaires de cette affection (Chez nos conscrits, de 1881 à 1890, la hernie a causé 1/12 des exemptions et l'hypertrophie du cœur 1/15).

Dans la grande majorité des cas, le coquelucheux guérit ; mais il peut mourir par arrêt du cœur ou par suite de complications.

Pendant la période décennale 1888-1897, sur 1,000 décès, 7 environ étaient attribués à la coqueluche.

Le traitement ne peut être que préventif et hygiénique ; il est difficilement applicable à Lodève, chez les ouvriers, à cause de l'encombrement et de la misère dont souffre cette partie de la population. On peut cependant y réclamer une sévère désinfection des locaux et des objets ayant servi aux petits malades.

Dès la période de déclin, le changement d'air abrége très souvent la durée du mal. Les médecins du pays ont, disent-ils, obtenu quelques succès en faisant respirer à l'enfant atteint les vapeurs phéniquées et les substances volatiles qui se dégagent des matières ayant servi à l'épuration du gaz d'éclairage.

ÉRYSIPÈLE

L'érysipèle de la face a été longtemps considéré comme une maladie exanthématique ou du moins comme une fébri-phlegmasie et, à ce titre, était soigneusement distingué de l'érysipèle traumatique, dont l'évolution et la gravité sont toutes différentes ; magré leurs dissemblances cliniques, ces deux états pathologiques devraient être confondus, puisque, d'après les travaux contemporains, « tous les érysipèles seraient dus à la même cause, c'est-à-dire à l'introduction dans l'organisme d'un microbe pathogène, le streptococcus de Fehleisen, qui détermine une inflammation spéciale du tégument externe ou des muqueuses ».

Les praticiens continuent cependant à les distinguer : il ne paraît pas, en effet, que l'érysipèle de la face ait diminué de fréquence actuellement, tandis que la forme chirurgicale de la maladie se produit beaucoup plus rarement qu'autrefois, grâce à l'emploi des méthodes antiseptiques.

L'érysipèle peut rester sporadique, mais il se propage souvent par contagion et devient épidémique.

L'isolement complet des érysipélateux, une parfaite aération des locaux qu'ils occupent, constituent des moyens préventifs ou curatifs extrêmement précieux, mais dont, à Lodève, l'application devient fort difficile dans la plupart des maisons et même à l'hôpital. Quant aux antiseptiques, ils sont utilisés largement par les médecins du pays.

A Paris, à Lodève et à Balaruc, j'ai traité quelques Lodévois atteints d'érysipèle de la face que l'on pouvait attribuer surtout à une alimentation mauvaise ou trop abondante. Dans ces cas, en ayant recours d'abord aux vomitifs, puis aux purgatifs, on obtient souvent, avec rapidité, des résultats favorables, surtout si la médication et le régime sont tout à fait appropriés aux symptômes prédominants.

FIÈVRES ÉRUPTIVES

Le terme « fièvres éruptives » indique une classe générique de maladies dans lesquelles la fièvre précède et accompagne une éruption cutanée : telles sont la rougeole, la roséole, la scarlatine, la variole. Presque tous les ans se montrent à Lodève une ou plusieurs épidémies de ces fièvres. La contagion y est favorisée, surtout dans les familles ouvrières, par un ensemble de conditions dont il a été déjà parlé dans ce chapitre ou dans d'autres (logements exigus, encombrement, etc., etc.). En effet, d'une part, l'isolement du premier sujet atteint y devient à peu près impossible ; d'autre part, les jeunes enfants ne peuvent être suffisamment surveillés par leurs parents, obligés de travailler hors de chez eux :

1° Les plus fréquentes des épidémies de fièvres éruptives, dans notre commune, sont celles de rougeole. Diverses complications, survenant sous l'influence du refroidissement chez des enfants rubéoleux, sont plus redoutables que la fièvre éruptive elle-même ; parmi celles-ci, il faut placer, en première ligne, les maladies des voies aériennes, bronchites généralisées et broncho-pneumonies catarrhales surtout, dont les symptômes ne disparaissent que très tardivement.

C'est aussi vers le déclin de l'éruption que l'on constate les catarrhes du pharynx et de l'oreille moyenne, déterminant des otites souvent assez sérieuses et très durables. Ainsi s'explique en partie le nombre assez considérable des Lodévois atteints de cophose.

A Lodève, peut-être plus qu'ailleurs, la tuberculose est une suite assez fréquente de la rougeole. La méningite tuberculeuse post-rubéolique n'y est pas rare chez les enfants. Ajoutons que la coqueluche complique aussi quelquefois la rougeole.

Les praticiens du pays insistent avec raison sur la nécessité de garder le malade au lit, au début de la maladie, dans une pièce bien aérée, en évitant toutes les causes de refroidissement. Cette dernière recommandation n'est pas facile à appliquer dans les familles ouvrières ne possédant qu'une chambre à coucher, petite et sans cheminée.

2° La roséole, éruption généralement bénigne, quelquefois fébrile, s'observe fréquemment à Lodève, surtout chez les enfants lymphatiques et, en outre, assez souvent même chez les adultes. Tenant compte de la constitution et du tempérament de la plupart des sujets affectés, mes confrères conseillent, dans ce cas, d'éviter avec soin les refroidissements, l'humidité, et de recourir aux toniques.

3° Les épidémies de scarlatine ne se produisent dans le pays lodévois qu'à d'assez longs intervalles. Cette maladie y est moins rare en hiver et surtout en automne que pendant les deux autres saisons de l'année.

Dans la scarlatine observée à Lodève, l'appareil respiratoire ne fournit, en général, aucun symptôme important : la laryngite et la bronchite sont rares. Tandis que les complications de la rougeole ont leur siége habituel sur les muqueuses, celles de la scarlatine se passent, d'ordinaire, du côté des reins et des séreuses.

Dans l'ensemble du canton, le pronostic de la scarlatine varie beaucoup avec les épidémies. Elle y est, en général, plus contagieuse et plus grave que la rougeole, mais on l'y observe beaucoup moins souvent.

Le traitement prophylactique consiste à isoler le scarlatineux pendant toute la durée de la maladie. Le plus souvent le traitement hygiénique et expectant est seul indiqué, comme dans la rougeole. On conseille de préserver avec soin les patients, pendant la convalescence, du froid et de l'humidité, de peur de l'albuminurie et de l'anasarque. C'est pour cela que, quelque bénigne que soit la maladie, la plupart des médecins de la contrée sont d'avis que le scarlatineux reste couché au lit pendant quinze jours et ne sorte pas avant six semaines. Cependant, pour ceux dont le logement est exigu, insalubre, des sorties, en temps favorable, peuvent être avantageuses, même avant la fin de la période de desquamation.

4° La variole, est plus souvent épidémique que sporadique dans notre pays.

En mai 1875, le 12me de ligne apportait, à son arrivée à Lodève, la variole, qui dura jusqu'au mois de juin 1876. L'épidémie, dont la forme était très grave, atteignit un grand nombre de soldats : les 5/6 des décès qui eurent lieu, en 1875 et 1876, dans la garnison, furent occasionnés par cette maladie. Faisons remarquer que la contagion n'atteignit aucun des malades civils, dont les salles étaient rapprochées cependant de celles des militaires.

La forme la plus bénigne est la varioloïde, tandis que la variole noire ou hémorrhagique, presque toujours mortelle, se montre la plus redoutable de toutes.

Dans le pays lodévois, la gravité des cas a toujours été variable suivant les épidémies, mais surtout suivant que le malade a été ou non vacciné, qu'il l'a été depuis plus ou moins du temps, qu'il l'a été avec plus ou moins de succès.

Depuis surtout la création, par l'État, des écoles communales gratuites, laïques et obligatoires, tous les enfants, ou à peu près, sont vaccinés et les revaccinations deviennent moins rares à Lodève ; aussi la fréquence des cas de petite vérole y va-t-elle en diminuant de plus en plus.

L'isolement vrai n'est pas facile dans nos familles ouvrières, qui, comme on le sait, ne disposent souvent que d'une petite chambre pour quatre ou cinq personnes. L'utilité des bains tièdes, pendant la période de desquamation, a été reconnue par tous nos praticiens ; mais leur administration est extrêmement difficile pour nos varioleux de la classe pauvre : on a vu pourquoi.

Terminons par un renseignement statistique : durant la période décennale de 1888-1897, sur 1,000 décès survenus à Lodève, on en a compté enviren 16 attribués à la rougeole, et 4 à la variole.

DOTHIÉNENTÉRIE OU FIÈVRE TYPHOIDE

La dothiénentérie est assez fréquente à Lodève, sous les formes de fièvres adynamiques, ataxiques, putrides, muqueuses, qui toutes étaient considérées, autrefois, comme autant d'entités morbides tout à fait distinctes.

Jamais les médecins du pays n'ont appliqué la méthode numérique à la pratique médicale; de là, dans ma modeste monographie, une lacune que je regrette infiniment. Une statistique officielle des causes de décès dans la commune me permet, cependant, de fournir les quelques chiffres que voici :

Durant la période décennale 1888-1897, sur une population d'environ 8,000 civils et 1,000 militaires, on a compté, sur 1,000 décès, 19 décès imputables à la dothiénentérie.

D'après le docteur Besnier, cité par Dieulafoy, la fièvre typhoïde atteindrait son apogée en automne, là où cette maladie est endémique. Cette proposition, admise pour Paris par Léon Colin, n'est pas applicable à Lodève: dans cette dernière ville, la maladie régnerait surtout au printemps.

Plusieurs épidémies de fièvre typhoïde se sont montrées dans notre garnison. En 1878, le docteur Lapey.e, qui, quoique civil, était aussi chargé du service médical des soldats, dans notre hôpital mixte, en constata 148 cas, dont 14 furent mortels. Un inspecteur général du corps de santé attribua cette épidémie exceptionnelle à des excès de fatigue et à une nourriture insuffisante.

De 1878 à 1890, la grande caserne avait des fosses d'aisance dont le curage occasionnait de véritables explosions de fièvre typhoïde chez nos militaires, surtout s'il était exécuté pendant que soufflaient des vents du sud et des vents d'est humides. Il n'en est plus de même, depuis que les fosses ont été remplacées par des tinettes mobiles, vidées chaque jour et désinfectées.

Dans la partie civile de la population, le mal est produit surtout par une infection de l'air par les émanations des bouches d'égouts et de la partie intra-urbaine de nos rivières, laquelle, pendant les sécheresses, est un véritable égout à découvert. A cette influence néfaste ajoutons celles que créent la rareté extrême des water-closets, les locaux exigus empestés par des éviers communiquant avec les égouts, le nombre considérable de pâtus et creux à fumier dans les cours, le très mauvais état de la voie publique, en même temps que le lymphatisme et la faiblesse constitutionnelle d'un grand nombre d'habitants, et l'on ne sera pas surpris de voir chez nous l'endémicité de la fièvre typhoïde.

Dans notre commune, le traitement curatif ne se distingue en rien des traitements appliqués ailleurs. Seulement, les praticiens s'y occupent avec un soin tout particulier d'entretenir les forces du malade, de faire isoler le typhoïdique, de faire assainir son logement, de désinfecter son linge, sa literie, ses effets ; de détruire les bacilles des matières fécales avec le lait de chaux.

Parmi les meilleurs moyens prophylactiques généraux, rappelons l'assainissement de l'ensemble de la ville, que nous réclamons depuis si longtemps.

MALADIES DE L'APPAREIL DIGESTIF

Presque tous les Lodévois, des deux sexes, souffrent plus ou moins d'odontalgies rhumatiques, de carie dentaire, d'otalgies, de fongus aux gencives ; on observe même l'inflammation gangréneuse, parfois épidémique, du tissu des gencives. Ces états morbides doivent être attribués, d'abord, à l'humidité de certains quartiers de la ville, ensuite à des refroidissements chez des sujets lymphatiques, très mal logés, mal nourris et négligeant, à peu près tous, les précautions hygiéniques les plus élémentaires.

Dans le pays, la stomatite est fréquemment symptomatique, soit d'une fièvre éruptive, soit de la scrofule. On y rencontre, surtout parmi les sujets strumeux ou débilités par une maladie antérieure, la stomatite ulcéro-membraneuse ; les enfants débiles contractent le muguet, principalement en été.

Les variations atmosphériques de l'hiver et du printemps produisent, assez souvent, l'angine aiguë et catarrhale. Les enfants et les jeunes gens lymphatiques ou scrofuleux y sont naturellement les plus exposés.

De nombreux habitants présentent un état habituel de digestions difficiles, sans aucune lésion anatomique appréciable de l'estomac ; mais la gastrite chronique affecte beaucoup de Lodévois abusant de l'alcool, du tabac, des aliments épicés ou copieux.

A la fin de l'été et pendant l'automne, les cas d'entérite ne sont pas rares, quand il y a humidité et variations brusques dans l'atmosphère : ils constituent alors de véritables épidémies de diarrhée. La dysenterie est aussi assez commune alors. La gastro-entérite des enfants du premier âge est beaucoup moins grave et beaucoup moins fréquente que jadis. Ce progrès est dû, en grande partie, à la protection des enfants en nourrice, à la disparition graduelle des préjugés populaires ; enfin et surtout à l'instruction des mères de famille d'aujourd'hui et à la diminution considérable du nombre de leurs enfants. Cependant, beaucoup d'enfants ont encore dans leurs intestins des ascarides vermiculaires et lombricoïdes.

Les maladies du foie, comme les tempéraments bilieux, sont assez rares dans le pays.

A part la fréquence exceptionnelle de la carie des dents, les diverses maladies qui viennent d'être indiquées ne se distinguent généralement en rien des maladies de même nature observées dans le reste de la France.

Les plus communes des maladies de l'appareil digestif (diarrhée et gastro-entérite) ont occasionné, à Lodève, 51 décès environ sur 1,000, du 1er janvier 1888 au 31 décembre 1897.

MALADIES DE L'APPAREIL CIRCULATOIRE

Les Lodévois atteints de maladies du centre circulatoire (cœur, péricarde) sont assez nombreux. En l'absence des documents nécessaires, il nous est impossible de signaler ici les différentes espèces de ces états pathologiques constatées dans la commune. Disons seulement que, d'après la statistique officielle des causes de décès, sur 1,000 Lodévois morts durant la période décennale 1888-1897, on en a compté 80 ayant succombé à une maladie organique du cœur.

Ce chiffre élevé s'explique, en partie, par la fréquence des affections rhumatismales dans notre vallée; car l'on sait que l'endocardite constitue, avec la péricardite, la manifestation viscérale la plus habituelle du rhumatisme aigu ou chronique.

On observe assez souvent des accès d'asthme, ou mieux de dyspnée pseudo-asthmatique, qui sont en général attribués ou à une affection catarrhale, ou à une bronchite chronique, avec ou sans emphysème. Il faut ajouter que la voie publique, dans la ville et son pourtour, offre de nombreuses pentes rapides, sur lesquelles, à la montée et avec des fardeaux, les piétons contractent graduellement une maladie du centre circulatoire, pour si peu qu'ils y soient prédisposés. En effet, d'après Fonssagrives (*Hygiène et assainissement des villes*), la pente de fatigue commence au-dessus de 15 millimètres.

Tous les ans, plusieurs des nombreux Lodévois porteurs de varices ulcérées se rendent aux eaux d'Avène pour y prendre, matin et soir, un bain local dans l'eau courante et fraîche et s'appliquer sur les jambes des compresses du même liquide.

Ce traitement calme toujours la douleur, mais ne détermine la cicatrisation qu'exceptionnellement.

Les bains de mer sont beaucoup plus efficaces. Le repos horizontal du membre malade, les bas lacés bien faits, rendent aussi de très grands services.

MALADIES DE L'APPAREIL RESPIRATOIRE AUTRES QUE LA PHTISIE PULMONAIRE, LA DIPHTÉRIE ET LA COQUELUCHE

Au point de vue de la pathologie lodévoise, il importe de diviser les maladies des voies aériennes en deux catégories, suivant qu'elles sont : d'une part, de nature diathésique, constitutionnelle, tout à fait chroniques (ainsi sous l'influence du rhumatisme, de la scrofule, de l'herpétisme, de la syphilis, etc.), et d'autre part, purement accidentelles, aiguës ou subaiguës, avec ou sans fièvre.

Les maladies plus ou moins accidentelles des voies aériennes (coryza, angine, laryngite, bronchite, pneumonie, broncho-pneumonie, pleurésie) se montrent très communes à Lodève, surtout en hiver et au printemps, à cause de l'humidité habituelle, des variations atmosphériques constatées fort souvent dans une même journée. Une constitution faible ou des forces médiocres, un tempérament lymphatique, l'anémie, l'humidité de plusieurs quartiers de la ville, le travail d'une partie considérable des habitants dans des usines situées au pied des montagnes, sur les bords des deux rivières, les habitudes casanières d'un certain nombre d'entre eux, prédisposent la plupart des Lodévois moins aux inflammations qu'à l'affection catarrhale.

Aussi observe-t-on très fréquemment, dans notre vieille cité : 1° le coryza, soit aigu, soit chronique ; 2° des angines et laryngites catarrhales ; 3° la bronchite catarrhale aiguë, qui est provoquée d'ordinaire par les brusques variations atmosphériques ; 4° aux âges extrêmes, la bronchite capillaire, qui ne se montre distincte de la pneumonie qu'exceptionnellement ; 5° et, comme conséquences de la broncho-pneumonie, un certain nombre d'altérations de second ordre, parmi lesquelles la congestion et l'emphysème pulmonaires.

Il n'est pas rare de voir la broncho-pneumonie compliquée d'un état infectieux, qui l'aggrave à un degré considérable. Cette maladie est-elle constamment, comme le proclament certains auteurs, une affection contagieuse? A Lodève jusqu'à ce jour, dans presque toutes les familles, on a négligé d'isoler les sujets qui en sont atteints. Cependant, malgré l'exiguité du plus grand nombre des habitations, les épidémies de broncho-pneumonie y sont à peu près inconnues.

6° La bronchite chronique, très répandue dans la contrée, a pour point de départ quelquefois l'herpétisme, plus souvent le lymphatisme ou la scrofule. Les bronchorrhées opiniâtres constituent chez les vieillards une cause de débilitation croissante. Dans ces cas, les balsamiques administrés avec persévérance, les eaux minérales sulfureuses prises en boisson ou en inhalations à la source, rendent de grands services.

Mais, pour les habitants du pays, il existe d'autres moyens non moins efficaces : ainsi se garantir avec soin des intempéries et des courants d'air ; surveiller la transpiration des pieds ; une fois par semaine, pédiluves alcalins un peu chauds, de quinze minutes environ de durée. User de bas de laine, de gilets, plastrons en flanelle de bonne qualité, souvent renouvelés.

7° L'emphysème pulmonaire n'est pas rare chez mes compatriotes. L'iodure de potassium, administré à faible dose pendant longtemps, tantôt seul, tantôt associé à l'arsenic, en est l'un des meilleurs remèdes.

A Montpellier, dans les états de cet ordre, avec quelques-uns de mes confrères, j'ai constaté, sur plusieurs Lodévois et d'autres sujets, que les bains d'air comprimés rendent la respiration beaucoup plus facile et favorisent la nutrition générale.

8° A Lodève, la pneumonie est peu commune chez les enfants et les vieillards, plus sujets que l'adulte à la broncho-pneumonie ; elle y est beaucoup plus fréquente aux époques de changements de saison : ainsi en novembre, en mars et avril.

D'après Grisolle, le refroidissement se trouve comme une cause de pneumonie chez le quart des malades. La fréquence de cette cause est bien plus considérable dans notre pays. A la suite d'un refroidissement, la pneumonie aiguë y débute avec assez de rapidité, dans la grande majorité des cas.

On y observe beaucoup plus rarement qu'à Montpellier la pneumonie à marche soit intermittente, soit rémittente, se développant sous l'influence de l'intoxication palustre.

9° La pleurésie s'y montre surtout en hiver et au printemps. Les médecins du pays, avec raison, ne pratiquent la thoracentèse que lorsque cette opération est jugée indispensable.

La sénilité est inscrite, dans la statistique sanitaire officielle de Lodève, comme cause de mort chez un certain nombre de vieillards, qui auraient succombé à une broncho-pneumonie méconnue.

Cette statistique officielle, du 1er janvier 1888 au 1er décembre 1897, d'ailleurs fort incomplète et dont l'exactitude, sous certains rapports, laisse à désirer, fournit par 1,000 décès les chiffres suivants :

Pneumonie, broncho-pneumonie .	141,84
Bronchite chronique	33,47
Bronchite aiguë	15,90

Ces proportions (comme celles des maladies du cœur et du cerveau) seraient encore bien plus élevées, si l'on y ajoutait les décès des vieillards considérés à tort, dans la statistique sanitaire, comme étant morts uniquement de sénilité ; mais ces décès ne sauraient être exprimés encore, à l'époque actuelle, par des chiffres.

Ajoutons que l'alcoolisme est à la fois une cause et une condition très aggravante de ces maladies des voies aériennes.

MALADIES DU SYSTÈME NERVEUX

A Lodève, où l'anémie est prédominante et où le climat est à la fois humide et variable, les névralgies sont très communes, celles de la face en particulier. Ces dernières ont souvent pour cause la carie dentaire. La sciatique, indiquée déjà à propos des rhumatismes, n'est pas rare non plus.

La myélite est assez fréquente dans la population lodévoise. Cette maladie est souvent due à un traumatisme, à l'impression du froid, à des excès de travail, à des abus sexuels ; d'autres fois, elle survient pendant le cours de la dothiénentérie ou d'une maladie des voies urinaires. Parmi ceux qui souffrent de la myélite chronique, on en compte un certain nombre qui ont une paralysie des quatre membres ou une paraplégie.

Quelques Lodévoises, devenues paraplégiques à la suite de couches, ont été traitées avec succès à Balaruc.

L'ataxie locomotrice est fort rare chez nous, à cause de l'extrême rareté des sujets offrant une syphilis constitutionnelle.

Les cas de méningite sont assez communs; la méningite de la base s'observe chez de tout jeunes tuberculeux ou chez des sujets ayant des lésions des os du crâne (à la suite d'otites suppurées, etc.). L'encéphalite était plus rare autrefois à Lodève. Est-ce parce que l'alcoolisme y était alors à peu près inconnu?

L'hypérémie active et passive de l'encéphale est assez fréquente, à cause du grand nombre des malades atteints au cœur et aux poumons.

Les hémorrhagies cérébrales deviennent plus nombreuses dans la contrée; elles ont occasionné le 1/25 des décès, pendant ces dernières années. Le progrès de l'alcoolisme est une des causes de cet accroissement. On compte un certain nombre d'hémiplégiques par apoplexie; beaucoup d'entre eux sont envoyés à Balaruc quelques mois après l'attaque et y sont souvent traités d'une manière efficace.

Des vieillards ou des individus vieillis avant l'âge sont frappés de ramollissement cérébral.

Cette maladie a causé à Lodève le 1/34 des décès, pendant ces dernières années.

Parmi les névroses les plus communément observées dans le pays, signalons :

1° La chorée, qui atteint les fillettes de dix à quinze ans et à laquelle prédisposent la chlorose, l'anémie, les rhumatismes, une grande frayeur, etc.

2° L'hystérie, qui frappe de préférence les filles et les femmes avant trente ans et qui se complique parfois d'hémiplégie et de paraplégie ;

3° L'épilepsie idiopathique, qui atteint surtout le sexe masculin;

4° La neurasthénie, plus répandue qu'autrefois et dont les causes principales sont la chloro-anémie, les affections utérines, les abus sexuels, l'alcoolisme ;

5° Les vertiges provenant d'une lésion de l'estomac ou de l'oreille;

6° La migraine, que l'on constate chez des personnes casanières, rhumatisantes ou atteintes de dermatoses.

Des soins hygiéniques matériels et moraux, des exercices de gymnastique au grand air, une lutte persévérante contre les causes du mal, constituent à peu près le traitement préventif et curatif de ces maladies.

Contre l'épilepsie j'ai en outre employé, comme mes confrères, la belladone, le bromure de potassium et l'oxyde de zinc ; cependant je n'ai pas obtenu de ce dernier agent des effets favorables aussi nombreux que Herpin (de Genève).

MALADIES MENTALES

Les proportions de Lodévois affectés de maladies mentales sont inconnues. Pour arriver à des chiffres approximativement exacts, on pourrait, au préalable, classer ces malheureux à peu près ainsi qu'il suit:

1° Les sujets non hospitalisés, habitant la commune, dans leurs familles, chez des amis, ou même seuls. Cette catégorie est de beaucoup la plus considérable, si on y comprend les alcooliques avec troubles psychiques. En effet, à l'époque actuelle, d'après les hommes les plus compétents, l'alcoolisme existe à Lodève chez un quart au moins des adultes du sexe masculin;

2° Les quelques habitants atteints de maladies mentales qui sont admis dans notre hôpital-hospice.

Au mois de juin 1896, sur 97 malades ou infirmes civils des deux sexes (57 du sexe masculin et 40 du sexe féminin), on y comptait :

15 imbéciles (2 hommes, 13 femmes) ;

1 alcoolique avec aliénation et tendance au suicide ;

1 femme lypémaniaque, offrant un délire religieux ;

1 autre femme atteinte d'aliénation ainsi que d'une loquacité continuelle, de jour et de nuit ;

4 épileptiques affectés d'affaiblissement mental, dont 1 homme et 3 femmes ;

3° Enfin, les Lodévois traités hors de la commune ; ainsi à Montpellier, quelques-uns dans l'asile fondé par le professeur Rech ; d'autres, en beaucoup plus grand nombre, dans l'asile public d'aliénés, à l'Hôpital Général.

De 1840 à 1889, les nombres proportionnels des aliénés lodévois ont augmenté avec régularité et d'une manière alarmante : ainsi la moyenne annuelle des admissions, qui n'était que de 1,2 par 10,000 habitants, vers le commencement de cette période, atteignait 4,8 vers la fin. Cette énorme différence provient d'abord de la confiance croissante qu'inspirent aux familles les asiles publics d'aliénés, ensuite et surtout des progrès effrayants de l'alcoolisme. Cependant, cette dernière et puissante cause ne figure pas, à mon grand regret, dans la statistique qui m'a été fournie.

La moyenne déduite de tous les chiffres de la période 1840-1895, c'est-à-dire 175 (100 hommes et 75 femmes), est d'environ 13 admissions tous les 4 ans. Les âges les moins atteints sont ceux de 10 à 20 ans (1/10e du total) ; les plus frappés sont ceux de 40 à 50 ans (3/10es). Les personnes dites sans profession sont les plus nombreuses (la moitié presque). Viennent ensuite les artisans, qui forment les 2/10es du total.

Les moins touchés sont les militaires et les prêtres. Les imbéciles, les déments épileptiques ou non, les lypémaniaques et surtout les maniaques avec ou sans délire, forment à eux seuls près des trois quarts du contingent.

Pour l'ensemble du département et pour celui de la France, on a adopté une classification d'aliénés qui est toute différente de celle qui a été appliquée aux aliénés de notre commune, ce qui, par suite, ne nous permet pas des comparaisons instructives ; d'autant plus que, pour la France et l'Hérault, nous n'avons que des chiffres relatifs aux neuf dernières années de la période 1840-1889. Nous nous contenterons de faire remarquer que, dans le département et en France, le nombre des hommes fous est, comme à Lodève, bien plus élevé que celui des folles.

Pour plus de détails, voir les chiffres des deux tableaux suivants :

TABLEAU RELATIF AUX LODEVOIS AFFECTÉS DE MALADIES MENTALES et admis, de 1840 à 1895 inclusivement

1° Pour la plupart (150) dans l'asile public de Montpellier; 2° Quelques-uns (12) à la maison spéciale fondée à Montpellier par le Dr RECH;
3° En outre, plusieurs autres (13) à l'hôpital-hospice de Lodève (1).

Total général 175, DONT 100 HOMMES ET 75 FEMMES OU FILLES.

PÉRIODES pendant lesquelles ont eu lieu LES INTERNEMENTS	DÉSIGNATION DES SEXES	NOMBRE DE SUJETS AGÉS DE 10 à 20 ans	20 à 30 ans	30 à 40 ans	40 à 50 ans	50 à 60 ans	60 ans et plus	TOTAUX	NOMBRE DE SUJETS ATTEINTS DE Imbécillité	Démence	Démence épileptique	Folie épileptique	Manie	Manie avec délire	Lypémanie	Délire très incohérent	Délire religieux	Monomanie religieuse	Folie des persécutions	Aliénation mentale avec hallucinations	Folie des grandeurs	Aliénation avec paralys.	maladies mentales quelconques (Totaux)
PÉRIODE DÉCENNALE 1840-1849	masculin	1	3	4	5	»	1	14	2	5	2	»	1	»	1	»	»	1	»	2	»	»	14
	féminin	»	»	»	»	»	»	»	»	»	»	»	»	»	»	»	»	»	»	»	»	»	»
	TOTAUX	1	3	4	5	»	1	14	2	5	2	»	1	»	1	»	»	1	»	2	»	»	14
PÉRIODE DÉCENNALE 1850-1859	masculin	1	2	4	5	2	1	15	4	3	»	»	3	»	»	»	»	»	»	2	1	2	15
	féminin	3	2	3	1	1	1	11	3	2	»	»	3	»	2	»	1	»	»	»	»	»	11
	TOTAUX	4	4	7	6	3	2	26	7	5	»	»	6	»	2	»	1	»	»	2	1	2	26
PÉRIODE DÉCENNALE 1860-1869	masculin	»	4	5	2	3	3	17	»	5	»	»	1	4	2	»	»	»	3	1	»	1	17
	féminin	2	4	2	2	2	»	12	»	»	1	»	»	7	2	»	»	1	»	»	»	1	12
	TOTAUX	2	8	7	4	5	3	29	»	5	1	»	1	11	4	»	»	1	3	1	»	2	29
PÉRIODE DÉCENNALE 1870-1879	masculin	»	2	6	10	3	2	23	2	»	2	»	5	»	5	»	»	1	3	1	»	4	23
	féminin	1	1	5	7	2	1	17	3	»	1	»	6	»	3	2	»	»	1	1	»	»	17
	TOTAUX	1	3	11	17	5	3	40	5	»	3	»	11	»	8	2	»	1	4	2	»	4	40
PÉRIODE DÉCENNALE 1880-1889	masculin	3	4	3	5	4	3	22	»	4	2	2	2	»	»	»	»	»	3	2	2	5	22
	féminin	3	4	8	3	2	»	20	1	1	1	»	4	1	7	1	»	»	2	1	1	»	20
	TOTAUX	6	8	11	8	6	3	42	1	5	3	2	6	1	7	1	»	»	5	3	3	5	42
PÉRIODE DE 6 ANS 1890-1895	masculin	2	»	1	2	2	2	9	»	2	2	»	1	»	»	»	»	»	3	»	»	1	9
	féminin	1	»	3	5	4	2	15	3	2	1	»	3	»	3	»	»	1	2	»	»	»	15
	TOTAUX	3	»	4	7	6	4	24	3	4	3	»	4	»	3	»	»	1	5	»	»	1	24
PÉRIODE DE 56 ANS 1840-1895 *inclusivement*	masculin	7	15	23	29	14	12	100	8	19	8	2	13	4	8	»	»	2	12	8	3	13	100
	féminin	10	11	21	18	11	4	75	10	5	4	»	16	8	17	3	1	2	5	2	1	1	75
	TOTAUX	17	26	44	47	25	16	175	18	24	12	2	29	12	25	3	1	4	17	10	4	14	175

PÉRIODES	CHIFFRE MOYEN DE LA POPULATION	NOMBRES DE SUJETS Artisans	Ouvriers de fabrique	Agriculteurs	Commerçants	Domestiques	Prêtres	Fonctionnaires	Militaires	Sans profession	TOTAUX
PÉRIODE DÉCENNALE 1840-1849	10,424	5	2	»	»	»	»	1	»	6	14
PÉRIODE DÉCENNALE 1850-1859	11,774	4	1	1	3	»	»	3	1	13	26
PÉRIODE DÉCENNALE 1860-1869	11,087	8	1	2	3	»	2	»	»	13	29
PÉRIODE DÉCENNALE 1870-1879	10,549	6	4	3	»	»	»	»	1	26	40
PÉRIODE DÉCENNALE 1880-1889	9,858	7	8	2	3	3	1	»	1	17	42
PÉRIODE DE 6 ANS 1890-1895	9,060	4	3	5	1	6	»	»	»	5	24
PÉRIODE DE 56 ANS 1840-1895 *inclusivement*	10,458	34	19	13	10	9	3	4	3	80	175

(1) (D'après mes visites faites dans cet établissement au mois de juin 1896, en l'absence d'indications antérieures, telles que rapports et cahiers de visites médicales)

TABLEAU RELATIF AUX ALIÉNÉS

QUI, DE 1881 A 1889 INCLUSIVEMENT, ONT ÉTÉ ADMIS POUR LA PREMIÈRE FOIS, d'une part, dans l'ensemble des asiles de France, d'autre part, dans l'asile public de Montpellier.

DÉSIGNATION DES		NOMBRES D'ALIÉNÉS ATTEINTS DE																	
ANNÉES	SEXES	FOLIE SIMPLE ET ÉPILEPTIQUE			Folie ALCOOLIQUE			Folie PARALYTIQUE			DÉMENCE SÉNILE			IDIOTIE ET CRÉTINISME			Aliénations mentales QUELCONQUES (TOTAUX)		
		Lodève	Hérault	France	Lodève	Hérault	France	Lodève	Hérault	France	Lodève	Hérault	France	Lodève	Hérault	France	Lodève	Hérault	France
1881	masculin	»	45	3590	»	»	»	»	24	1225	»	»	604	»	2	416	»	71	5835
	féminin	»	44	3752	»	»	»	»	6	315	»	2	721	»	2	252	»	54	5046
	deux sexes	»	89	7342	»	»	»	»	30	1540	»	2	1325	»	4	668	»	125	10875
1882	masculin	»	44	3890	»	»	»	»	19	908	»	3	598	»	2	419	»	68	5815
	féminin	»	42	3872	»	»	»	»	7	265	»	4	731	»	4	256	»	59	5124
	deux sexes	»	86	7762	»	»	»	»	26	1173	»	7	1329	»	6	675	»	127	10939
1883	masculin	»	46	3898	»	»	»	»	16	1139	»	1	610	»	3	311	»	66	5958
	féminin	»	53	4059	»	»	»	»	9	377	»	1	633	»	2	233	»	65	5302
	deux sexes	»	99	7957	»	»	»	»	25	1516	»	2	1243	»	5	544	»	131	11260
1884	masculin	»	47	4027	»	»	»	»	21	1168	»	»	490	»	2	406	»	70	6091
	féminin	»	34	4007	»	»	»	»	6	363	»	2	681	»	2	292	»	44	5343
	deux sexes	»	81	8034	»	»	»	»	27	1531	»	2	1171	»	4	698	»	114	11434
1885	masculin	»	37	3975	»	»	»	»	21	1305	»	1	573	»	1	406	»	60	6263
	féminin	»	45	2969	»	»	»	»	7	344	»	2	764	»	1	307	»	55	5384
	deux sexes	»	82	7948	»	»	»	»	28	1649	»	3	1337	»	2	713	»	115	11647
1886	masculin	»	50	4029	»	»	»	»	22	1409	»	6	581	»	1	426	»	79	6445
	féminin	»	50	4114	»	»	»	»	11	499	»	»	663	»	»	300	»	61	5576
	deux sexes	»	100	8143	»	»	»	»	33	1908	»	6	1244	»	1	726	»	140	12021
1887	masculin	»	»	3768	»	»	»	»	»	1245	»	»	671	»	»	487	»	53	6171
	féminin	»	»	4123	»	»	»	»	»	389	»	»	617	»	»	292	»	48	5421
	deux sexes	»	»	7891	»	»	»	»	»	1634	»	»	1288	»	»	779	»	101	11592
1888	masculin	»	31	3055	»	16	1073	»	16	1312	»	4	562	»	»	417	»	67	6419
	féminin	»	36	4066	»	1	237	»	12	337	»	4	613	»	4	269	»	66	5522
	deux sexes	»	67	7121	»	17	1310	»	28	1649	»	8	1175	»	4	686	»	133	11941
1849	masculin	»	»	3175	»	»	971	»	»	1380	»	»	604	»	»	448	»	49	6578
	féminin	»	»	4336	»	»	202	»	»	338	»	»	633	»	»	315	»	62	5824
	deux sexes	»	»	7511	»	»	1173	»	»	1718	»	»	1237	»	»	763	»	111	12402
TOTAUX	masculin	16	300	33411	»	16	2044	6	439	11091	»	15	5293	»	11	3739	22	481	55578
	féminin	17	304	35298	»	1	439	»	58	3227	»	15	6056	»	15	2516	17	393	47536
	deux sexes	33	604	68709	»	17	2483		497	14318	»	30	11349	»	26	6255	39	874	103114
Période 1881-89 Proportions par an et par 10,000 habitants.	masculin	1,6	0,985	0,989	»	0,355	0,272	0,6	0,444	0,328	»	0,055	0,157	»	0,032	0,111	2,2	1,871	1,857
	féminin	1,7	0,986	1,046	»	0,022	0,059	0	0,184	0,095	»	0,055	0,179	»	0,055	0,075	1,7	1,302	1,454
	deux sexes	3,3	1,971	2,035	»	0,377	0,331	0,6	0,628	0,423	»	0,110	0,336	»	0,087	0,186	3,9	3,173	3,311

MALADIES DE L'APPAREIL GÉNITAL FÉMININ

A Lodève, les jeunes filles ont les hanches un peu resserrées ; vers l'âge de quinze ou seize ans, plusieurs d'entre elles ne sont pas encore pubères. La faculté génératrice du plus grand nombre cesse de se manifester après l'âge de quarante-cinq ans. Elles sont assez fécondes en général, mais avec une sécrétion de lait insuffisante.

La stérilité de certaines Lodévoises est causée par l'extrême petitesse de l'orifice vaginal, par la longueur exagérée et la conicité du col utérin. Ce qui le prouve, c'est la cessation de la stérilité après une dilatation artificielle et graduelle de la cavité du col utérin. Chailly-Honoré rappelle mes observations sur ce sujet, dans son *Traité pratique de l'art des accouchements.*

La leucorrhée, ou catarrhe de l'utérus, est généralement répandue dans notre ville; bien peu de femmes en sont exemptes. Elle résulte assez souvent d'une débilité générale de l'économie ; aussi la combat-on avec avantage par le régime tonique.

Les métrites, les déplacements et les déviations de la matrice, les engorgements de l'utérus, ne présentent rien de spécial et qui ne se produise ailleurs.

L'état anémique ou nerveux, les fatigues de la mère, servent à expliquer la fréquence de l'avortement spontané ou fausse couche.

Chez nos femmes ou filles chloro-anémiques, on rencontre quelquefois la métrorrhagie essentielle (sans lésion de la matrice); comme la métrorrhagie symptomatique, elle exigerait un repos absolu, qui n'est guère permis, malheureusement, à des femmes d'ouvriers.

A l'époque des grandes chaleurs, assez souvent les ouvrières de fabrique se hâtent de terminer leur repas de midi ou du soir pour aller, les unes prendre un pédiluve ou un bain entier, les autres laver un paquet de linge au cours d'eau voisin. Ces imprudences ou ces obligations leur occasionnent très souvent, vu leur débilité prononcée, ou des douleurs rhumatismales, ou des suppressions menstruelles, entraînant des états morbides parfois graves.

Ajoutons qu'à Lodève, pendant ces dernières années, les fièvres et péritonites puerpérales ont causé 4 décès sur 1,000, s'il faut en croire la statistique officielle des causes de décès.

MALADIES ET ACCIDENTS PROFESSIONNELS

Au point de vue hygiénique et médical, la plupart des professions exercées à Lodève et dans les environs peuvent être groupées ainsi : travaux d'industrie, travaux d'agriculture, travaux sédentaires, tels que ménages, petit commerce, etc.

Ces dernières occupations ne diffèrent pas notablement des occupations de même nature auxquelles on se livre dans les autres petites villes du midi de la France ; aussi allons-nous volontairement passer sous silence les maladies et accidents qui peuvent en résulter.

Les maladies et accidents auxquels sont exposés nos ouvriers industriels, nous les avons signalés dans le chapitre Industries et établissements insalubres, en décrivant (p. 101-103) chacune des opérations dont l'ensemble constitue ou la fabrication des draps de troupe, ou celle des laines Renaissance, ou celle de divers autres produits. Nous n'y reviendrons donc pas ; nous nous contenterons seulement de rappeler ici :

1° Que le désuintage, le séchage, le lavage et la teinture

des laines ou des chiffons, exposent l'ouvrier à des rhumatismes, à des fluxions de poitrine;

2° Que le battage et le cardage de ces mêmes substances engendrent, par les poussières, des inflammations des voies aériennes et de la muqueuse oculo-palpébrale ;

3° Que les mêmes inconvénients existent dans nos fabriques de produits chimiques ;

4° Que le garnissage, le foulage et l'épaillage chimique des draps et des chiffons déterminent des maladies semblables à celles dont peuvent être victimes les laveurs et les teinturiers en laines ;

5° Enfin que (à cause du machinisme) des accidents fréquents surviendraient, sans les minutieuses précautions prises de plus en plus par les patrons, surtout depuis la loi si philantrophique relative aux accidents professionnels. Ajoutons que, malgré tous les inconvénients rappelés ci-dessus, nos ouvriers sont bien moins que jadis exposés à contracter des maladies causées par l'exécution de leur ouvrage. En effet, on les voit tous occupés dans des locaux spacieux, situés en pleine campagne, éclairés sur chacune de leurs façades par des fenêtres très grandes, très rapprochées et, par suite, bien plus aérés, bien plus ensoleillés, bien plus salubres que leurs habitations. De plus, pour se rendre de leur domicile à l'usine, ou pour revenir de leur travail, ils sont obligés de faire chaque jours plusieurs promenades au grand air.

Autrefois, la plupart d'entre eux travaillaient dans des rez-de-chaussée humides et obscurs de l'intérieur de la ville.

Les maladies professionnelles qui peuvent atteindre les ouvriers de notre seconde catégorie (ouvriers agricoles) s'observent peu à Lodève même ; un certain nombre de cultivateurs résidant cependant dans la commune, nous dirons quelques mots à ce sujet.

Les seize communes du canton de Lodève diffèrent beaucoup entre elles sous les rapports de l'altitude (800 à 90 mètres), du climat (hivers ou étés de deux à six mois), des terrains (granits, basaltes, grès, argiles, etc.), des cultures (vignes, champs, prés, bois, olivettes, bétail, etc.), (1).

Ne nous étonnons donc pas de constater des maladies qui, fréquentes dans une de ces communes, sont rares dans une commune voisine, quoique les sujets observés excercent tous la même profession, celle d'agriculteur.

Ainsi, dans les trois communes de la partie sud, les plus basses, on compte surtout des cas de fièvre typhoïde, d'insolation; des maux d'yeux aggravés passagèrement par le soufrage des vignes, des cas de rhumatisme musculaire affectant les membres inférieurs, les lombes, le cou ; des cas de diarrhée, de vomissements.

La fièvre typhoïde y a pour cause principale l'usage d'une eau potable médiocre et même mauvaise par adultération organique, par suite de la détestable habitude de laisser croupir les fumiers autour et même à l'intérieur des habitations.

La fréquence des insolations, d'ailleurs généralement peu graves, s'explique par la difficile pénétration des vents nord et par la température du sol. Ce sol, espèce de marne rouge qu'on appelle ruffe, est si chaud, en été, que, pour éviter son contact, beaucoup de chiens se jettent à l'eau et y restent le plus possible.

Les maladies de l'appareil digestif y doivent avoir les mêmes causes que celles de la fièvre typhoïde (mauvaise eau, etc.), avec, en plus, l'usage immodéré de fruits verts ou sulfatés.

Dans la partie montagneuse, l'air est plus vif, plus pur, l'eau bien meilleure, la chaleur bien moins prolongée, moins accablante ; par suite, les maladies des cultivateurs s'y résolvent d'ordinaire plus vite ; mais, à cause de la rigueur de l'hiver,

(1) Voir l'Aperçu géographique du début.

on y observe en plus grande quantité des maladies des voies aériennes ainsi que des rhumatismes. La pauvreté du sol y cause une misère qui, dans beaucoup de maisons, contribue à engendrer la phtisie pulmonaire. La nécessité de parcourir souvent des pentes très raides y détermine un grand nombre d'affections cardiaques. On y constate aussi des cas de morsures de vipère et d'anthrax charbonneux, chez les bergers et les tondeurs.

Les maladies contractées par les cultivateurs des extrémités nord et sud du canton s'observent également, mais à des degrés divers, dans les communes de sa partie centrale.

MALADIES SAISONNIÈRES (1)

C'est en hiver que se produit à Lodève le maximum des décès. Parmi les maladies les plus meurtrières de cette saison citons: les pneumonies, les congestions pulmonaires et cérébrales, les diphtérites, les rhumatismes. Comme maladies bénigne, on peut nommer les coryzas, les engelures, les ophtalmies.

Au printemps, les fièvres exanthématiques apparaissent presque tous les ans sous forme épidémique ; on voit alors aussi le plus grand nombre de fièvres typhoïdes, de rhumatismes articulaires aigus.

En été, les maladies de l'appareil digestif sont très fréquentes ; on y voit aussi quelques maladies de l'encéphale. L'automne à Lodève est surtout caractérisée, au point de vue pathologique, par des recrudescences de la fièvre typhoïde et par des apparitions de fièvres intermittentes.

(1) Voir le chapitre Climat, p. 24, pour la caractéristique de chaque saison à Lodève.

La méthode numérique, en médecine surtout, ne devient tout à fait instructive qu'à l'aide de très grands chiffres ; mais, faute de mieux, je n'en donne pas moins, dans le tableau ci-contre, les quelques observations que j'ai pu faire sur 356 habitants de Lodève, durant mes rares apparitions dans le pays lodévois, de 1875 à 1888. Ces observations ont été presque toutes faites en été. (Voilà sans doute pourquoi les maladies de l'appareil digestif y prédominent.)

TABLEAU DES MALADIES QUE J'AI OBSERVÉES SUR 356 LODEVOIS, DE 1875 A 1888 INCLUSIVEMENT

NUMÉROS D'ORDRE	ÉNUMÉRATION DES MALADIES OBSERVÉES d'après l'ordre de fréquence	NOMBRE DES MALADES LODÉVOIS OBSERVÉS POUR L'UNE DES MALADIES ÉNUMÉRÉES CI-CONTRE — Malades de tout âge			Malades âgés de moins de 5 ans			Malades âgés de 5 à 21 ans			Malades âgés de 21 à 70 ans			Malades âgés de plus de 70 ans		
		sexe masculin	sexe féminin	deux sexes	garçons	filles	deux sexes	garçons	filles	deux sexes	hommes	femmes	deux sexes	hommes	femmes	deux sexes
1	Maladies de l'appareil digestif...	16	20	36	6	11	17	5	6	11	2	2	4	3	1	4
2	— du système nerveux ...	5	28	33	0	1	1	3	11	14	0	16	16	2	0	2
3	— de la peau..............	20	12	32	3	2	5	2	5	7	11	4	15	4	1	5
4	— des voies aériennes. ...	17	14	31	5	2	7	6	5	11	3	4	7	3	3	6
5	Anémie, chloro-anémie.........	3	23	26	0	2	2	3	13	16	0	8	8	0	0	0
6	Scrofule.........................	7	18	25	1	3	4	5	13	18	1	2	3	0	0	0
7	Rhumatismes.....................	11	10	21	0	0	0	1	1	2	6	5	11	4	4	8
8	Maladies des organes génitaux...	5	12	17	0	0	0	1	1	2	4	11	15	0	0	0
9	— de cœur...............	8	9	17	0	0	0	3	3	6	4	6	10	1	0	1
10	— des voies urinaires.....	7	6	13	1	1	2	1	1	2	3	4	7	2	0	2
11	Phtisie pulmonaire.............	4	7	11	0	0	0	1	3	4	3	4	7	0	0	0
12	Maladies cérébrales............	6	4	10	1	1	2	0	0	0	2	2	4	3	1	4
13	Plaies, ulcères var., fistules, abcès.	6	3	9	0	0	0	1	2	3	4	1	5	1	0	1
14	Maladies des yeux.............	4	5	9	1	2	3	2	1	3	1	2	3	0	0	0
15	Herpétisme.......	4	4	8	0	0	0	0	1	1	2	1	3	2	2	4
16	Hernies, tumeurs...............	5	3	8	1	0	1	1	1	2	3	2	5	0	0	0
17	Scoliose, rachitisme............	3	4	7	0	1	1	1	3	4	2	0	2	0	0	0
18	Hémorroïdes, hémorragie, hématur.	4	2	6	0	0	0	0	0	0	3	2	5	1	0	1
19	Accidents traumatiques.........	2	4	6	0	0	0	1	1	2	1	2	3	0	1	1
20	Aliénation mentale	2	3	5	0	0	0	1	2	3	1	1	2	0	0	0
21	Alcoolisme............	5	0	5	0	0	0	0	0	0	3	0	3	2	0	2
22	Fièvre typhoïde ou muqueuse....	1	4	5	0	0	0	1	2	3	0	2	2	0	0	0
23	Goîtres peu développés.........	0	5	5	0	0	0	0	3	3	0	2	2	0	0	0
24	Arthrites.......................	1	4	5	0	0	0	1	2	3	0	2	2	0	0	0
25	Fièvres éruptives	1	1	2	1	1	2	0	0	0	0	0	0	0	0	0
26	Fièvres intermittentes..........	0	1	1	0	0	0	0	0	0	0	1	1	0	0	0
27	Charbon.......................	1	0	1	0	0	0	0	0	0	1	0	1	0	0	0
28	Mal de Pott.....................	1	0	1	0	0	0	1	0	1	0	0	0	0	0	0
29	Choléra sporadique.............	0	1	1	0	0	0	0	1	1	0	0	0	0	0	0
		149	207	356	20	27	47	41	81	122	60	86	146	28	13	41

Au lieu du tableau si insuffisant que l'on vient de voir, je désirais vivement en donner un dans lequel auraient été réunies toutes les observations médicales faites dans la population civile de Lodève pendant plusieurs années ; mais je n'ai pu satisfaire ce désir, parce qu'aucun médecin civil de cette ville n'a jamais fait un relevé statistique de ce genre. J'ai été plus heureux en m'adressant aux chirurgiens-majors Granier et Massoneaud qui, de 1881 à 1895, sont restés à la tête du service médical des deux régiments ayant tenu garnison dans notre ville natale (le 142me et le 122me de ligne). Grâce à la parfaite obligeance de ces Messieurs, j'ai pu constituer le tableau ci-après.

La période de leurs observations est décennale (1881-1890). Chacune des dix années n'est pas indiquée parce que (surtout pour l'ensemble de nos régiments de ligne et pour l'ensemble de notre armée) il est bien rare que les chiffres de telle ou telle année s'écartent beaucoup du chiffre moyen annuel.

Nous suppléerons à cette indication en formulant dès à présent les six remarques suivantes :

1° L'écart déjà signalé est plus ou moins prononcé selon qu'il y a dans l'année un nombre plus ou moins élevé de maladies des voies respiratoires ;

2° La première et la dernière année de la période sont celles qui fournissent les plus grands nombres d'admissions ; celles qui fournissent les plus faibles sont 1883 et 1884 ;

3° L'effectif moyen de notre garnison a été de 900 hommes ; celui de nos régiments de ligne, de 245,737 ; celui de notre armée, de 484,172 ;

4° Par 1,000 soldats présents sous les drapeaux, la morbidité a été de 147 à Lodève, de 189 dans l'ensemble de nos régiments de ligne et 216 dans l'armée française ;

5° Cette morbidité a été surtout causée à Lodève par les maladies des voies respiratoires (1/5), les maladies de l'appareil digestif (1/7), celles de la peau et du tissu cellulaire (1/14), le rhumatisme et la goutte (1/14), la rougeole (près de 1/20) et la fièvre typhoïde (1/21);

6° Ces proportions ne diffèrent pas bien sensiblement de celles que l'on remarque dans l'ensemble de nos régiments de ligne, exception faite de la fièvre typhoïde.

Numéros d'ordre	ÉNUMÉRATION DES MALADIES qui ont déterminé les admissions de militaires à l'hôpital	Nombres moyens annuels des admissions dans les hôpitaux militaires durant la période décennale 1881-1890.			PROPORTIONS par 1000 admissions		
		Soldats de ligne de Lodève	Ensemble de nos régiments de ligne	Ensemble de l'armée française	Chez les soldats de ligne de Lodève	dans l'ensemble de nos régiments de ligne	dans l'ensemble de l'armée française
1	Fièvre continue	3,2	1561	2895	24.1	34,0	27.0
2	Fièvre typhoïde	6,1	2965	6364	46,7	65,0	62,0
3	Variole, varioloïde, varicelle	2,9	143	321	22,1	3,0	3,0
4	Rougeole	6,9	2413	3653	52,4	53,0	35,0
5	Suette miliaire et scarlatine	1,4	888	1320	11.0	18,0	12,0
6	Fièvre intermittente et rémittente	1,1	1776	5646	7,8	38,0	54,0
7	Paludisme	»	220	2908	»	5,0	28,0
8	Choléra sporadique ou nostras	0.1	26	65	0,7	0,5	0,6
9	Rhumatisme et goutte	10.5	3473	6581	81,0	77,0	64,0
10	Tuberculoses et scrofuloses	1,7	900	1700	18,0	20,0	16,6
11	Alcoolisme aigu et autres intoxications	»	38	92	»	0,8	0,8
12	Chancre mou	0,1	394	1438	0,7	9,3	14,0
13	Syphilis, morve, pustule maligne	1,1	780	2250	7,8	17,0	21,0
14	Cancer	»	4	11	»	0,1	0,1
15	Oreillons	»	473	722	»	0,8	0,7
16	Goître	»	4	5	»	0,1	0,04
17	Scorbut, anémie, albuminurie, diabète, purpura	5.3	551	1208	39,9	12,0	11,76
18	Autres maladies générales	2,8	1014	2260	21,3	23,0	21,50
19	Aliénation mentale et paralysie générale	0,1	74	162	0,8	1,5	1,50
20	Maladies du système nerveux et cérébro-spinal	3,5	761	1654	26,8	16,0	15,70
21	Maladies de l'appareil respiratoire	28.6	9038	16261	217,0	193,0	156,0
22	Maladies de l'appareil circulatoire et lymphatique	2,2	1335	2836	16.5	29,0	27,0
23	Maladies de l'appareil digestif et de ses annexes	20,0	7494	17405	151.9	160,0	165,0
24	Diphtéries	1,9	64	130	14,8	1,2	1,2
25	Maladies non vénériennes de l'app. génito-urinaire	1,8	1003	2362	13.7	23,0	22.8
26	Blennorrhagie, uréthrite, orchite	0.9	826	3044	7,4	18,0	29,0
27	Maladies des os et des articulations	2,0	1307	3147	15,1	28,0	30,0
28	Maladies des yeux et des oreilles	2,8	1522	3195	21,4	31,0	30,3
29	Maladies de la peau et du tissu cellulaire	10.6	3296	6990	80.9	72,0	66,0
30	Lésions traumatiques et maladies chirurgicales	3,2	1791	6652	24,1	39,0	64,0
31	Accidents	»	8	11	»	0,2	0,1
32	Maladies non déterminées ou en observation	10,0	570	1415	71,5	12,0	13,0
33	Maladies omises	1,2	»	»	8,1	»	»
	TOTAUX	132	46718	104705			

ÉPIDÉMIES

Au sujet des maladies épidémiques ayant sévi dans le pays lodévois et aux environs avant le dix-neuvième siècle, nos archives municipales nous fournissent trente-deux indications, que nous résumons ainsi qu'il suit :

Du 30 avril 1558 au 21 février 1565, la peste (1) est signalée tantôt à Béziers, tantôt à Montagnac, d'autres fois à Gignac, à Saint-Privat et autres lieux circonvoisins.

Pour prévenir le fléau, les consuls de Lodève, avec l'autorisation de l'évêque et du chapitre cathédral, ajournèrent la fête locale de saint Fulcrand (mai 1558) et installèrent des gardes aux portes de la ville et des faubourgs, pour en interdire l'entrée. Cette dernière mesure fut prise, dans la suite, à chaque commencement d'invasion, mais souvent en vain. Ainsi, en juin 1572, le mal détermina une mortalité si grande, que, pour ne pas effrayer les habitants, défenses furent faites de sonner les cloches pendant les enterrements.

Au commencement du dix-septième siècle (1608), la peste sévissant à Lyon, à Bordeaux, à Clermont-l'Hérault, les gardes des portes eurent pour mission de faire subir une quarantaine à toute personne venant du dehors. Les membres du conseil municipal ne pouvaient quitter la ville, sous peine d'amende. Les propriétaires des maisons situées en dehors des remparts durent fermer leur demeure à tout étranger non muni d'un billet de santé.

En mai 1629, une hôtelière, la veuve Guiraud, ayant retiré,

(1) On sait que, dans le langage vulgaire de l'époque, le mot peste était un terme générique servant à indiquer, sans aucune détermination précise, une maladie épidémique quelconque considérée comme contagieuse et d'une très grande gravité.

dans son logis du faubourg des Carmes, un homme de Gourgas, les consuls firent bâtir à chaux et à sable les portes et fenêtres dudit logis, où les habitants restèrent enfermés jusqu'à l'expiration du quarantième jour.

Le 28 janvier 1630, le second consul refusa l'entrée de la ville au sieur de Guilleminet, archidiacre et vicaire de la cathédrale, parce que cet ecclésiastique n'avait pas le billet de santé réglementaire. Indigné d'être obligé de se soumettre à un pouvoir laïque, le prêtre insulta de façon tellement scandaleuse le magistrat, qu'il fut poursuivi devant le Parlement de Toulouse. A la même époque, Fœur, apothicaire de Lodève, entreprit par contrat la désinfection des masages (hameaux), de Pradines et du Mas-Audran, près Le Caylar.

Alors aussi, le sieur Antoine Viganor, opérateur, mourut en donnant ses soins aux familles de Campestre (commune de Lodève). A cette victime du dévouement professionnel ajoutons le chirurgien André Pieulme, chargé de traiter tous les malades réunis dans une infirmerie du couvent des Carmes.

La conduite de ces deux praticiens contraste étrangement avec les précautions que prenaient pendant le fléau plusieurs membres du clergé paroissial : ces derniers, en effet, se retiraient dans les environs pour éviter le mal. (Voir, à ce sujet, les documents recueillis par M. Ernest Martin, ancien officier de marine, et reproduits dans son *Histoire de Lodève* (1).

Du 24 juin 1632 au 30 juin 1652, on apprenait de temps à autre, à Lodève, que la maladie contagieuse faisait des ravages dans une ou plusieurs localités de la province de Languedoc. Le mal atteignit d'abord Popian, Adissan, Nizas ; vint ensuite le tour de Bessan, de Narbonne, de Beaucaire, de Sigean, de Fitou, des Salces, de Vias, de Vabre, de Lunas, de Bédarieux, etc.

(1) Éditée ultérieurement, en 1900, par Mlle Guiraud.

A la nouvelle de chacune de ces épidémies, la municipalité lodévoise prenait des mesures préventives, ou considérées comme telles ; en voici quelques-unes :

Fermeture permanente ou alternative des églises, des couvents, des portes de la ville et des faubourgs ; installation d'une surveillance sévère sur les avenues ; défenses expresses aux habitants logés hors des murs d'enceinte de recevoir personne sans la permission des surveillants ; formation d'une garde bourgeoise ; établissement d'un conseil de santé ; amendes infligées aux membres de ce conseil, aux gardes bourgeois et aux surveillants des portes qui ne seraient pas à leur poste ; entretien des pauvres de la cité, soit avec le produit de ces amendes, soit surtout au moyen d'emprunts communaux ou de sommes avancées par les consuls ; quarantaine subie dans une infirmerie (hôpital des Pestiférés) installée au ténement de la Barrière, rive gauche de la Soulondres ; défenses aux pareurs de drap de la ville de recevoir des draps des environs, sous peine de confiscation.

Le 7 juillet 1652, l'assemblée communale se réunit à l'évêché et, sous la présidence de l'évêque, « y fait vœu à saint Fulcrand que, par son intercession, il plaise à Dieu de préserver les Lodévois de la maladie dont ils sont menacés, et, à cet effet, leur dite ville donne la somme de 200 livres pour l'achat d'une lampe d'argent qui brûlera à perpétuité devant les saintes reliques... »

Deux semaines après, autre réunion du même conseil avec le même président.

L'évêque représenta aux conseillers que la somme de 200 livres était insuffisante pour une telle lampe, et 300 livres furent allouées séance tenante.

Le 19 avril 1710, une épidémie de fièvres malignes sévissant, à Lodève, depuis le mois de janvier, le conseil municipal prit une délibération conçue dans les termes suivants :

« Dans la chapelle des reliques de saint Fulcrand sera dite une messe à laquelle assisteront le maire, le lieutenant du maire, les consuls, portant chacun un cierge de cire blanche pesant une livre. Il sera donné (à la même chapelle) un devant d'autel de damas blanc à franges d'or, avec armes de la ville aux deux extrémités, dans un cartouche en broderie d'or et d'argent. En outre, les Messieurs du chapitre (chanoines) seront priés très humblement de porter en procession les reliques du saint à la chapelle Saint-Roch de l'église des Carmes. »

Ce devant d'autel coûta 212 livres 16 sols.

En 1720, à l'occasion de la peste de Marseille, la municipalité de Lodève, afin d'empêcher l'invasion de la commune par le fléau, créa: 1° un conseil de santé; 2° dix corps de garde hors de l'enceinte de la ville.

En 1751, un très grand nombre de Lodévois périrent victimes d'une épidémie maligne vermineuse, qui s'était déclarée en ville dès le mois de janvier. (Voir, à la page suivante, un extrait d'un livre du temps.)

En avril 1794, il existait à Lodève des fièvres putrides épidémiques, mais non contagieuses, d'après les déclarations des médecins du pays: Teisserenc père, Germanéix, Boissière et Rivière. Cette année-là, il y eut 81 décès par 1,000 habitants; l'année suivante, cette énorme mortalité s'abaissa à 37.

Nous venons de résumer trente-deux indications, pour la plupart incomplètes, puisées dans nos archives et relatives à quelques-unes des épidémies ayant sévi dans le Lodévois avant le dix-neuvième siècle.

Passons à un document plus détaillé et qui, sous divers rapports, mérite de fixer l'attention. Il est intitulé : *Dissertation sur la maladie épidémique ou Traité des fièvres malignes, vermineuses, épidémiques, qui ont régné à Lodève et autres vill^es du Languedoc en 1751.*

L'auteur n'est autre que Jean-Joseph Chassanis, conseiller et médecin du roy, docteur en l'Université de Montpellier et médecin de l'hôpital et de la Miséricorde de la ville de Lodève.

On lit dans cet ouvrage :

« Au commencement de l'année 1751, il se déclara dans la ville de Lodève une épidémie formidable, qui portait un caractère de malignité dans tous ses symptômes et tous ses périodes. Ceux qui avaient le malheur d'en être atteints éprouvaient d'abord des frissons extraordinaires, la fièvre, les syncopes, les sueurs froides, les vomissements et une infinité d'autres désordres. Le délire et les douleurs de tête les plus vives leur succédaient de fort près. Ensuite venaient la douleur au côté, l'oppression, la toux, la formation, dans les poumons, d'un dépôt qu'annonçait le gargouillement et qui était consommé par la suffocation.

» Je vis alors avec douleur un nombre infini d'habitants, et surtout d'artisans et de pauvres, devenir la proye de cette cruelle maladie.

» Cette épidémie maligne, vermineuse, n'a aucun caractère contagieux, mais revient fréquemment dans nos contrées. Presque tous les malades sont des pauvres gens, se nourrissant très mal et ne pouvant que très mal se nourrir, dans un temps de misère et de cherté de vivres comme le nôtre. Il en est parmi eux un très grand nombre qui n'ont pas même de pain. Ceux qui en ont y mêlent, pour l'augmenter, tant de mauvais grains, de légumes; ils le font si aigre, si noir, qu'il devient une nourriture pernicieuse. Les malheureux qui ne peuvent se procurer un tel pain mangent des herbes sauvages, des limaces, des sardines pourries, etc.

» Je ne suis pas décidé à croire qu'il y ait dans l'air des exhalaisons ou des corpuscules pestilentiels, parce que je ne puis remarquer que le mal ait un caractère contagieux et que je ne vois pas des gens à l'aise et bien nourris parmi ceux qui sont atteints. Cependant, l'inconstance journalière de l'état de l'air me paraît une des causes servant à expliquer les symptômes relatifs qui accompagnent l'épidémie. On peut, en effet, avoir remarqué cet hiver des alternatives fréquentes de froid et de chaud, de sec et d'humide, de calme et de vent ; et cela d'une manière rapide et dans la même journée. J'ai observé moi-même que la liqueur du thermomètre montait ou baissait de 8 degrés dans moins de trois heures ».

Après l'utilisation des documents puisés dans nos archives et dans le livre du docteur Chassanis, nous allons en utiliser d'autres qui se trouvent çà et là : dans les comptes rendus du Conseil d'hygiène de l'arrondissement, dans l'*Annuaire du département de l'Hérault* et dans divers autres écrits, tels que ceux qu'a bien voulu nous fournir notre excellent ami et confrère, le docteur Auguste Rouquette, actuellement médecin des épidémies de l'arrondissement de Lodève.

Dans cet ensemble de renseignements, on ne voit malheureusement que l'indication d'une faible partie du nombre des épidémies ayant sévi dans la contrée durant la dernière moitié du dix-neuvième siècle (1848-1894). Ainsi, pendant cette longue période, on aurait seulement constaté :

1° Deux épidémies de fièvre typhoïde ou muqueuse, en novembre 1848, à Soubès et à Gourgas; en 1864, à Lodève;

2° Deux épidémies de suette miliaire, atteignant surtout les habitants des environs, en 1850 et 1853, et forçant un grand nombre d'entre eux à venir émigrer sur les plateaux du Larzac et de l'Escandolgue ;

3° Quatre invasions de choléra, dont une, celle de 1854, fit à Lodève au moins 80 victimes (1), en éprouvant tout particulièrement le quartier d'Alban, lequel contenait et contient encore l'hôpital-hospice ;

4° Des fièvres intermittentes dont on ne vint à bout qu'après le dessèchement de la mare du Ballast, qui les avait causées, et que la Compagnie du Midi avait créée sur la rive gauche de la Lergue pour l'extraction des matériaux nécessaires à l'établissement de la voie ferrée Paulhan-Lodève, de 1862 à 1865 ;

5° Six épidémies de variole, parmi lesquelles une, celle de 1870-1871, fut des plus meurtrières pour notre ville et Clermont-l'Hérault ;

6° Une épidémie sévère de rougeole au Caylar, pendant l'été de 1883, et deux autres non moins mauvaises à Lodève, pendant l'hiver 1890 et pendant le printemps 1893 ;

7° Deux épidémies d'influenza, dont la première, celle de 1889, fut sans gravité, mais atteignit presque toute la population, en laissant chez chaque sujet une faiblesse générale pendant plusieurs mois.

La deuxième de ces épidémies, en 1886, fut moitié moins répandue, mais entraîna la mort d'un certain nombre de personnes.

MALADIES DANS NOTRE HOPITAL MIXTE

Les médecins civils de notre hôpital-hospice n'ayant jamais tenu aucun cahier de visites médicales avec observations, il nous a été impossible de constituer, pour la population civile

(1) Nous disons 80 au moins, parce que nous ignorons le nombre exact, et nous ignorons ce nombre parce que l'administration, afin de ne pas effrayer la population, cachait intentionnellement le chiffre réel des décès par choléra.

de cet établissement, un tableau de morbidité analogue à celui qui a été donné ci dessus (p. 225) pour les malades militaires. Nous ne pouvons fournir que les renseignements suivants :

Durant la période décennale 1881 1890 (la même que celle du tableau ci-dessus), les moyennes annuelles des cas de maladie ou des récidives, chez les pensionnaires du lit hôpital, furent de :

Chez les	garçons orphelins,	35	(1,156 cas sur 1,000)
—	jeunes filles orphelines,	48	(1,200 cas sur 1,000)
—	adultes civils femmes,	62	(1,550 cas sur 1,000)
—	adultes civils hommes,	117	(2,070 cas sur 1,000)

Rappelons que, chez les militaires du même hôpital, la moyenne annuelle des cas fut, pendant la période décennale sus-indiquée, de 132, soit 147 sur 1,000 soldats.

La faiblesse relative de cette proportion n'étonnera personne, si l'on songe que, à cause de leur âge et des précautions prises lors de leur recrutement, les soldats forment, au point de vue physique, une véritable élite.

Les grandes, très grandes proportions de morbidité dans l'élément civil de notre hôpital ne doivent pas étonner davantage, puisque les pensionnaires civils de cet établissement sont ou des vieillards pauvres, ou des enfants de parents misérables, malades ou morts prématurément.

En juin 1896, nous avons fait à l'hôpital mixte de notre ville un certain nombre de visites, qui nous ont permis de constituer une statistique applicable à cette époque et capable de contrôler en partie les chiffres qu'on nous avait préalablement fournis. L'ensemble des faits que nous constatâmes alors représente assez exactement la physionomie pathologique de cet asile telle qu'on nous l'avait présentée, physionomie qui lui est habituelle, d'après MM. les médecins civils.

Voir à ce sujet le tableau suivant.

TABLEAU RELATIF A LA PHYSIONOMIE PATHOLOGIQUE
DE L'HOPITAL-HOSPICE DE LODÈVE, EN JUIN 1896

MALADIES OU INFIRMITÉS observées chez les 57 pensionnaires adultes du sexe masculin âgés de 27 à 93 ans	Nombre de sujets atteints	MALADIES OU INFIRMITÉS observées chez les 40 pensionnaires adultes du sexe féminin âgées de 24 à 91 ans	Nombre de sujets atteints	MALADIES OU INFIRMITÉS observées chez les 27 garçons orphelins âgés de 4 à 14 ans	Nombre de sujets atteints	MALADIES OU INFIRMITÉS observées chez les 38 jeunes filles orphelines âgées de 4 à 21 ans	Nombre de sujets atteints	MALADIES observées chez les 12 militaires âgés de 19 à 27 ans	Nombre de sujets atteints
Mal chron. voies aérien..	10	Hémiplégie	4	Bronchite chronique....	2	Scrofule avec rachitisme.	3	Cong. cérébrale, symptômes de méningite..	1
Rhumatis. musc. général.	7	Rhumatis. art. chroniq..	5	Rachitisme.............	1	Adénite cervic. et impétig.	1	Rhumatisme art. aigu et abcès du périoste....	1
Gastro-entérite.........	5	Cécité absolue	3	Hémiplégie droite.	1	Eczéma des 2 oreilles. .	1	Sciatique avec irradiation testiculaire......	1
Maladies des yeux......	3	Scrofule..............	2			Blépharite ciliaire, œil droit..............	1	Courbat. fébril. doulour.	1
Ulcères var. bas des jamb.	3	Scrofule et rachitisme...	2			Hypertrophie du corps thyroïde............	1	Courbat. fébril. bénigne.	1
Myélite chronique	3	Mal. chron. de l'estomac.	2			Maladie chronique des voies aériennes.......	1	Pleur. aiguë côté droit.	1
Hémiplégie, emb. de parole	3	Surdité compl. et ancienne	3			Lésion ancienne. épaule.	1	Pleur. aiguë côté gauche.	1
Encéphalite chronique...	3	Imbécilité.	2					Amygdalite aiguë en suppuration........	1
Hernies..............	2	Encéphalite chronique...	2					Teigne pelade av. impétigo.	1
Microcéphalie, imbécilité	2	Epilepsie.............	3					Anthrax du dos, glycosur.	1
Epilepsie idiopathique...	1	Gastro-entérite.........	1					Brûlure du pied gauche.	1
Hépatite avec ictère	1	Hernie inguinale.	1					Ankylose épaule gauche.	1
Impot. par suite de fract.	2	Bronchite chronique....	1						
Contusion colonn. vertéb.	1	Rhumatisme articul. aigu	1						
Cécité absolue traumatiq.	1	Paralysie motrice incomp.	1						
Sciatique.............	1	Myélite, flex. perm. doigts	1						
Paralysie générale......	1	Lypémanie	1						
Aliénation mentale......	1	Aliénation mentale, loquacité continue.......	1						
Paraplégie............	1								

Les maladies de la plupart des adultes étaient anciennement chroniques et tendaient à s'aggraver; plusieurs d'entre elles dataient de la période 1852-1876. Le plus petit nombre des malades civils des deux sexes avait été admis de 1892 à 1896.

Avant d'être admis, presque tous les malades avaient leur domicile dans la commune. Parmi les 57 hommes, 20 avaient été cultivateurs, 14 ouvriers de fabrique et 11 artisans. Parmi les 40 femmes, on en comptait une moitié ayant travaillé aux fabriques; 20 femmes malades avaient une constitution faible et 14 une constitution moyenne. Sur 20 anciens cultivateurs, 11 avaient une constitution forte; 25 des autres, anciens ouvriers, artisans, tisserands, fileurs, etc., avaient une constitution faible.

7 des hommes atteints de maladies du système nerveux et de l'appareil digestif étaient alcooliques. 7 femmes sont microcéphales (longueur de la ligne fronto-occipitale 15 à 17 centimètres, largeur 12).

Le lecteur ne doit pas être surpris de voir qu'aucune des 40 femmes ou filles adultes n'ait déclaré souffrir d'une maladie de l'appareil génital, quoique ces sortes de maux soient très communs à Lodève chez le sexe féminin. Nous avons déjà dit qu'aucune maladie syphilitique n'était traitée dans notre hôpital civil. De plus tout le monde sait, dans notre ville, que les sœurs de la Charité, au nom de la religion et par un sentiment de pudeur excessif, recommandent aux femmes qu'elles soignent de ne jamais se plaindre des troubles des organes génito-urinaires auprès du médecin et même de répondre négativement à ses questions sur ce sujet. Si ce praticien, comme ses confrères de l'armée, était obligé de faire chaque année un rapport exact à l'administration supérieure, il se verrait forcé de compléter son examen et son interrogatoire auprès de chacun des malades qui lui sont confiés.

Plusieurs orphelins des deux sexes étaient des enfants

d'alcooliques ou de phtisiques. A peu près tous avaient une constitution faible ou médiocre, un tempérament lymphatique. 3 des militaires avaient une constitution forte et un tempérament sanguin; les 9 autres étaient lymphatiques ou nerveux. On les avait admis depuis quelques semaines. 7 d'entre eux étaient nés dans notre département ou dans un des quatre départements limitrophes.

Plus loin, dans le chapitre Assistance publique, on trouvera, avec la description des salles de l'hôpital, l'indication des améliorations qu'il serait urgent d'opérer dans notre asile.

MALADIES CHEZ LES ANIMAUX DOMESTIQUES

L'étude des maladies de l'espèce humaine observées dans une petite ville telle que Lodève peut, sur certains points, être éclairée, en partie complétée par la connaissance de quelques-unes de celles qui se montrent chez les animaux domestiques du pays.

En effet, plusieurs maladies ne sont-elles pas transmissibles des animaux à l'homme? Certaines substances alimentaires provenant des animaux (viande, lait, etc.) n'ont-elles pas, par leurs qualités, des effets ou nuisibles ou avantageux sur la santé des habitants? N'a-t-on pas vu beaucoup de personnes réellement affectées pendant longtemps par la mort de leur chien, de leur vache, de leur porc, etc.? Les animaux domestiques ne constituent ils pas une partie importante de la fortune publique, c'est-à-dire d'un élément essentiel de la santé générale?

Aussi ai-je pensé qu'il ne serait pas inutile de présenter ici, comme appendice au chapitre Maladies, quelques détails relatifs à la morbidité et à la mortalité des animaux élevés dans notre arrondissement ou dans notre département.

Ce petit travail m'a été singulièrement facilité par les intéressantes communications qu'a bien voulu me faire mon compatriote et ami M. Maury, le compétent vétérinaire qui est actuellement chef du service sanitaire pour le département de l'Hérault et qui autrefois a exercé dans l'arrondissement de Lodève, pendant quelques années.

Disons d'abord que, en général, l'état sanitaire est excellent chez les animaux domestiques du Lodévois, surtout depuis que l'établissement des voies ferrées et un meilleur entretien des chemins ordinaires ont amené la suppression des fatigues excessives supportées, soit par les centaines de bêtes de trait qui faisaient chaque jour le roulage sur les côtes si rudes des vallées de Mérou, du Pertus, de l'Escalette et de Gourgas ; soit par les nombreux troupeaux auxquels on faisait franchir de longues distances à pied, pour les mener aux foires ou pour les faire pâturer plus ou moins loin dans les montagnes.

Les explosions de certaines maladies réputées contagieuses y sont moins communes que dans tout le reste de la France ; elles ne s'y propagent pas vite, grâce aux mesures prises par le service sanitaire et par quelques propriétaires d'animaux atteints.

Ainsi, de 1885 à 1894 inclusivement, on n'y a observé la clavelée que sur 27 troupeaux ; la morve que sur 25 bêtes ; le rouget que dans quelques porcheries ; la tuberculose bovine que sur 10 bêtes seulement.

Les plus fréquentes des maladies contagieuses sont : la gale, le charbon, la fièvre typhoïde et le tétanos des solipèdes, le choléra des poules, la rage canine, dont on a constaté 52 cas sur des chiens et 1 sur l'âne, 12 cas chez des enfants ou des adultes. Cette fréquence est causée principalement par le peu d'empressement que mettent certains propriétaires soit à faire dans les habitations d'animaux les aménagements, les désinfections que l'hygiène réclame, soit à déclarer tel ou tel cas de maladie à l'autorité qu'indique la loi.

Quelques mots sur chacune des maladies principales des animaux domestiques et sur les moyens de les éviter ou de les guérir nous ont paru ne pas être tout à fait inutiles dans ce chapitre.

Commençons par la maladie qui est, sinon la plus répandue du moins la plus redoutable : la rage. Elle est virulente, contagieuse, transmissible à toutes les espèces animales, mais bien plus commune chez les chiens, qui en sont les principaux propagateurs. On la voit se manifester quinze, trente et même soixante jours après une morsure que l'on croyait inoffensive ou que l'on ignorait.

A Lodève, les prescriptions légales sont mieux suivies que dans les autres communes du canton. A Lodève aussi, on a recours plus souvent au traitement rationnel (inoculation antirabique de Pasteur), que l'on peut suivre sans trop grand déplacement et gratuitement, avec hospitalisation des indigents, à l'institut Bouisson-Bertrand,de Montpellier. En effet, dans les villages environnants, on voit encore trop de malades prendre le chemin de Saint-Bauzille-de-la-Silve, dont le curé a, dit-il, le secret de guérir la rage au moyen de certain pain et de certains gestes.

Le charbon bactéridien et le charbon emphysémateux sont des maladies virulentes, inoculables et transmissibles aux animaux et à l'homme. On les rencontre plus souvent dans les espèces ovines. On peut en préserver les troupeaux par des vaccinations pastoriennes renouvelées tous les dix-huit mois. Les bergers lodévois appellent ce mal *desfourtuna* (ruine). Ils ont le tort grave de jeter dans un ravin ou d'enfouir peu profondément, sans désinfection préalable, les cadavres de leurs bêtes charbonneuses. « Morte la bête, disent-ils, mort le venin. » Les malheureux ignorent que le mal est moins contagieux du vivant de l'animal, et que les germes charbonneux peuvent rester dix ou douze ans virulents dans les herbes qui croissent autour des cadavres et qui, très probablement, seront mangées par leurs bêtes saines. Ils ont grand tort aussi d'écorcher la bête malade ou morte du charbon et de vendre une peau qui propagera le mal, qui ira peut-être tuer un tanneur.

La fièvre typhoïde des solipèdes est occasionnée par l'usage d'eaux polluées, de fourrages ou de grains avariés. En été, à l'état épizootique, elle a produit parfois des pertes sérieuses dans les écuries de notre arrondissement.

Le tétanos, de nature microbienne, d'origine tellurique (?), attaque les mêmes animaux ; on l'observe souvent après une amputation de la queue ou une blessure quelconque facilitant l'introduction du bacille de Nicolaïer. Ce mal est considéré comme très grave; d'autant plus que les traitements, très dispendieux, ne procurent pas un plus grand nombre de guérisons que la médecine expectante.

Le rouget du porc est microbien, infectieux, contagieux. Ce mal est souvent transmis d'une porcherie à l'autre par des souris, des pigeons, etc. On peut le prévenir par des inoculations, par une alimentation saine, par la propreté, par l'aération de l'étable, par de fréquentes sorties. Ces moyens, malheureusement, ne sont guère employés dans nos campagnes.

La tuberculose bovine est déterminée par un micro-organisme spécial (identique à celui de l'homme pour la plupart des bactériologistes, distinct pour d'autres), qui atteint les grands ruminants et qui est transmissible à l'homme quand celui-ci consomme un lait ou une viande provenant d'un animal tuberculeux et insuffisamment cuits. Elle atteint les animaux privés d'air ou vivant dans la malpropreté. Il est bien rare que son diagnostic clinique puisse s'établir sûrement du vivant de la bête. On a vu, en effet, des bovidés paraissant jouir de la meilleure santé, malgré les tubercules reconnus à l'autopsie. Néanmoins, des inspections fréquentes faites par les vétérinaires, dans les vacheries et les abattoirs, permettraient de découvrir plus souvent le mal, surtout avec les injections révélatrices de tuberculine.

La morve est contagieuse, microbienne, virulente, inoculable et réputée incurable. Cette maladie ruineuse se transmet aux solipèdes et parfois à l'homme. Sans qu'elle soit accusée extérieurement par des symptômes locaux ou généraux appréciables, on peut la découvrir au moyen des injections d'une substance spécifique retirée du bacille de la morve et appelée malléine. M. le vétérinaire Maury l'a employée trente fois à Lodève et toujours avec succès, sur des chevaux ayant cohabité avec des morveux et paraissant épargnés.

Les solipèdes de la ferme sont moins exposés que ceux des rouliers, voituriers, marchands forains et autres gens qui se déplacent. Le mode de contamination le plus commun serait, en effet, d'après des suppositions vraisemblables, l'alimentation en commun (abreuvoirs, affenages).

La gale est une maladie cutanée déterminée par des parasites acariens. Elle est d'ordinaire peu grave si, comme le font les bergers du Lodévois, on la traite dès le début par des frictions à l'huile de cade. Il existe bien peu de troupeaux dans lesquels il n'y ait de temps à autre une bête atteinte. L'amaigrissement, l'altération de la toison, sont des signes caractéristiques. Le mal est contagieux et très tenace. Une désinfection minutieuse de la bergerie et de tous les objets touchés par l'animal est indispensable.

La clavelée (*picota*, en dialecte lodévois) est une maladie éruptive de la peau, très communicable, parfois très grave, surtout pendant l'état de gestation et qui, par suite, cause des pertes pécuniaires considérables.

On la prévient par une inoculation appelée clavelisation. Elle est peu commune dans la partie nord de notre arrondissement; dans le sud, le mouton d'origine africaine est presque toujours accusé d'importer et de disséminer la clavelée, lorsqu'il est mis à l'engrais avec les moutons indigènes. Il n'y a presque pas de traitement curatif.

La fièvre aphteuse, éruptive, très contagieuse, en général pizootique, attaque plus particulièrement l'espèce bovine. Notre arrondissement n'a pas été souvent atteint par ce mal.

A la suite de ces indications, nous désirions donner un tableau comparatif de la mortalité, avec causes des décès, chez les animaux domestiques de notre département et de l'arrondissement de Lodève, pendant une assez longue période d'années. Les documents nous faisant défaut, nous nous contentons de fournir quelques proportions de mortalité, sans cause de mort indiquée, et ne se rapportant qu'aux trois années 1888, 1889 et 1890. Heureusement, aucune de ces années-là n'a rien eu d'anormal, au point de vue des épizooties et autres causes de mort chez nos principaux mammifères.

Voir à ce sujet le tableau ci-après :

TABLEAU INDIQUANT, POUR LES ANNÉES 1888, 1889 et 1890

LES PERTES MOYENNES ANNUELLES DE CERTAINS ANIMAUX DOMESTIQUES SUBIES :

1° Dans l'ensemble du département de l'Hérault ; 2° Dans le seul arrondissement de Lodève

DESIGNATION des espèces animales	DÉPARTEMENT DE L'HÉRAULT			ARRONDISSEMENT DE LODÈVE		
	NOMBRES MOYENS annuels d'animaux vivants	NOMBRES MOYENS annuels de ces animaux morts par suite de maladies, d'accidents ou de vieillesse.	MORTALITÉ moyenne annuelle par 1,000 sujets vivants	NOMBRES MOYENS annuels d'animaux vivants	NOMBRES MOYENS annuels de ces animaux morts par suite de maladies, d'accidents ou de vieillesse.	MORTALITÉ moyenne annuelle par 1,000 sujets vivants
Espèce chevaline.	17,850	586	32,76	2,454	79	32, »
Espèce mulassière	11,764	187	15,85	1,673	39	23,88
Espèce asine.....	7,210	111	15,40	1,000	20	20, »
Espèce porcine ..	35,243	496	14,20	3,830	82	21,56
Espèce caprine ..	15,510	274	17,68	4,076	81	19,80
Espèce ovine....	373,140	14,347	38,48	92,987	1,764	18,96
Espèce bovine...	9,673	321	33,40	1,123	8	7,27

CHAPITRE XIII

ASSISTANCE PUBLIQUE

L'assistance publique et privée, c'est-à-dire l'ensemble des secours accordés aux indigents, était constituée jadis à Lodève par l'aumône du Chapitre (donations par testament), l'aumône du Saint Esprit (produit des quêtes), l'aumône commune (impôts sur les riches), enfin l'hospitalisation (léproserie, maison-Dieu, etc.).

De nos jours, cette assistance comprend :

1° Un hôpital-hospice civil, contenant deux orphelinats et un quartier militaire;

2° Un bureau de bienfaisance, subventionné par la commune ;

3° Une crèche, secondée aussi par des subventions communales ;

4° Deux asiles avec écoles maternelles, au fonctionnement desquels contribuent les fonds communaux ;

5° Des fourneaux économiques, qui, malheureusement, sont insuffisants et ne fonctionnent que d'une manière irrégulière ;

6° Trois sociétés de secours mutuels, dont une est très prospère;

7° L'assistance médicale et pharmaceutique créée par la maison Vitalis frères en faveur de ses ouvriers.

Ces institutions charitables avaient déjà des résultats bien autrement appréciables que celles du moyen âge. Et cependant, combien elles étaient loin de répondre à tous les besoins ! Elles viennent d'être heureusement complétées par les applications de la loi humanitaire du 15 juillet 1893, qui oblige toutes les communes de France à donner gratuitement, à tous leurs malades privés de ressources, les soins du médecin et les médicaments nécessaires.

Avant de décrire brièvement chacune de ces institutions, nous allons donner quelques détails historiques sur la principale d'entre elles, sur l'hospitalisation des malades lodévois.

D'après la Chronologie des évêques de Lodève, par Plantavit de la Pause, la fondation de la léproserie de cette ville remonterait à l'an 492. Elle fut édifiée sur l'emplacement actuel de la maison Martin dit Milord (extrémité nord de l'avenue de la Gare), rive gauche du ruisseau de Ribeaudrac, cours d'eau qui porte encore de nos jours le nom de « rec dés malâoutéchs » (ruisseau des pauvres malades). Le nombre des lépreux, primitivement assez considérable, ayant diminué de plus en plus (trois lits seulement vers la fin), l'établissement fut vendu par la commune au sieur Pierre Rouaud, durant la première moitié du XVIIe siècle.

L'hôpital des Pestiférés, mentionné dans les archives de Lodève pour l'année 1401, était situé sur la rive gauche de la Soulondres, dans l'ancien tènement de la Barrière, vers l'endroit où se trouve actuellement le bureau d'octroi de l'avenue de Bédarieux. Cet asile recevait les Lodévois atteints par les fréquentes épidémies connues dans l'histoire sous le nom de pestes. Il disparut en 1609, à la suite de la vente qui en fut faite alors au sieur Pierre Rouvière par la commune. A cet hôpital était annexé l'oratoire de Notre-Dame-de-Pitié, dont la construction gothique reste encore debout.

Malgré les précautions si minutieuses et si rigoureuses prises par les consuls et les habitants, cet hôpital est resté longtemps indispensable. Nous ne savons rien de la fameuse peste noire de 1348, mais un grand nombre de documents nous apprennent que le nombre des pestiférés, bien inférieur relativement à ceux que l'on signalait dans les lieux circonvoisins, n'en restait pas moins élevé en 1460, 1467, 1472, 1482, 1505, 1572, 1629.

A chaque invasion du fléau, l'évêque, le chapitre et certains bourgeois, se réfugiaient dans leurs propriétés des environs, préalablement désinfectées. Le menu peuple allait camper en plein champ, pour peu que la saison le permît. Si la ville encore indemne pouvait être épargnée, elle rompait impitoyablement toute communication avec le dehors et faisait force manifestations religieuses, dans le but d'éviter le mal, qu'elle croyait produit par la colère divine.

Au commencement du XVme siècle, un hospice recevant des vieillards se trouvait dans la rue de la Triperie-Vieille (aujourd'hui rue Basse). Vers le XVIe siècle, on l'installa entre le pont de la Lergue et l'église actuelle Saint-Pierre, dans une habitation qu'on voit encore. Cet établissement, qui subit des modifications en 1662, pouvait recevoir au plus douze pensionnaires, vieillards ou infirmes, soignés par une seule servante, sous la surveillance de deux administrateurs.

Le local, situé à l'intérieur et au pied des remparts, au niveau du lit de la rivière, était de temps en temps envahi par les eaux; aussi le conseil municipal, sentant le besoin de transférer cet asile dans un quartier moins défavorable, acheta-t-il dans ce but, de concert avec les recteurs de l'hospice, et en vertu d'un contrat reçu par le notaire Bonafous, une maison avec cour et jardin sise au faubourg d'Alban et mesurant environ un demi hectare.

Le transfert des malades dans le nouvel asile dut avoir lieu vers le commencement de l'année 1704.

Le 28 juillet 1732, le nouvel hôpital, pour agrandir sa chapelle, prit trois cannes de terrain à la place de la Bouquerie.

Ce n'était pas suffisant pour les misères à secourir, dans une ville manufacturière.

L'autorisation d'édifier un hôpital-hospice digne de ce nom (celui que nous avons actuellement, bâti non loin du précédent) fut accordée par le roi en 1756. (Nous verrons plus loin avec détails sa situation topographique.) Deux ans après, le conseil municipal, pour couvrir les dépenses des travaux nécessaires (plus de 25,000 livres), vota un droit d'entrée sur le vin récolté hors de la commune, et ce droit fut perçu pendant tout le temps que durèrent lesdits travaux.

Le pavillon central fut inauguré en 1778. L'aile occidentale fut construite après; l'autre le fut beaucoup plus tard (1832 à 1834), aux frais de Guillaume Rouaud, ancien maire de la ville.

Cet agrandissement procurait, entre autres résultats, l'avantage de pouvoir séparer, d'une part les deux sexes, d'autre part les malades, les vieillards, les enfants. Mais cette dernière catégorie d'hospitalisés n'a pu être absolument isolée qu'après la création des deux orphelinats distincts, l'un pour les filles, l'autre pour les garçons (années 1893 et 1894), construits avec une partie des deux millions donnés à l'hôpital-hospice par le regretté César Vinas.

Trois ans après, avec une autre partie de ce legs, l'hospice fit l'acquisition du jardin Rescol et éleva ainsi à 157 ares sa surface non bâtie; depuis, sa superficie totale est de 190 ares.

Malgré des améliorations aussi importantes, cet établissement laisse encore énormément à désirer au point de vue hygiénique, à cause surtout de sa situation, de l'insuffisance de ses locaux, de l'évacuation de ses immondices, de la trop petite quantité du cube d'air accordé à chaque lit.

Situé dans un bas-fond étroit, entre la Soulondres, si souvent infecte, et les trois principaux pâtés de maisons du faubourg Alban, il est privé d'air pur partout et des rayons solaires sur beaucoup de points. Le vent purificateur du nord-ouest n'y arrive jamais d'une manière directe. Son isolement, que la commission administrative vota en avril 1891, fut rejeté, bien à tort, par un préfet mal renseigné.

Pour remédier à une situation aussi défectueuse, l'isolement proposé et si mal accueilli était, à mon avis, une simple demi-mesure. Il serait de beaucoup préférable de construire en pleine campagne, à un kilomètre ouest de la ville, un grand hôpital-hospice, avec pavillons séparés, et en évitant les fautes commises récemment à Montpellier, dans la construction du Suburbain, malgré les protestations d'hommes compétents et mes réserves personnelles, consignées au procès-verbal des délibérations de la commission administrative, dont je faisais partie.

La partie bâtie de notre hôpital comprend : 1° un corps de logis principal, faisant, au nord, face au boulevard étroit qui porte le nom de cet établissement ; 2° deux ailes latérales longeant, l'une l'étroite rue du Colombier, l'autre la ruelle et la cour de la salle d'asile ; 3° deux bâtiments qui, perpendiculairement aux deux ailes, s'élèvent l'un à l'est, l'autre à l'ouest, et dont les façades septentrionales touchent presque un groupe compact d'habitations ouvrières. C'est là que se trouvent les deux orphelinats, garçons et filles. Les côtés sud de l'ensemble font face aux cours et aux jardins de l'établissement.

Élevée partout de deux étages sur rez-de-chaussée, la partie bâtie se subdivise en soixante-quatorze pièces. En bas, on trouve : la salle des délibérations de la commission administrative, l'économat, la pharmacie, la cuisine et ses dépendances, la boulangerie, les réfectoires des vieillards et des orphelins, la lingerie, la buanderie, la loge du concierge, la salle mortuaire et la salle d'autopsie, la chapelle, des cabines pour bains, etc. ; aux premiers étages, il y a les salles des malades ou infirmes, le cabinet de consultation, le vestiaire, des chambres pour une partie des sœurs, pour l'aumônier, le prédicateur éventuel, quelques domestiques, pour des officiers, pour certains malades payants, et le dortoir pour d'autres malades payants ; aux seconds étages, on voit les dortoirs des vieillards, les chambres de quelques sœurs et de certains domestiques, l'infirmerie des sœurs, etc.

Il n'y a pas de salles disponibles permettant d'isoler les contagieux, les agités, les fiévreux, les nouveaux opérés, les femmes en couches. Parmi les faits si nombreux pouvant concourir à faire comprendre combien est regrettable l'insuffisance des locaux, nous rappellerons les deux suivants : 1° chez les pensionnaires civils, on ne trouve pas le moindre coin pour placer un seul lit de plus. Quand un nouveau malade sollicite son admission, on ne peut faire droit à sa demande qu'après avoir fait sortir un convalescent non entièrement rétabli, s'il existe alors un convalescent dans l'asile hospitalier ; 2° les malheureux vieillards sont obligés en toute saison de prendre leurs repas dans un couloir, qui n'est jamais chauffé, c'est-à-dire au milieu d'un courant d'air souvent froid et par conséquent redoutable.

Seuls, les militaires ont toujours eu l'espace convenable : ils sont logés dans trois salles, où l'on compte en tout 46 lits, dont les deux tiers au moins restent presque toujours inoccupés ; de plus, en hiver, ces jeunes malades ou convalescents jouissent régulièrement d'une température de 15° à 18° centigrades. La grande proportion de lits inutilisés à peu près constamment porte le volume d'air à 100 mètres cubes, au moins, par soldat malade.

Si chacun des lits existants avait son malade, ce chiffre descendrait sans doute à 27 mètres ; mais, ainsi réduit, il resterait encore supérieur à celui qui représente la quantité moyenne d'air dont disposent les malades ou incurables civils (23 mètres cubes).

Cependant, tout n'est pas pour le mieux chez les militaires;

il y a quelques années à peine (en juin 1892), le docteur Kiener, directeur du service de santé du 16me corps d'armée, signalait dans un rapport un grand nombre de desiderata, dont quelques-uns persistent encore et dont il énumérait ainsi les principaux :

1° Manque absolu de chambres d'isolement pour contagieux et pour cas graves ;

2° Aération par les fenêtres d'une seule façade et, conséquemment, aération insuffisante ;

3° Bruits incommodes arrivant par ces fenêtres et produits par les orphelins qui jouent ;

4° Rencontres fréquentes de civils et de militaires sur les paliers d'accès, dans les cours, devant les latrines et les cabines de bains ;

5° Mauvaise installation des lieux d'aisance et insuffisance de leur nombre (un seul est utilisé et il est « à la turque ; et il est commun aux civils de tous âges, aux soldats et aux officiers) ;

6° Ablutions faites dans un évier où l'on lave la vaisselle ;

7° Exiguité du vestiaire et séjour des vêtements dans l'air contaminé des chambres de malades.

Cette énumération de desiderata, en partie comblés aujourd'hui, fait prévoir la grande satisfaction avec laquelle l'administration de l'armée verrait la création d'un hôpital militaire distinct, bien séparé de l'autre et construit d'après les règles de l'hygiène. Une pareille construction serait aussi, naturellement, bien vue des pensionnaires civils, puisqu'elle laisserait à leur disposition les trois salles et les 46 lits occupés actuellement par les soldats. Ainsi pourraient être créées les chambres d'isolement indispensables.

Deux ans après, l'administration hospitalière, donnant une satisfaction partielle aux demandes exprimées dans le rapport Kiener, isola complétement du reste de l'hospice les orphelins des deux sexes et créa quinze cabinets d'aisance, tous avec cuvettes inodores (cinq à chaque étage). Les latrines nouvelles ne laissent à désirer que sous le rapport de la situation : exposées presque en plein air, elles peuvent faire contracter facilement quelque refroidissement brusque à ceux des pensionnaires qui sont obligés d'attendre leur tour.

Ces améliorations incontestables restent toutefois insuffisantes. Ainsi l'évacuation des immondices continue à se faire au moyen de trois égouts distincts, dont les trois bouches terminales sont situées dans la partie à sec du lit de la Soulondres, égouts qui sont aussi utilisés par les pensionnaires de la maison d'arrêt et par les trois quarts des habitants du faubourg populeux d'Alban. Les quantités considérables de matières organiques qui s'en échappent, n'étant pas immédiatement entraînées par les eaux du ruisseau, dégagent des gaz méphitiques qui, poussés par les vents si fréquents du sud et du sud-est, parviennent très souvent jusque dans les salles de l'hôpital.

En ma qualité d'administrateur, j'avais songé un moment à faire atténuer ce très grave inconvénient au moyen de chasses énergiques d'eau, prélevées sur les cent mille litres dont l'hôpital aurait le droit de disposer quotidiennement, depuis son grand achat de prises, c'est-à-dire depuis l'année 1892. Malheureusement, des sécheresses fréquentes et prolongées n'ont pas permis la réalisation de ce projet. L'administration hospitalière est même souvent astreinte (dans l'intérêt général de la ville) à renoncer temporairement aux trois quarts de la quantité des excellentes eaux potables qu'elle lui a achetées (1).

Le rapport Kiener, dont il a été parlé plus haut, eut pour

(1) Il n'en est plus ainsi depuis l'achat, par la ville, en 1901, de nouvelles sources (voir Hydrologie, p. 86), qui ont mis à sa disposition une quantité d'eau variant de 350 litres à 1,000 litres par minute (de 500,000 à 1,440,000 litres par vingt-quatre heures),

résultat indirect de faire acquérir par l'hôpital : 1° un brancard articulé, qui, pour le transport des blessés, a remplacé la chaise à porteurs, mais non pas avantageusement; 2° deux appareils à désinfecter très lourds, qui, à divers points de vue, prêtent beaucoup à la critique.

Dans l'hôpital de Lodève, comme dans tous les hôpitaux, le nombre des personnes soignées et, par suite, celui des employés ou domestiques, sont nécessairement très variables.

Dans le cours de ce siècle (1807-1897) on y a compté :

De 28 à 66 malades civils ;

De 1 à 29 malades militaires ;

De 26 à 78 incurables et vieillards indigents des deux sexes ;

De 29 à 77 orphelins ou orphelines ;

De 5 à 18 sœurs de charité (ordre de St-Vincent de Paul);

De 2 à 26 employés autres ou domestiques des deux sexes.

Quant à la population totale, qui, d'une manière générale, a suivi une progression croissante, on l'a vue s'élevant peu à peu de 104 à 240. Ce dernier nombre est celui de l'année 1893. En décembre 1897, notre hôpital était peuplé de 212 habitants, personnel compris.

Nous ne connaissons pas les chiffres relatifs à la population hospitalière existant au 18me siècle. Nous savons seulement que, le 28 juin 1785, M. de Fumel (109me et dernier évêque de Lodève) installa dans notre hôpital quatre « filles de la Charité », de l'ordre Saint-Vincent-de-Paul, et qu'alors ce prélat prévoyait, pour une époque ultérieure assez rapprochée, l'insuffisance du nombre desdites filles.

M. de Fumel ne se trompait pas : durant ce siècle (nous l'avons dit plus haut), le nombre des sœurs de l'hospice s'est graduellement élevé de 5 à 18.

Cette augmentation graduelle est due : en partie à la tendance qu'ont les congrégations religieuses à multiplier leurs membres un peu partout, en partie à l'accroissement du chiffre des malades infirmes ou indigents que l'on admet dans notre établissement hospitalier. Quant à ce dernier accroissement, il a pour causes principales : d'abord les chômages de plus en plus nombreux dans nos usines ; ensuite et surtout l'importance de plus en plus grande des richesses dont disposent les administrateurs de notre hôpital-hospice.

En 1894, le nombre des bienfaiteurs de cet établissement charitable s'élevait à 170 et le total de leurs dons atteignait le chiffre de 2,933,240 francs.

Ne sont pas compris dans le total ci-dessus :

1° La valeur des immeubles laissés par Jean Bonafous en 1774;

2° Les 250 francs de rente donnés en 1880 par Mlle Martel ;

3° Une rente pareille léguée par les époux Vitalis et leurs enfants, à la même date, à condition que la ville ferait un legs pareil ;

4° Une autre rente de 250 francs, consentie alors par la ville.

D'après une clause commune aux trois dernières donations, les trois rentes devaient se capitaliser pendant dix ans avant d'être mises à la disposition de l'administration hospitalière.

Parmi les principaux donateurs, citons : Mme Martin-Tisson, qui légua 200,000 francs, en 1852; Mme veuve Adolphe Ménard, dont le legs s'élève à 318,000 francs, en 1881, et surtout M. César Vinas, qui, en 1883, constitua l'hôpital son légataire universel.

L'importance du legs Vinas nous oblige à entrer dans les détails suivants :

Quand ce généreux citoyen fit son testament, sa fortune s'élevait à 3,126,026 francs; mais l'hôpital-hospice n'a touché que 2 millions, par suite :

1° De quelques legs particuliers, que cet établissement a dû prendre à sa charge, en faveur de parents ou d'amis du testateur ;

2° Du chiffre élevé des frais de succession;

3° Du procès long et coûteux soutenu et perdu par l'hôpital contre quelques parents deshérités de Vinas;

4° De la vente à vil prix de plusieurs immeubles de la succession;

5° De la faillite d'une banque parisienne où certains capitaux donnés par Vinas avaient été déposés.

Sur les deux millions qui lui restaient, l'hôpital a prélevé : 26,000 francs, en 1892, pour l'acquisition de bonnes eaux potables; 108,588 francs, en 1894, pour la construction de deux orphelinats distincts; 22,000, en 1807, pour l'achat du jardin potager contigu à l'orphelinat des garçons.

Maintenant, comme reliquat de la fortune mobilière provenant de la succession Vinas, il reste au légataire universel 46,000 francs de rentes sur l'État 3 et 3 1/2 pour 100; ce qui porte à plus de 100,000 francs les revenus annuels.

Nous voici bien loin des 1,275 livres de rente que notre hôpital possédait avant la réduction du taux des actions de la Banque royale décrétée le 20 août 1720, à la suite de la banqueroute de Law. Cette mesure désastreuse ayant fait tomber les revenus annuels dudit hôpital à 500 livres, la municipalité de Lodève, dans sa délibération du 18 janvier 1721, établit, en faveur de cet asile, un droit d'entrée sur la plupart des objets de consommation pénétrant en ville.

Le nombre des pensionnaires hospitalisés croissant d'année en année, l'établissement eut, en 1742, un déficit de 3,500 livres, que l'assemblée communale chercha à combler au moyen d'une taxe sur la viande de boucherie; prorogée tous les deux ans, cette taxe était encore perçue en 1789.

Laissons de côté la période révolutionnaire, pendant laquelle l'hospice civil dut céder la place à un hôpital militaire, et arrivons aux budgets réguliers établis dans ce siècle, budgets dont quelques-uns nous ont permis de constituer le tableau ci-après:

TABLEAU DE QUELQUES-UNS DES BUDGETS DE L'HOPITAL-HOSPICE

PENDANT LA PÉRIODE 1808–1897 INCLUSIVEMENT

	Années															
	1808	1818	1822	1830	1840	1856	1867	1868	1869	1870	1877	1884	1887	1893	1896	1897
Recettes totales, y compris la subvention communale quand cette subvention a été accordée (en francs)	23.722	32 826	35.356	36 619	37.911	45.668	46.913	48.779	64.317	78.050	60.011	66.247	67.358	111.204	134.612	98.480
Montant de la subvention communale (en francs)	17.964	20.000	16.000	21.715	21.715	20.000	zéro	zéro	zéro	zéro	10.000	6.000	zéro	zéro	zéro	zéro
Dépenses totales (en francs)	23.722	26.692	33.516	36.511	32.617	45.668	46.864	49.000	63.643	47.170	60.003	66.247	67.358	97.500	95.829	87.460
Excédents des recettes sur les dépenses (en francs)	zéro	6.134	1.840	108	5.291	zéro	49	zéro	704	30.880	8	zéro	zéro	13.704	38.783	11 020
Population de l'hôpital-hospice (malades, vieillards, employés, etc., etc.)	104	?	132	?	?	120	191	201	164	184	150	152	171	240	208	212
Nombre des habitants de la commune, d'après le dernier recensement	8.182	8.531	9.056	9.919	10.477	12.765	10.310	10.571	10.571	10.571	10.528	9.532	9.582	9.060	8.457	8.457

Parmi les faits consignés dans le tableau ci-dessus, citons d'abord : la fréquente insuffisance des recettes ordinaires, de 1808 jusqu'en 1887 ; ensuite, à cette dernière date (en considération du legs Vinas), la suppression de la subvention communale, qui, antérieurement, avait si souvent servi à combler le déficit du budget de l'hôpital-hospice : enfin, l'élévation du chiffre des dépenses, par an et par hospitalisé, vers la fin de la période (plus de 400 fr., au lieu des 250 fr. qui constituaient la dépense annuelle et individuelle pendant les premières années).

Si les sommes dépensées pour un habitant hospitalisé sont plus élevées aujourd'hui qu'autrefois, c'est surtout à cause : 1° des améliorations sensibles apportées dans l'alimentation, le logement, le vêtement, etc. ; 2° de la cherté croissante de certains vivres ; 3° du prix de plus en plus fort de la main-d'œuvre des ouvriers, employés, domestiques.

Aussi, malgré l'importance de plus en plus en grande des dons et legs que reçoit notre premier établissement charitable, on a généralement blâmé cette suppression de la subvention communale. D'autant plus que, en vertu de la loi si philanthropique du 15 juillet 1893, notre hôpital serait obligé d'admettre tous les malades indigents des 37 communes constituant les cantons de Lodève, du Caylar et de Lunas, si tous ces malades lui demandaient leur admission. Avec cette subvention, on aurait pu agrandir des locaux, qui, le cas échéant, seraient insuffisants. En effet, en temps ordinaire (faute de lits et même de place), l'administration fait sortir les pensionnaires à peine guéris, afin de pouvoir faire soigner des malades nouvellement admis. Quel ne serait pas son embarras, le jour où quelque épidémie lui amènerait vingt, trente, quarante sujets ayant tous le droit d'être reçus et dont plusieurs pourraient être affectés de maladies contagieuses ? N'oublions pas le manque absolu de pavillons et même de chambres d'isolement.

Il faut cependant reconnaître que, dans la commune même, le fonctionnement des trois sociétés lodévoises de secours mutuels remédie, en partie, à la pénurie des ressources dont dispose l'assistance publique locale, même après la loi de juillet 1893. Et ces utiles institutions pourront agir avec plus d'efficacité, maintenant qu'en vertu d'une autre loi, non moins philanthropique (celle d'avril 1898), toute société de secours mutuels légalement constituée va être largement subventionnée par l'État.

La plus ancienne de ces sociétés, celle des sapeurs-pompiers, remonte à 1830; ses membres sont au nombre de 127, dont 75 honoraires. La deuxième en date, celle des anciens militaires, fut fondée en 1834; elle se compose de 193 membres, presque tous participants. La troisième, dite de Saint-Antonin, a été autorisée le 29 novembre 1854; elle compte 386 membres (329 participants et 57 honoraires); on la considère comme la plus riche du département de l'Hérault.

Dans chacune de ces trois sociétés, les recettes sont constituées par: 1° les dons et legs; 2° les subventions de l'État, du département, de la commune; 3° le produit des amendes infligées à certains sociétaires oublieux des règlements; 4° des cotisations variant de 6 à 12 francs par an. Le total des sommes encaissées y est surtout employé: à secourir les sociétaires malades, au moyen d'indemnités quotidiennes (0 fr. 50 à 1 franc); à rétribuer les médecins et les pharmaciens choisis par ces malades; à servir aux vieillards des pensions de retraite, de 1 franc par semaine en moyenne; enfin à couvrir les frais des funérailles.

Durant ces dernières années, la somme totale des secours s'est élevée, annuellement, à 6,000 francs environ, dans les trois sociétés réunies (1).

(1) Depuis le 1er janvier 1900, il existe une quatrième société de secours umtuels ayant son siége à Lodève et offrant à peu près les mêmes avantages.

Le 1er mars 1895, un service d'assistance médicale absolument gratuite, sans aucune retenue de salaire, fut inauguré par MM. Vitalis frères, manufacturiers à Lodève, en faveur de leurs ouvriers. Cette assistance, tout à fait indépendante de l'assurance en cas d'accidents, qui fonctionne dans nos usines depuis 1882, a pour but de fournir gratuitement les remèdes et les soins médicaux aux femmes en couches et à tout ouvrier malade, sans distinction d'âge ni de sexe. Durant la première année, le nombre des secourus fut de vingt-cinq.

Un certain nombre d'indigents non malades sont assistés par une institution charitable appelée autrefois Œuvre de la miséricorde et aujourd'hui Bureau de bienfaisance. Nous ne connaissons pas la date à laquelle cette institution fut fondée à Lodève. Nous savons seulement, d'après les archives municipales, qu'elle y existait en l'année 1691 ; que, de 1790 à 1802, ses revenus furent confondus avec ceux de l'hôpital-hospice, et que, en 1784, elle fut autorisée par des lettres-patentes du roi.

Le Bureau de bienfaisance, réorganisé le 1er frimaire an XIII, avait, en 1826, son siége dans un immeuble situé dans la rue Cavalerie et qui lui avait été légué, en 1780, par le sieur Bonafous, viguier du diocèse.

A cette époque, il appela à son service les sœurs de Nevers et créa, avec leur concours, dans l'immeuble qu'il occupait, une école gratuite pour les jeunes filles. L'année suivante fut annexée à l'établissement une école payante, gérée, à ses risques et périls, par le Bureau de bienfaisance.

Le pensionnat et l'école gratuite ayant pris de jour en jour de l'extension, le Bureau de bienfaisance dut abandonner

Elle est due à la philanthropie et à l'activité de M. Salle, inspecteur primaire, et de M. Belliol, instituteur ; elle porte le nom de Grande Cavé du Lodévois, ses 1,300 membres participants ayant été recrutés exclusivement dans les écoles publiques du Lodévois.

l'étroit local qu'il occupait dans la rue Cavalerie pour louer, en 1826, l'ancienne maison du cardinal Fleury, qu'il acquit en 1834 à un prix relativement minime (30,000fr.), et qu'il possède encore.

En 1838, l'autorité supérieure, n'admettant pas qu'un Bureau de bienfaisance pût gérer un pensionnat, exigea la séparation; mais cette séparation ne s'effectua que fictivement. Ainsi, tandis que les administrateurs de l'établissement charitable écrivaient au ministre: « Tout est changé ; le Bureau de bienfaisance n'a rien de commun avec le pensionnat, si ce n'est un même local », ils écrivaient à l'évêque de Nevers: « Rien n'est changé, si ce n'est que vos filles sont délivrées du contrôle de l'autorité municipale.»

Mais, en 1846, un inspecteur de l'assistance publique releva cette situation, en se livrant à de vives critiques, et dès lors la séparation devint réelle.

Toutefois, les administrateurs du Bureau de bienfaisance, très enclins à favoriser les sœurs, leur donnèrent en location l'immeuble Fleury à un prix dérisoire (600 fr.), c'est-à-dire moins que le chiffre des contributions, assurances, frais d'entretien, etc.; de plus, ils portèrent au budget un crédit pour le traitement de trois sœurs, alors qu'ils n'en avaient qu'une seule à leur service, et y maintinrent, avec un crédit de 400 fr. pour la portière, qui était exclusivement au service du pensionnat, divers autres crédits que touchaient les sœurs de Nevers et qui ne profitaient en rien aux pauvres.

Dans un rapport officiel, en date de 1880, l'inspecteur général, M. de Flers, constate que les administrateurs du Bureau de bienfaisance de Lodève ont depuis longtemps abdiqué en faveur de la congrégation des Dames de Nevers, et qu'il existait alors entre le pensionnat et le Bureau un enchevêtrement d'intérêts tout à fait inextricable. A la même époque, M. Barre, ancien agent-voyer d'arrondissement, devint vice-président du Bureau de bienfaisance. Il ne parvint à mettre un peu d'ordre dans ce fouillis administratif que grâce à un travail long et opiniâtre. Douze ans après, on y dépensait encore à cause des sœurs, et sans aucun avantage pour les pauvres, un sixième environ des revenus (2,500 francs sur 16,000).

C'est ainsi qu'en 1892 les sœurs percevaient indûment, sur la caisse du Bureau de bienfaisance, une somme annuelle de 2,480 francs, et qu'elles occupaient, au prix de 1,000 fr. par an, un immeuble élevé sur deux étages, pourvu d'une très belle chapelle et ayant une surface de onze ares quatre-vingt-quinze centiares. C'est-à-dire que cet immeuble, déduction faite des impositions et des dépenses d'entretien, qui étaient à la charge du Bureau de bienfaisance, ne rapportait aux pauvres que le 2 pour 100 du prix d'achat (30,000 fr.), bien que les améliorations apportées eussent doublé et au delà sa valeur.

Le 31 octobre 1892, sous la présidence du jeune et courageux publiciste lodévois, M. Eugène Corbière, le Bureau de bienfaisance supprima les crédits indûment perçus et fit connaître sa résolution d'exiger, en ce qui concernait l'immeuble, une augmentation du loyer, qui devait être porté à 2,400 fr., au lieu de 1,000 fr., chiffre de ce loyer depuis 1883.

Les sœurs s'étant montrées disposées à acheter l'immeuble et ayant fait une première offre de 35,000 fr., les négociations s'engagèrent; mais, comme la congrégation s'efforçait de temporiser, le Bureau de bienfaisance lui signifia congé. Et les sœurs quittèrent l'immeuble le 15 décembre 1893.

Néanmoins, les négociations pour la vente de l'immeuble furent poursuivies et elles aboutirent à une convention qui, le 6 juin 1894, fut soumise à l'approbation de l'autorité supérieure, et dans laquelle le prix de l'immeuble Fleury était porté à 75,000 francs. Mais l'autorité supérieure, estimant que la succursale des sœurs de Nevers à Lodève n'avait pas l'existance légale qui lui était nécessaire pour acquérir, et ne voulant pas la lui donner, refusa d'approuver l'acte de vente (1).

En séparant ses intérêts de ceux de la congrégation, en laïcisant la distribution des secours, le Bureau a simplifié son fonctionnement et amélioré une situation financière déplorable. Cette situation laisse cependant encore beaucoup à désirer, bien que, par suite du départ des sœurs, ses revenus annuels se soient accrus de 1,730 fr. en moyenne (2).

De 1806 à 1896, une somme de 303,198 francs a été léguée au Bureau par 219 personnes charitables; une des plus importantes donations (15,000 francs) fut celle de Guillaume Rouaud. Les cinq sixièmes de ce total (251,968 francs) ont été dépensés en secours divers à des indigents ou à des orphelins, pour le payement d'employés, etc.; le reste a été réservé

(1) L'immeuble du Bureau de bienfaisance est encore inoccupé.

Les sœurs se sont installées dans un immeuble de 8 ares 10 centiares, qui est leur propriété, et dans un autre de 10 ares 49 centiares qui appartient au Bureau de bienfaisance, mais dont elles jouissent en vertu d'une affectation spéciale. Ces deux immeubles, qu'elles occupaient du reste avant de quitter la maison Fleury, sont contigus à celui-ci.

(2) Avant le conflit, les sœurs touchaient, comme traitement, éclairage, chauffage, frais de culte, etc., une somme de........................ 3,030 fr.

Après leur départ ces crédits furent supprimés, et remplacés par un crédit unique, pour le traitement de la préposée affectée au service des pauvres.. 600 »

d'où une économie de.. 2,430 fr.

dont il faut déduire le prix de la location de l'immeuble par les sœurs (1,000 francs, moins 300 francs pour la location continuée de la chapelle).. 700 »

Total de l'économie réalisée........................ 1,730 fr.

Il convient de remarquer que, si la vente de l'immeuble eût été effectuée, le Bureau de bienfaisance aurait eu en plus, comme revenus, une somme annuelle d'environ 2,800 francs, résultant des intérêts du prix de vente, de la suppression des impositions, etc. En tout cas, il garde la disposition de cet immeuble.

soit pour faire dire des messes, soit pour acquérir ou réparer des immeubles.

De 1826 à 1881, les dépenses annuelles, toujours croissantes, faites par le Bureau de bienfaisance, ont varié de 9,658 francs à 16,743 francs. Actuellement (en 1896), elles s'élèvent à 18,882 francs.

Au commencement du siècle, les revenus de cet établissement représentaient le tiers seulement de ce qu'il lui fallait dépenser. Aujourd'hui, grâce à des donateurs de plus en plus nombreux, les trois quarts de ses dépenses peuvent être payées avec ses propres ressources. Comme pour l'hospice, les déficits, chaque année, ont été comblés au moyen de subventions communales.

Nous ne connaissons pas le nombre des personnes secourues avant 1881. Depuis cette année, ce nombre a été de 773 par an, en moyenne (soit un douzième environ de la population).

Ce n'est qu'avec la moitié des ressources totales qu'on a pu venir en aide directement à ces personnes. Aussi chacune n'a-t-elle reçu, en moyenne, que pour 11 francs de secours dans l'année : 3 fr. 54 en pain, 1 fr. 75 en viande, 0 fr. 76 en sucre, chocolat, légumes ; 1 fr. 53 en linge et habillements, 3 fr. 43 en médicaments et soins médicaux.

Un dixième des sommes dépensées a été affecté à l'entretien de 12 à 15 orphelines. Avec un autre dixième, le Bureau a payé ses divers employés (secrétaire, receveur, domestiques). Les trois dixièmes restants ont servi à des payements tels que : rentes à des particuliers stipulées par certains bienfaiteurs, frais de culte, entretien des bâtiments et du mobilier, primes d'assurances, impôts.

Le tableau résumé suivant complètera l'aperçu financier que nous venons d'esquisser, pour la période de 1881-1896.

NOMBRE MOYEN ANNUEL DES PERSONNES SECOURUES : 773								
DÉPENSES MOYENNES ANNUELLES								TOTAL DES DÉPENSES
Pain	Viande	Comestibles tels que sucre, chocolat, légumes	Linge et habillement	Médicaments et soins médicaux	Entretien de 12 à 15 orphelines	Traitement des employés divers	Dépenses autres	
fr. 2,742	fr. 1,365	fr. 592	fr. 1,185	fr. 2,655	fr. 1,750	fr. 1,800	fr. 5,200	fr. 17,289

RECETTES MOYENNES ANNUELLES				TOTAL DES RECETTES
Rentes sur particuliers	Rentes sur l'État	Subvention communale	Recettes autres	
fr. 900	fr. 8,600	fr. 3,200	fr. 2,200	fr. 14,900
Déficit moyen annuel				2,389

Les fâcheuses conséquences des trop faibles ressources du Bureau de bienfaisance pourraient être, en partie, atténuées : 1° par le fonctionnement régulier des fourneaux économiques, pendant au moins six mois de l'année (du 1er novembre au 1er mai) ; 2° par une distribution gratuite ou presque, dans cet établissement, d'aliments un peu substantiels (soupes grasses, viandes, etc.).

Malheureusement, nos fourneaux économiques sont loin de remplir ces deux conditions. Ouverts pour la première fois en 1857, sous l'administration Scœvola-Lacas, ils n'ont depuis fonctionné que d'une manière tout à fait irrégulière, même pendant les hivers les plus rigoureux et les chômages les plus longs. Les interruptions ayant duré quatre, cinq, six ans, ne sont pas rares. De plus, le service ne se prolonge guère au delà de trois mois (1).

(1) Depuis 1893, l'établissement des fourneaux est resté fermé.

D'un autre côté, les aliments fournis laissent beaucoup à désirer au point de vue de leurs qualités nutritives : ils ne consistent qu'en soupes maigres, légumes secs et riz.

De 1883 à 1891, période pendant laquelle le fonctionnement a été à peu près régulier, il a été distribué annuellement 24,538 litres d'aliments cuits, qui, tous frais payés, revenaient à 3,455 francs. Cette somme, comme toujours, provenait de la charité privée : la subvention communale, très élevée sous l'administration J. Teisserenc, n'en formait qu'une partie minime pendant les dernières années.

Depuis 1872, il existe, rue de l'Hôtel-de-Ville, chez les sœurs garde-malades, une crèche subventionnée par la commune et pouvant recevoir une trentaine de bébés. La plupart des jeunes mères lodévoises allant travailler à une distance assez considérable de leur maison, cette unique crèche serait loin d'être suffisante, s'il n'y avait pas en ville les deux salles d'asile communales, que nous avons déjà indiquées au chapitre « Description générale » (voir p. 51), et dans chacune desquelles on admet les enfants dès l'âge de deux ans. Ces deux établissements sont, ainsi que la crèche, tenus très proprement, mais ils n'ont pas, tant s'en faut, un emplacement aussi bien choisi au point de vue de l'hygiène ; en outre, l'espace y fait défaut.

La lecture du chapitre que nous terminons ici montre que, malgré l'esprit de solidarité des Lodévois, malgré les nombreuses et importantes libéralités de plusieurs habitants, l'assistance, sous toutes ses formes, ne satisfait qu'en partie (oh! bien faiblement) aux besoins des indigents de Lodève. Il y a tant de misère dans cette ville! Et les municipalités s'y sont presque toujours montrées si parcimonieuses!

Pourquoi ne pas voter des sommes assez fortes pour venir en aide à tous les malheureux, d'une manière complète ? Est-ce à cause du peu de ressources financières de la commune? Sans doute (nous allons le voir dans le chapitre suivant), ces ressources sont bien faibles; mais à qui la faute? Pourquoi n'en crée-t-on pas ! Qui veut la fin veut les moyens, et les moyens ne manqueraient pas dans une ville où il y un assez grand nombre de millionnaires et de gens aisés.

CHAPITRE XIV

ÉTAT FINANCIER

L'état financier de la petite commune de Lodève est loin d'être prospère.

En 1894, le passif (dettes diverses) s'élevait déjà à 1,113,000 francs, tandis que l'actif se composait seulement : 1° des 179,000 francs, placés à 3 pour 100 et donnés par Georges Fabre ; 2° de différentes propriétés immobilières, telles que les locaux des tribunaux, du commissariat, de la gendarmerie, de la caisse d'épargne, etc., qui, si l'on en juge par le prix de loyer, ont une valeur de 250,000 francs à peine. L'écart entre le doit et avoir provient surtout des grands travaux dont il a été parlé dans plusieurs des chapitres qui précèdent, quand il a été question des quelques améliorations ou embellissements réalisés en ville au cours de ce siècle.

Pendant les siècles antérieurs au dix-neuvième, les dettes de Lodève étaient insignifiantes ; mais alors notre ville ne possédait presque pas de propriétés immobilières et, comme capitaux produisant des revenus, elle n'avait, en 1739, que 12,000 livres 3 pour 100, prêtées à la province du Languedoc, et 11,300 livres 1 pour 100, prêtées à la généralité de Montpellier. (Cette dernière somme provenait du remboursement des offices du maire et du lieutenant du maire.)

Dans le rôle des impositions dues au roi étaient inscrites

les dépenses ordinaires ou imprévues de la cité, et le roi se désintéressait de la partie des impositions destinée à couvrir lesdites dépenses. A part la taille, qu'on levait sur l'ensemble de la population, la commune était alors grevée de charges très lourdes, qui pesaient presque en entier sur le menu peuple. Les communautés religieuses, et à plus forte raison les hauts dignitaires du clergé, étaient non seulement exonérés de tout impôt, mais bénéficiaires d'une grande partie des impôts payés par autrui: d'après l'abbé Henry (Biographie de Bosquet, évêque de Lodève, éditée à Paris, en 1889, chez Thorin), les évêques de notre diocèse avaient un revenu annuel d'environ 100,000 livres.

En 1235, un de ces prélats, s'opposant à l'établissement d'un impôt sur ses biens déjà immenses, excita la population contre lui et se vit obligé de se réfugier dans un couvent de frères mineurs.

Le plus ancien document que nous connaissions sur les finances de la commune ne remonte qu'au 3 décembre 1557, et il ne se compose que de l'état des dépenses annuelles.

Le total de ces dépenses, qui ne s'élevait alors qu'à 3,046 livres 7 sols 6 deniers, était formé surtout par :

Les 2,350 livres de deniers royaux, d'aide ;

Les 184 livres de frais extraordinaires de l'assiette (conseil d'arrondissement d'aujourd'hui) ;

Les 200 livres de la commission du salpêtre ;

Les 120 livres de frais ordinaires de la ville ;

Les 80 livres de l'aumône commune délivrée le jour de l'Ascension ;

Les 50 livres de traitement aux deux maîtres régents des écoles (collége) ;

Les 60 livres de traitement aux portiers et gardes de la ville et de réparations aux portes et murailles.

Au milieu du seizième siècle, la commune ne dépensait donc, pour ses propres besoins, qu'environ un cinquième des 3,000 livres dont elle s'imposait annuellement. En 1702, elle en dépensait quatre fois plus (2,639 livres).

Cette année-là, le 4 mai, sur l'ordre des commissaires du roy aux États du Languedoc, M. de Montgenel, maire de Lodève, établit, articles par articles, un relevé des dépenses que nous donnons ci-après, malgré sa longueur, à cause de ses côtés originaux et très intéressants :

400 livres pour les pères de la Doctrine chrétienne qui dirigent le collége ;
180 livres pour les livrées des trois consuls;
70 livres pour l'indemnité des trois consuls et des quatre auditeurs des comptes ;
200 livres pour l'acquéreur de l'office de garde des archives ;
30 livres pour l'entretien de la fontaine ;
100 livres pour les valets de ville;
40 livres pour l'horlogeur;
32 livres pour le réveilleur, qui est aussi fossoyeur ;
15 livres pour le trompette ;
18 livres pour l'entretien d'une lampe allumée dans Saint-Fulcrand ;
30 livres pour le chasse-gueux et ouvreur des portes de la Lergue (1) ;
20 livres pour l'archimbelle, c'est-à-dire pour l'instrument de pesage destiné à vérifier les réclamations des acheteurs de viande qui se croient lésés ;
30 livres pour le clavaire ;
60 livres pour menus frais ;
60 livres pour réparations diverses ;

(1) Cet agent habitait une maisonnette bâtie sur la pile centrale du pont de la Lergue.

16 livres pour indemnités aux seize conseillers politiques (1);

50 livres pour les peines, salaires et vacations de la faction du rôle des impositions;

158 livres pour l'intérêt de la somme capitale de 3,170 livres, réservée et non comprise dans la répartition des dettes de la communauté et représentant une dette contractée par la communauté vis-à-vis des personnes dont elle avait hérité et lesquelles désiraient se faire dire des messes dans diverses chapelles de la ville;

200 livres pour les dépenses imprévues;

125 livres pour l'intérêt de la somme de 2,500 livres empruntée pour la faction du nouveau compoix;

30 livres pour l'intérêt des 600 livres empruntées dans le but de faire vérifier les erreurs que pouvait contenir le nouveau compoix;

100 livres pour l'intérêt des 2,000 livres empruntées afin de racheter les offices de jurés mouleurs de bois;

15 livres pour l'intérêt de la somme de 300 livres empruntée afin d'indemniser la députation qui est allée consulter à Toulouse, sur l'affaire du droit de couppe ou de mesurage de grains de toute nature non récoltés dans la commune, mais introduits en ville (2);

75 livres pour l'intérêt des 1,500 livres prêtées à la communauté et employées à la poursuite, devant le par-

(1) Cette minime indemnité de 1 livre par conseiller municipal donne à réfléchir.

(2) En 1463, les habitants de Lodève avaient acheté, *par écrit*, à l évêque son droit de couppe, moyennant une pension de 18 livres. Malgré cette convention, plus tard, les évêques se remirent maintes fois, arbitrairement, à percevoir le droit en question, par des fermiers. Les refus de payer formulés par les intéressés donnèrent lieu pendant trois siècles à des procès successifs. Finalement, la ville dut rembourser au prélat 4,000 livres des frais des procès et servir à celui-ci et au chapitre une rente annuelle de 720 livres.

lement de Toulouse, du procès de couppe entre l'évêque et la ville ;

200 livres pour l'intérêt des 4,000 livres empruntées et versées entre les mains de l'évêque, ainsi que l'a ordonné ledit parlement;

5 livres pour l'intérêt des 100 livres empruntées au profit du marchand Galibert.

Le total des dépenses énumérées ci-dessus (2,209 livres) n'étant pas jugé suffisant pour satisfaire aux frais que la communauté se trouvait obligée de faire, la municipalité de l'époque, au bas du relevé, ajoutait ceci : Nosseigneurs les commissaires royaux aux États du Languedoc seront très humblement suppliés de vouloir permettre à notre communauté d'imposer annuellement et en plus des sommes déjà spécifiées et permises :

60 livres pour la livrée du troisième consul ;

10 livres pour l'audition et clôture des comptes au profit du même consul, car les gages des autres consuls sont trop modiques pour qu'ils puissent en faire part à celui-ci ;

30 livres pour les gages d'un quatrième valet de ville, dont on ne saurait se passer depuis la création de l'office de maire ;

150 livres pour parfaire les habits des quatre valets de ville et du chasse-gueux ;

10 livres pour l'archimbelle, car la communauté ne trouve personne qui veuille se charger de ladite archimbelle, si les gages ne sont pas augmentés ;

40 livres pour les réparations, car bien souvent on est dans l'impossibilité de faire réparer ce qu'il y a de plus nécessaire :

100 livres pour les dépenses imprévues;

30 livres pour les honoraires que la commune a coutume de donner au prédicateur de l'avent et du carême.

Soit en tout 2,639 livres. Ce chiffre avait doublé en 1792.

Pour cette année-là, en effet, le maire et les officiers municipaux préparaient, en novembre 1791, l'état de dépenses communales ci-après :

Dépenses imprévues, frais de bureau, de chauffage, etc.	1,600 livres
Traitements à MM. les professeurs et recteurs de la Doctrine chrétienne, *jusqu'à ce que l'Assemblée ait statué sur l'éducation publique*	1,450 —
Traitement de l'inspecteur des viandes et autres comestibles	150 —
Allocation à celui des valets de ville qui est chargé de recueillir les différentes espèces de grains servant à établir le tarif des marchés.	18 —
Réparation des égouts et du pavé de la ville . .	300 —
Allocation au vérificateur des sources et fontaines de la ville, chargé de faire un rapport tous les mois	36 —
Allocation à l'horloger de la paroisse St-Pierre.	40 —
Réparations et entretien des armes de la garde nationale	50 —
Gratifications au tambour de chacune des huit légions de ladite garde (3 livres par mois).	288 —
Gages des trois valets de ville, dont un est, en même temps, concierge de la mairie et l'autre précon	550 —
Traitement du secrétaire-greffier	600 —
Allocation au vérificateur des poids des viandes de boucherie et des autres comestibles.	36 —
Soit, en tout	5,118 livres

A cette époque, les capitaux argent que possédait la commune n'étaient guère plus élevés qu'en 1739 (24,668 livres au lieu de 23,300); mais Lodève était alors propriétaire des quinze-seizièmes des biens nationaux que l'Assemblée nationale lui avait vendus, le 24 décembre 1790, moyennant la somme de 283,305 livres. C'est précisément par des restes de ces biens nationaux que sont constitués les immeubles, loués par la ville, dont il a été parlé au début de ce chapitre.

Le chiffre des dépenses annuelles constaté à la fin du dix-huitième siècle (5 à 6,000 livres) s'est élevé, pendant le cours du dix-neuvième, graduellement, jusqu'à 268,809 francs. Les deux tableaux ci-après fourniront à ce sujet des détails instructifs :

TABLEAU

DE QUELQUES-UNS DES BUDGETS ANNUELS ÉTABLIS POUR LA COMMUNE DE LODÈVE au cours du XIXe siècle.

DÉSIGNATION des ANNÉES	NOMBRE des HABITANTS de LA COMMUNE (d'après le dernier recensement)	RECETTES	DÉPENSES	EXCÉDENTS	
				des RECETTES	des DÉPENSES
		fr.	fr.	fr.	fr.
1801	8,182	4,780 81	6,378 17	»	1,597 36
1803	8,182	10,055 00	7,107 51	2,947 49	»
1804	8,182	27,107 02	25,871 45	1,235 57	»
1806	8,182	40,128 03	36,342 49	3,785 54	»
1808	8,182	39,767 60	37,892 00	1,875 60	»
1817	9,056	79,409 48	79,408 74	0 74	»
1830	9,842	83,238 53	70,342 50	12,896 03	»
1840	10,447	81,293 55	80,192 63	1,100 92	»
1854	11,238	96,323 28	104,439 28	»	8,116 00
1856	12,765	125,310 11	114,744 53	10,565 58	»
1864	11,864	120,923 50	113,262 32	7,661 28	»
1874	10,528	142,677 00	142,072 30	604 70	»
1883	10,185	260.182 74	252,589 14	7,593 60	»
1892	9,060	214,124 15	209,738 61	4,385 54	»
1893	9,060	228,709 15	220,701 57	8,007 58	»
1894	9,060	227,761 16	221,326 57	6,434 59	»
1895	9,060	223,852 07	223,129 86	722 21	»
1896	9,060	223,802 81	222,780 74	1,022 07	»

Le dernier budget venu à notre connaissance, celui de 1897, indique comme total des dépenses 268,809 francs et comme total des recettes 262,642 francs. Ce budget, quant aux détails, ressemble beaucoup à celui de chacune des quinze ou vingt années précédentes.

Nous allons en donner les principaux éléments, afin de permettre au lecteur de faire des parallèles entre l'état financier actuel et celui du milieu du XVIe siècle, du commencement et de la fin du XVIIIe.

(Voir, pour cela, le tableau ci-contre.)

Les deux cinquièmes environ des recettes totales sont, on le voit, constitués par le recouvrement des droits d'octroi. Cet impôt, perçu pour la première fois à Lodève le 1er janvier 1703, ne produisit que 4,285 livres, en moyenne, par an, durant les sept premières années. La perception en fut interrompue et reprise plusieurs fois, suivant les besoins du moment, dans le cours du dix-huitième siècle ; mais à partir du commencement du siècle actuel (29 mars 1800) les droits d'octroi ont été réclamés d'une manière permanente.

On les appela d'abord « octroi de bienfaisance », parce qu'ils étaient affectés exclusivement aux dépenses de l'hospice, au nourrissage des enfants de la patrie et à des indemnités aux filles-mères nourrissant elles-mêmes leurs enfants.

En	1807,	les recettes	d'octroi	s'élevaient à	30,200	francs
—	1808	—	—	—	47,200	—
—	1812	—	—	—	61,012	—
—	1813	—	—	—	57,916	—
—	1814	—	—	—	32,000	—
—	1815	—	—	—	32,000	—
—	1817	—	—	—	51,100	—
—	1830	—	—	—	65,000	—
—	1840	—	—	—	57,936	—

TABLEAU DES DÉPENSES ET DES RECETTES DE LA COMMUNE DE LODÈVE EN 1897

APPROUVÉES PAR L'AUTORITÉ PRÉFECTORALE

BUDGET PRIMITIF

DÉPENSES ORDINAIRES	fr.
Employés de mairie et frais de bureaux	4,860 00
Police urbaine et rurale	6,630 00
Appariteur et cantonnier communal	2,450 00
Concierges et secrétaires de la justice de paix, des prud'hommes	375 00
Architecte communal	1,200 00
Entretien, impôts, assurances, chauffage et éclairage des bâtiments communaux ou des autres propriétés communales	8,120 00
Loyers à débourser par la commune	1,015 00
Entretien des promenades, rues, boulevards	5,100 00
Entretien des fontaines et des égouts	2,100 00
Eclairage et balayage de la voie publique	16,200 00
Entretien des chemins	12.400 00
Habillement de certains agents communaux	800 00
Assistance publique	9,800 00
Sapeurs-pompiers	1,200 00
Crèche et écoles maternelles congréganistes	4,200 00
Enseignement primaire laïque	6,950 00
Enseignement secondaire	27,050 00
Archiviste et bibliothécaire	1,300 00
Casernement et cercle militaire	2,400 00
Fêtes publiques. Sociétés musicales	1,680 00
Octroi, abattoir, frais de perception, abonnement aux vendanges	30,764 00
Dépenses imprévues et dépenses autres diverses	4,077 00
TOTAL	150,661 00

DÉPENSES EXTRAORDINAIRES	fr.
Remboursement d'un emprunt à la caisse des chemins vicinaux	612 00
Remboursement d'un emprunt à la caisse des écoles	1,416 00
Remboursem^ts d'emprunts pour l'agrandissement du collège	8,176 00
Intérêts et amortissement de l'emprunt de un million pour conversion d'emprunts antérieurs	62,392 00
TOTAL	72,896 00

RECETTES ORDINAIRES	fr.
Centimes additionnels	12,330 00
Locations d'immeubles	8,025 00
Fermage du plaçage, pesage, mesurage et jaugeage	5,505 00
Droit de voirie payé par les cafés	500 00
Droits d'octroi et abattoir	104,050 00
Amendes diverses	1,700 00
Concessions de sépultures	1,000 00
Taxes : chiens, chevaux, voitures, vélocipèdes	1 450 00
Intérêts de fonds placés au Trésor [grâce surtout au legs Georges Fabre]	6,856 00
Sommes allouées par l'État pour l'agrandissement du collège	4,194 00
Sommes allouées par l'État pour le traitement des professeurs du collège	14,100 00
Recettes diverses	61 00
TOTAL	159,771 00

RECETTES EXTRAORDINAIRES	fr.
Impositions extraordinaires :	
1° De 3 centimes 1/4 pour remboursement de l'emprunt à la caisse des chemins vicinaux	3,300 00
2° De 63 centimes 1/2 pour conversion d'emprunts	62,392 00
3° De 1 centime 1/4 pour l'achèvement du collège	1,136 00
TOTAL	66,828 00

BUDGET ADDITIONNEL

DÉPENSES ORDINAIRES	fr.
Secours et gratifications aux employés d'octroi	1,100 00
Droits de régie, abonnement aux vendanges	1,400 00
Diverses autres	20,630 00
TOTAUX GÉNÉRAUX	173,791 00

DÉPENSES EXTRAORDINAIRES	fr.
Achat du clos des orphelins	6,555 00
Pain pour distribuer pendant la grève des boulangers	8,900 00
Réparations cathédrale, gendarmerie, collège	4,667 00
Plan d'un nouveau théâtre	1,900 00
TOTAUX GÉNÉRAUX	95,918 00

RECETTES ORDINAIRES	fr.
Reste à recouvrer sur les taxes des chiens, des cafetiers	5,029 00
TOTAUX GÉNÉRAUX	164,800 00

RECETTES EXTRAORDINAIRES	fr.
Vente de pain pendant la grève	6,654 00
Concessions d'eau	5,800 00
Excédent de l'exercice précédent	12,148 00
Vente du champ de tir	6,000 00
Diverses autres	412 00
TOTAUX GÉNÉRAUX	97,842 00

De 1856 à 1897, elles ont varié de 85 à 95,000 francs, non compris les 9 ou 10,000 francs perçus à l'abattoir communal. Le total dépasse donc, actuellement, 100,000 francs ; il dépasserait 120,000 francs, sans la contrebande active et journalière qui est pratiquée depuis un certain nombre d'années, surtout par les introducteurs d'alcools.

J'ai été longtemps partisan du maintien des octrois ; mais la connaissance des pertes imputables aux contrebandiers et des frais, de plus en plus élevés, que nécessite la perception des droits, a beaucoup modifié mon opinion à ce sujet. J'en suis même arrivé à désirer la supression de cet impôt. Et pourquoi pas ?

Est-ce qu'il n'est pas possible, par exemple, de substituer à cet impôt l'augmentation des patentes, que tout acheteur paye peu à peu, sans s'en douter ? Parmi les patentés de Lodève, il en existe au moins cent qui débitent des liqueurs et qui, s'ils donnaient chacun un supplément moyen de 1,000 francs, pourraient, à eux seuls, fournir, les 100,000 francs des recettes d'octroi disparues.

On ne frapperait ainsi que le buveur, c'est-à-dire le consommateur le moins intéressant.

Le plus gros des chiffres inscrits sous la rubrique dépenses a dépassé, durant chacune des dernières années, 70,000 francs, (près du tiers du total général). Il représente les intérêts annuels dus aux créanciers de la commune, c'est-à-dire aux souscripteurs des emprunts qu'elle a faits si souvent.

Cette dépense, absolument improductive, n'aurait-elle pu être évitée ? Des emprunts ? Et pourquoi ? Est-ce qu'on ne pourrait pas recourir exclusivement à des impôts directs plus élevés que de coutume, quand la commune est astreinte à une dépense extraordinaire reconnue indispensable, ou même simplement utile, par la plupart des contribuables ? La loi s'y oppose, dit-on ; mais alors, c'est la loi qui a tort.

Que l'on emprunte lorsque les dépenses extraordinaires sont trop au-dessus des revenus annuels des habitants, je le veux bien ; mais, dans ce cas, l'on doit s'arranger pour rembourser à brève échéance (deux ans, si les sommes ainsi dépensées sont deux fois trop fortes; cinq ans, si elles le sont cinq fois trop, etc., etc.).

Dans une commune aussi pauvre que la nôtre, se mettre dans l'obligation de dépenser annuellement, pendant trente, quarante ou soixante ans, plus de 70,000 francs, rien que pour le payement d'une dette et de son amortissement, c'est faire acte de véritable folie.

Quel bien ne ferait-on pas à la classe déshéritée, chaque année, avec une pareille somme! Construction, sur nos avenues, d'habitations isolées pour les ouvriers; réorganisation des fourneaux économiques et des autres services de l'assistance publique, achat d'une très grande source, création d'un système complet d'égouts et établissement de water-closets dans la plupart des maisons, percement de rues larges, etc., etc. Toutes ces améliorations, qui sont encore à l'état de projet, seraient déjà en grande partie réalisées, si on y avait consacré toutes les sommes représentant les intérêts servis aux créanciers de la commune, depuis qu'on y a inauguré le désastreux expédient des emprunts.

Comme dans presque toutes les autres communes, on ne pourra, à Lodève, amortir jusqu'à extinction la dette énorme créée par les emprunts amortissables à longue échéance, que le jour où le Parlement se sera enfin décidé à établir l'impôt progressif sur le revenu.

Et je crains fort que ce jour ne soit encore très éloigné.

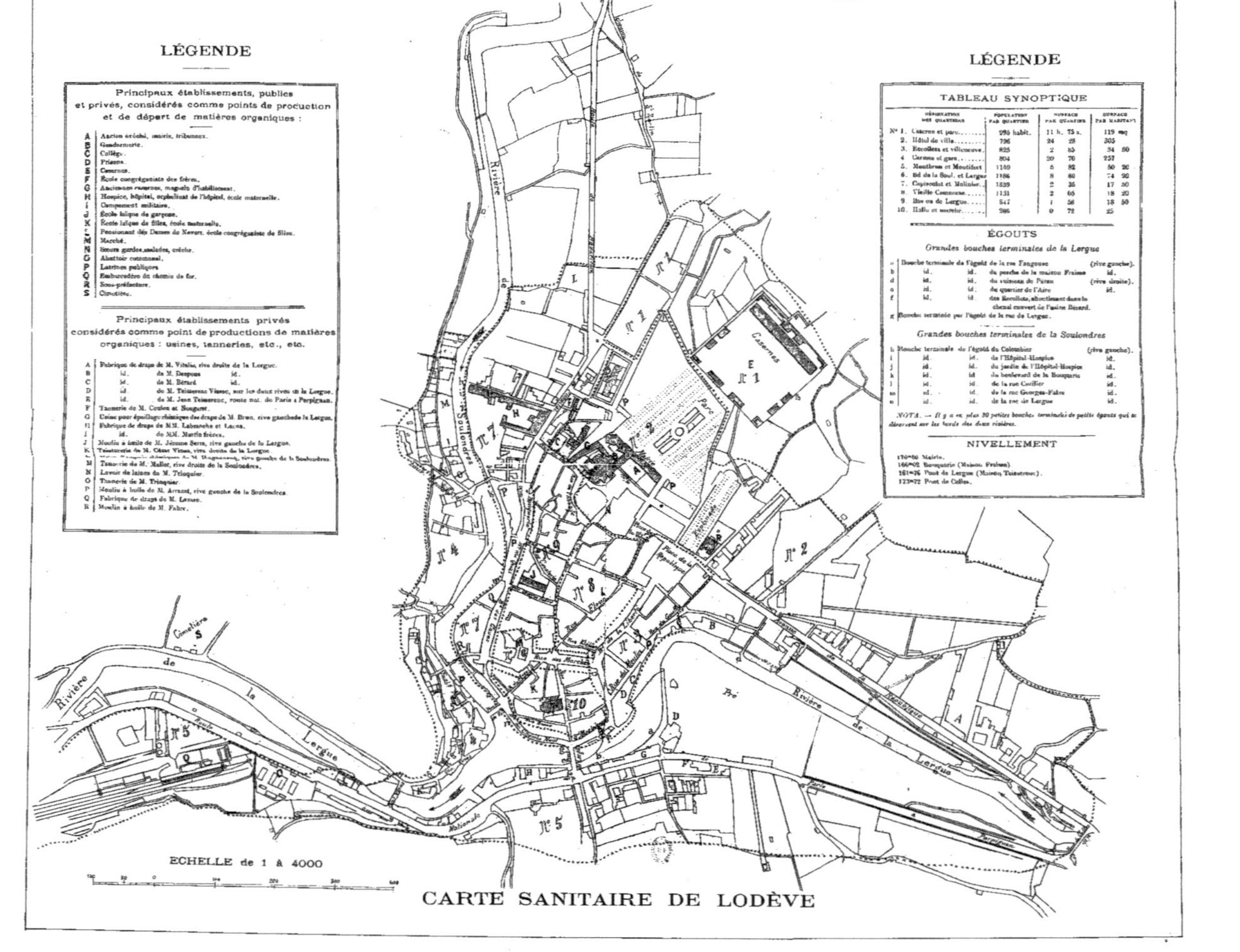

CARTE SANITAIRE DE LODÈVE

ERRATA

Page 6, lignes 6 et 16 (et dans plusieurs autres parties de l'ouvrage), lire la *Soulondres*, au lieu de la Soulondre.

Page 14, ligne 28, 2e col., lire *Hippocrepis*, au lieu d'*Hippocarpis* et reporter des *Onagrariées* aux *Légumineuses*.

Page 15, ligne 13, 2e col., supprimer *Lycopodiacées*, lire *Psilurus* (à reporter aux *Graminées*) au lieu de Psilotus(?) ; et reporter *Polystichum* aux *Fougères*.

Page 15, ligne 28, 2e col., reporter *Cytisus* des *Labiées* aux *Légumineuses*.

Page 17, ligne 4, lire *Tetragonolobus*, au lieu de Tetragonus lobus.

Page 64, ligne 12, lire 293 chambres, au lieu de 233.

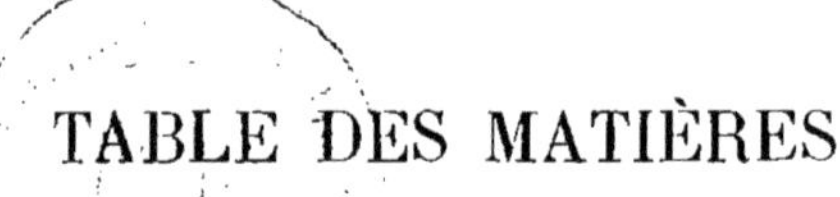

TABLE DES MATIÈRES

MONTPELLIER. — IMPRIMERIE GÉNÉRALE DU MIDI

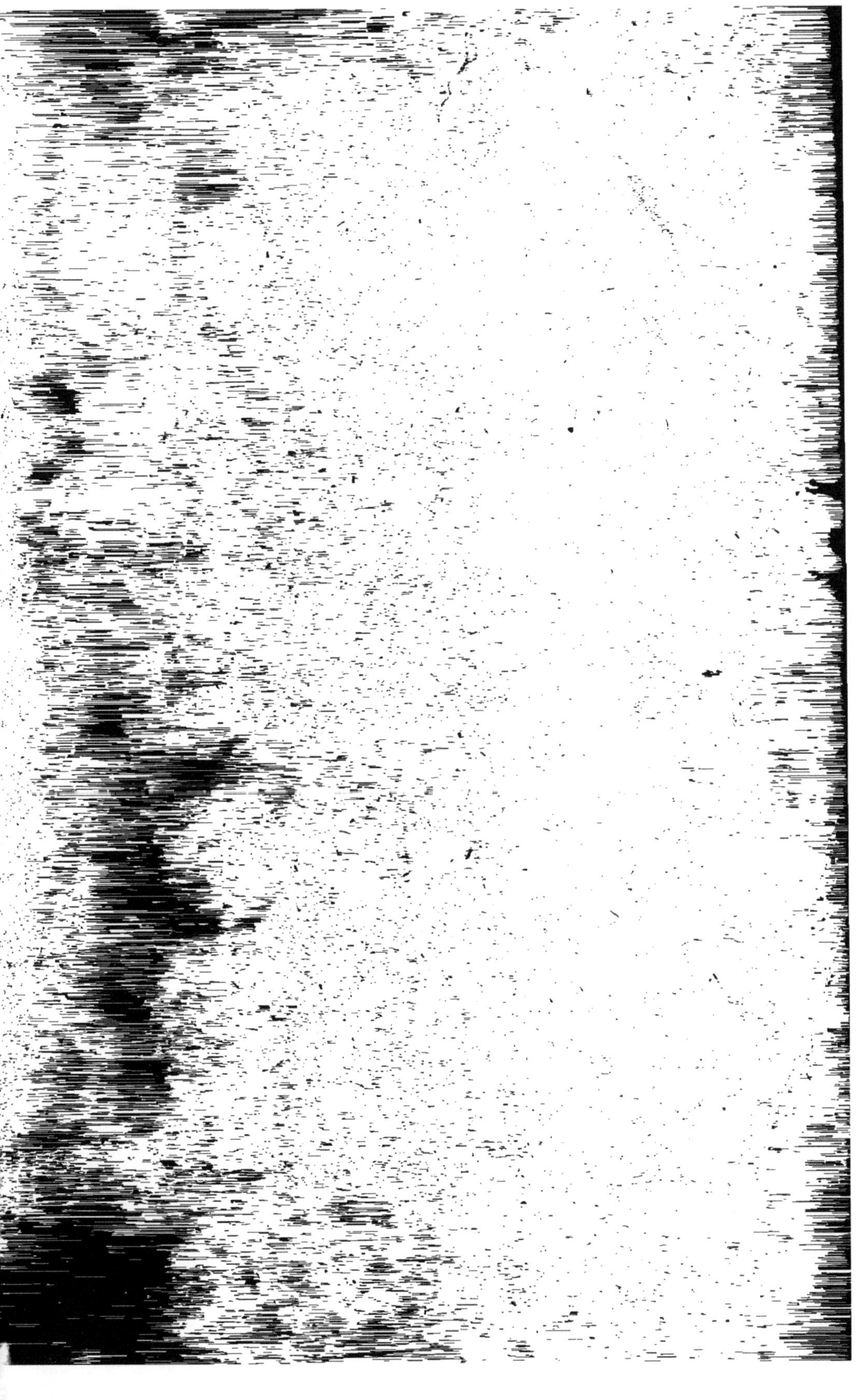

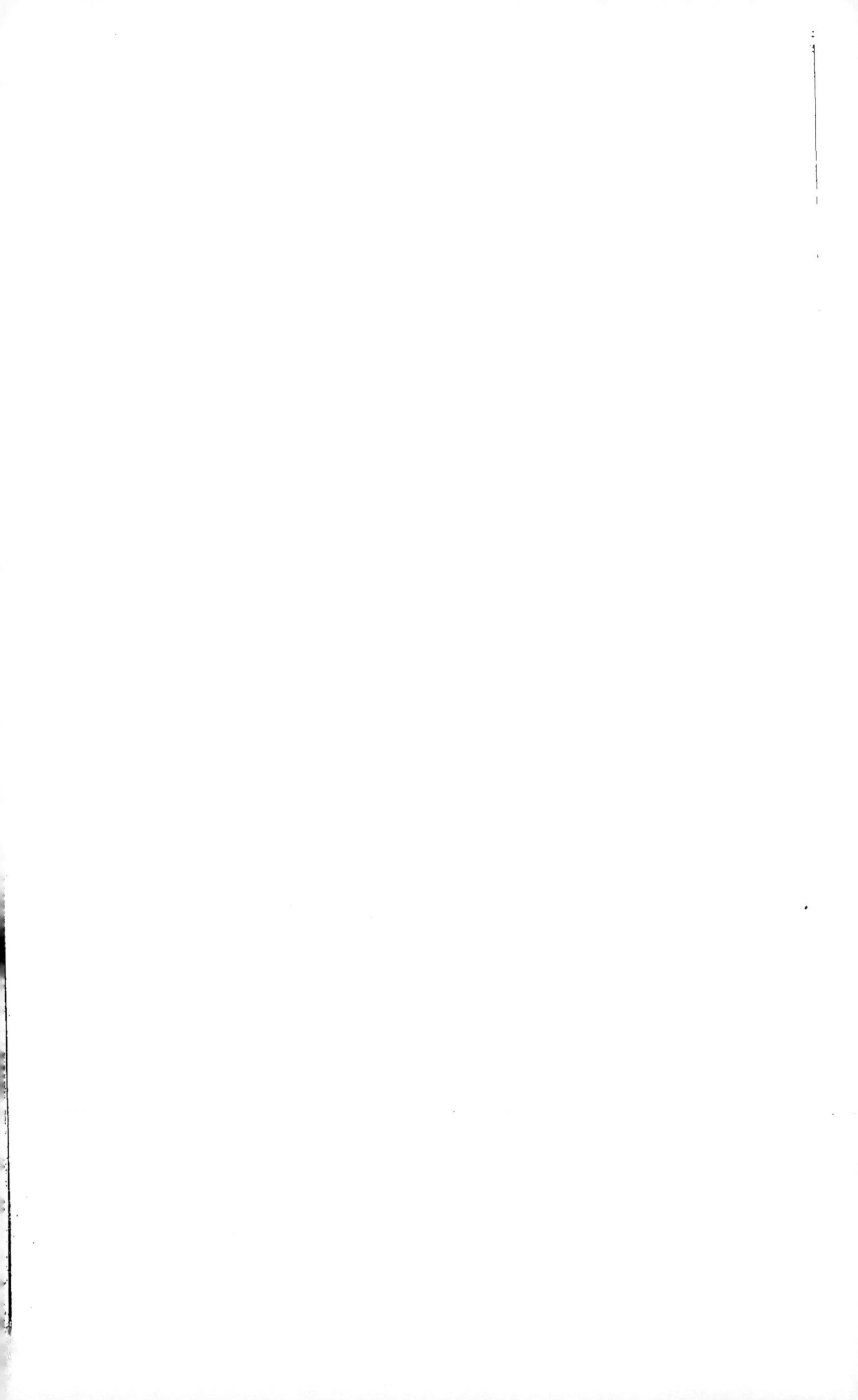

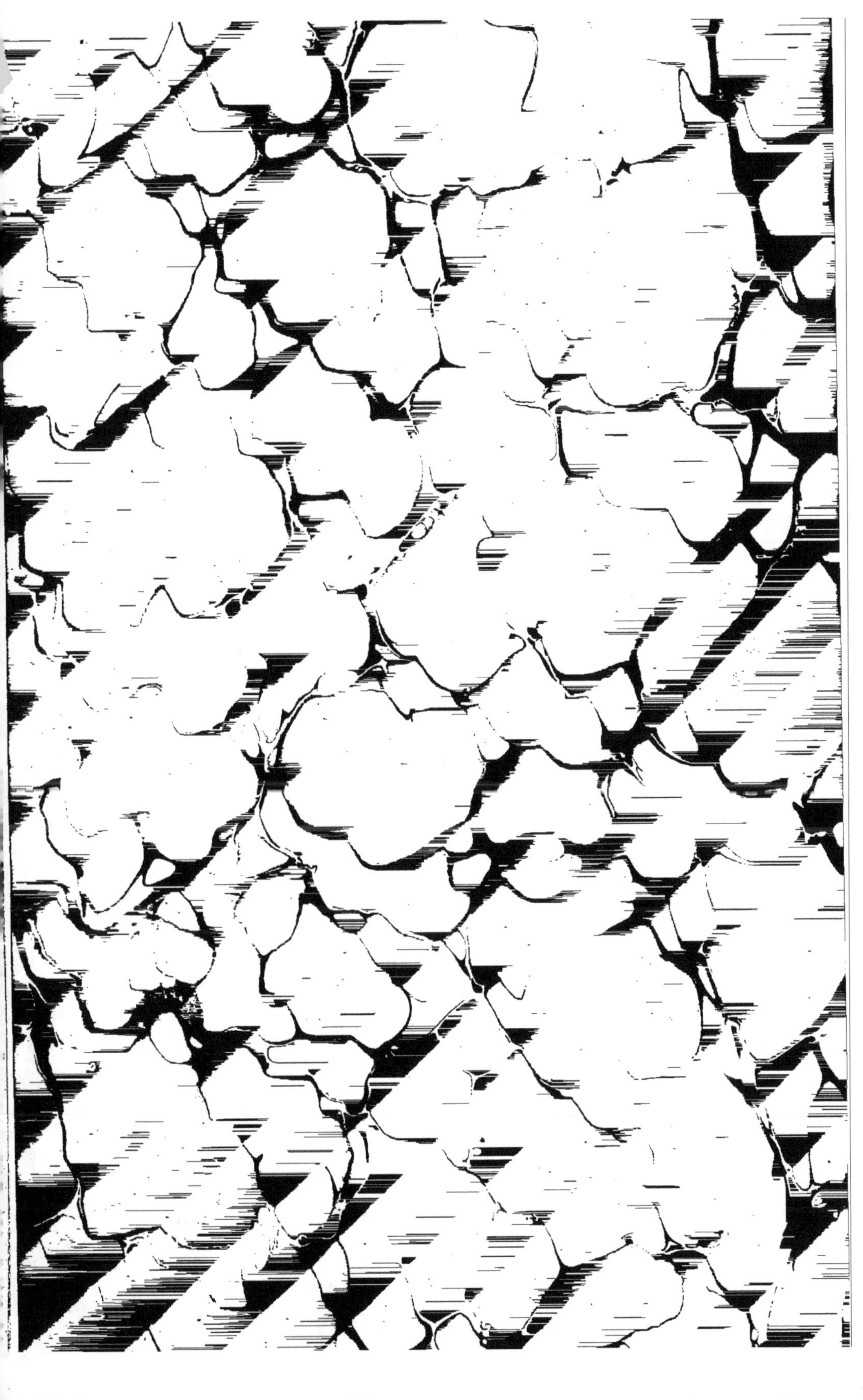

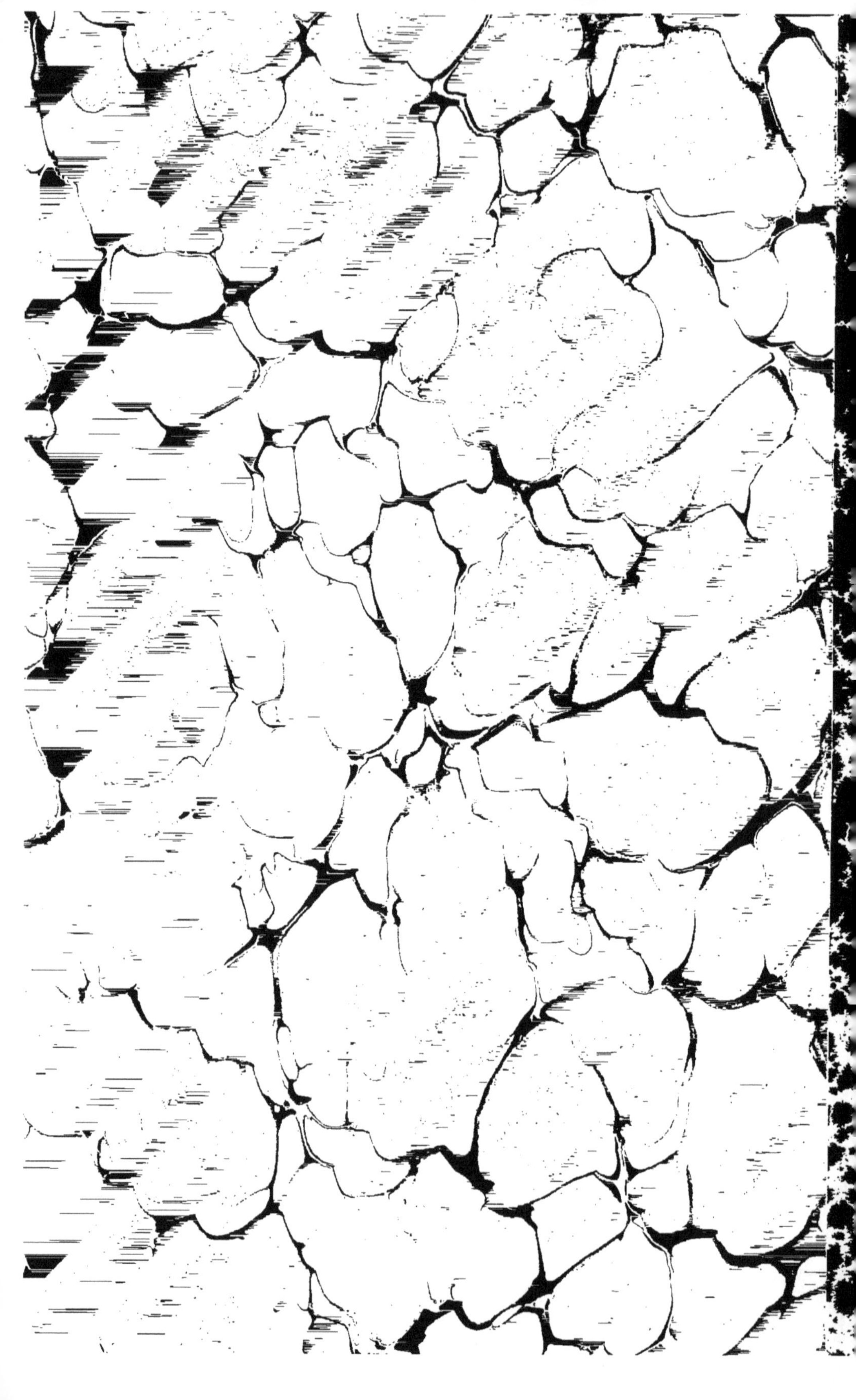

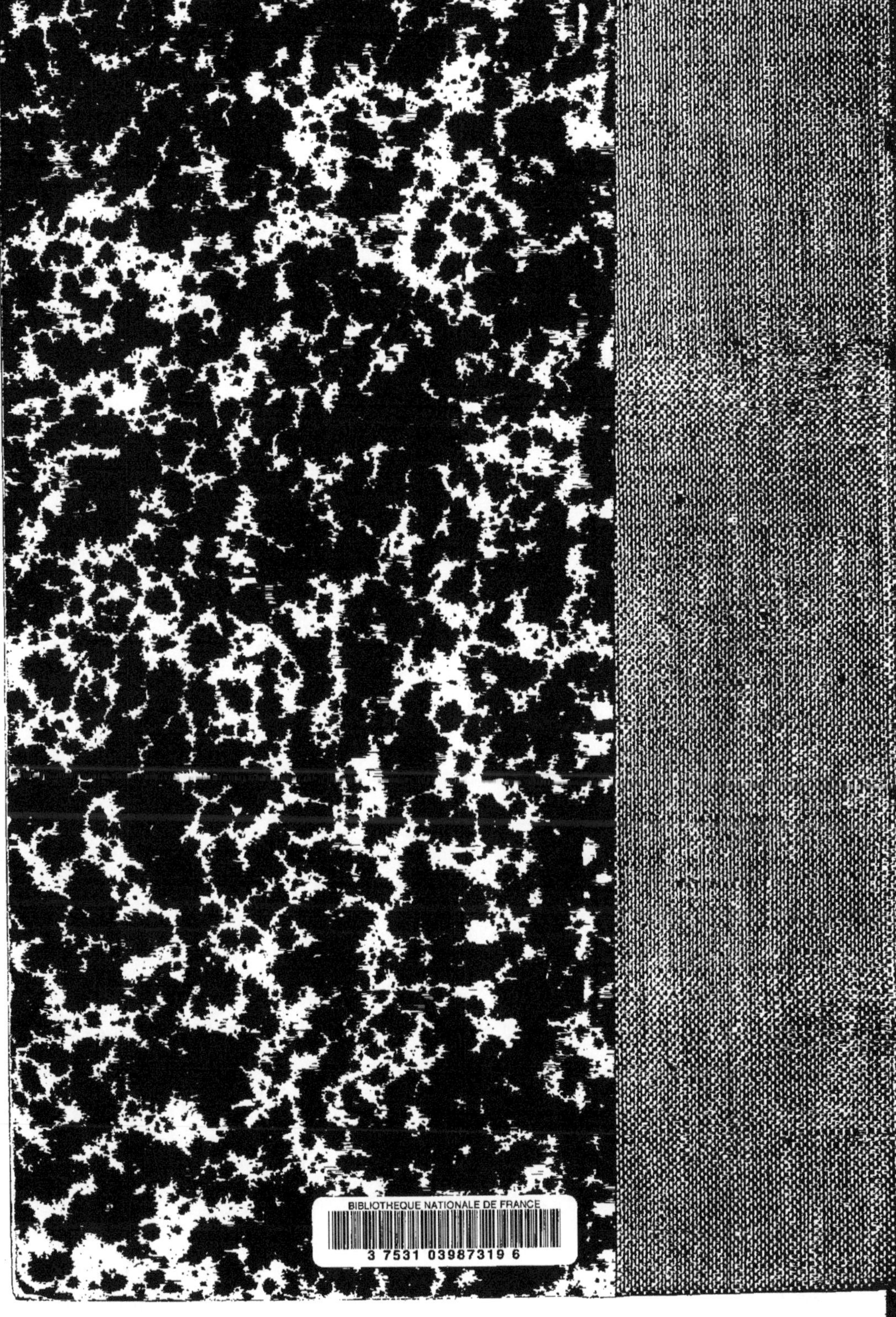

www.ingramcontent.com/pod-product-compliance
Ingram Content Group UK Ltd.
Pitfield, Milton Keynes, MK11 3LW, UK
UKHW020433200726
13857UKWH00002B/410

9 782012 986190